Handbuch
Praxis der Psychosomatischen Energetik

Handbuch für Therapeuten
und interessierte Laien

von Dr.med. Ulrike Banis

3. Auflage

Handbuch
Praxis der Psychosomatischen Energetik

Handbuch für Therapeuten
und interessierte Laien

von Dr.med.Ulrike Banis

3. Auflage

EDITION CO'MED

Umschlag: Jürgen Bücker
Satz: Jürgen Bücker
Druck: Gorenjski Tisk, Kranj

Printed in Slovenia

ISBN: 3-934672-12-4

EINLEITUNG

DIE VEGETATIVEN ZENTREN (CHAKREN) UND IHRE KONFLIKTE

ANHANG

Vorwort zur zweiten Auflage

Nachdem die Methode der Psychosomatischen Energetik seit nunmehr vier Jahren auf dem Markt ist, hat sie eine erfreuliche Entwicklung genommen.
Für viele Therapeuten ist sie ein unverzichtbarer Baustein ihrer täglichen Arbeit geworden.
Die Methode selbst ist durch zahlreiche Forschungsprojekte noch reichhaltiger und interessanter geworden. So haben wir uns sehr intensiv mit der Therapie und der Behandlung des Zentralkonflikts auseinandergesetzt, die ja gerade bei allen lebensbedrohlichen chronischen Erkrankungen nach unseren Erfahrungen beste Erfolge zeitigt.
Die zweite Auflage wurde nötig, um die in den vergangenen Jahren neu hinzugekommenen Erkenntnisse und Forschungsergebnisse dem breiteren Publikum zugänglich zu machen - und um die Methode didaktisch zu vereinheitlichen.
Ich wünsche dem Buch eine breite Akzeptanz und viele, begeisterte Leser.

Vorwort zur 1. Auflage

Die neuartige Methode der "Psychosomatischen Energetik", auch "Psychotherapie mit Tropfen" genannt, eröffnet völlig neue, revolutionäre Einblicke in das Zusammenspiel zwischen Körper, Geist und Seele.
Seelischen Problemen, aber auch den meisten somatischen Krankheiten liegen bekanntlich emotionale Konflikte zugrunde, die mit den bisherigen Möglichkeiten nur unzureichend oder nicht schnell genug beeinflusst werden konnten und

- nun erstmals in ihrer emotionalen Bedeutung in kürzester Zeit erkannt werden können.
- Konflikte können bezüglich ihrer Stärke und ihrer Widerstandskraft vermessen werden.
- Das menschliche Energiefeld kann zum ersten Mal mit einer neutralen, reale und stabile Mess-Signale aussendenden Maschine objektiv und übersichtlich gemessen werden.
- Emotionale Konflikte können durch neuartige homöopathischeTropfen regelrecht energetisch weggeschmolzen und damit dauerhaft geheilt werden.
- Die durch die Konflikte hervorgerufene vegetative Blockade der wichtigsten Energie-Zentren kann durch neuartige homöopathische Komplexmittel gelocker und geheilt werden.
- Fast immer ist die Wirkung der "Emotionalmittel" sehr subtil und sanft, so dass homöopathische Erstverschlimmerungen nur selten auftreten.

Danksagung

Ich möchte mich zunächst bei allen meinen Patientinnen und Patienten bedanken, die mir erlaubt haben, sie zu testen und die mit grosser Offenheit über ihre körperlichen und seelischen Symptome berichtet haben. Ohne sie hätte ich dieses Buch nie schreiben können.

Ich danke zahlreichen Helfern für beständige Ermutigung und konstruktive Kritik, für ungezählte Hilfen praktischer Art sowie für den guten Kontakt zu höheren Wesenheiten, der geholfen hat, viele Fehler auf dem Weg zu vermeiden.

Ich möchte mich bei meinen Kolleginnen und Kollegen bedanken, die durch ihre Anregungen und Erfahrungen während meiner Arbeit am Buch geholfen haben, neue Aspekte der Therapie zu berücksichtigen, und die durch ihre tägliche praktische Arbeit mit der Methode dazu beitragen, dass vielen Menschen auf ihrem Weg geholfen wird.

Meinen Grosseltern Karl und Emma Starz danke ich dafür, dass sie mir eine feste Verwurzelung in der Natur und ein unkompliziertes Gottvertrauen vermittelt haben. Sie haben mir beigebracht, die Musik zu lieben, haben mir meine erste Gitarre geschenkt und hatten stets ein offenes Ohr für mich.

Meinem Vater Harro Schempp danke ich für seinen Humor, seinen Sinn für geistige Ordnung und seine Grosszügigkeit, die ich sehr zu schätzen gelernt habe. Er hat mir das Schwimmen beigebracht, das Skatspielen und andere Übungen in logischem Denken. (Archimedes in der Badewanne, Daddy, sowie das spezifische Gewicht von Aluminium).

Meiner Mutter Lilly Schempp danke ich für ihre Geradlinigkeit, für ihre Verlässlichkeit und für eine Liebe, die auch durch vielerlei Krisen nicht zu erschüttern war. Mama, Du bist ein echtes Vorbild.

Meinen beiden Schwestern Susanne und Anette danke ich dafür, dass ich mich an ihnen reiben durfte, dass wir jedoch über die Musik eine tiefe Verbundenheit und Liebe zueinander spüren, die sich nun auch auf die nächste Generation ausdehnt. (Danke daher auch für Michel, Maria, Luca, Alina und Andreas).

Meinem Sohn Dominic verdanke ich unter vielem anderen, dass ich meine Scheu vor dem Computer verloren habe. Ich freue mich an seinen vielfältigen Talenten und seinem ausgeprägten Sinn für Fairness. Niemand hat mich so gut erzogen wie er.

Danken möchte ich natürlich auch meinen Freundinnen und Freunden, die mit ihrem Vertrauen in mich, ihrer Zuneigung zu mir und ihrem Humor mithelfen, dass ich im Lot und mit den Füssen am Boden bleibe.

Ein grosses „Danke schön" geht an Caroline, die meinen Alltag in der Praxis erleichtert und mir weit mehr ist als eine Super- Sekretärin.

Last not least gilt mein Dank dem Mann meines Herzens dafür, dass er in mein Leben kam, um mir zu zeigen, was wahre Liebe ist.

Einleitung

Autobiographisches: "Wie es dazu kam...."

Wie auch bei unseren Seminaren üblich, möchte ich mich kurz vorstellen. Ich bin Ärztin für Allgemeinmedizin und Naturheilverfahren. Nach dem Studium an der Freien Universität Berlin habe ich zwei Jahre auf der Chirurgie gearbeitet, anschliessend vier Jahre in verschiedenen gynäkologischen und geburtshilflichen Kliniken, bevor ich in Allgemeinarzt- Praxen basismedizinische Erfahrungen sammelte, um mich schliesslich 1989 in eigener Praxis niederzulassen.
Schon während des Studiums hat mich die Naturheilkunde besonders interessiert. Vielleicht liegt es daran, dass ich auf dem Land aufgewachsen bin und von meiner Grossmutter Emma noch wusste, dass man Rheuma beispielsweise hervorragend mit einer Tinktur aus Schnaps und darin gefangenen Ameisen behandeln kann.
Daneben hat mich sicher unser Hausarzt geprägt, der - von Hause aus Internist - schon sehr früh begann, sich mit Herden in Tonsillen und Appendices zu beschäftigen, der darüberhinaus ein exzellenter Neuraltherapeut und Chirotherapeut war und auch sehr viel von vegetativen Fehlsteuerungen verstand. Von ihm habe ich eine Menge gelernt.
Während der Klinikpause, die mir die Babyzeit nach der Geburt meines Sohnes bescherte, nutzte ich die Freiräume, um die Akupunktur zu erlernen. Ich fand diese Methode äusserst elegant und von ihrer Einbettung in ein Gesamtsystem medizinischen Verständnisses sehr faszinierend. Das war der Anfang, und dann liess es mich nicht mehr los. Zur Akupunktur kam die Neuraltherapie dazu, die Chirotherapie, gelernt bei Praktikern, über das Augenmerk auf Störherde kam ich zur Ausbildung als Fastenärztin und Ernährungsberaterin mit reichlicher eigener Fastenerfahrung.
Die Gynäkologie und Geburtshilfe, die ich mehrere Jahre als Klinikärztin und später in meiner eigenen Allgemeinpraxis ausübte, brachte mich zum einen mit der Thermoregulation in Kontakt, die ich für eine sehr gute Früherkennungsdiagnostik für Brustkrebs halte, andererseits war ich durch meine eigene Schwangerschaft auch in der Position der Patientin gewesen und habe viel über den Zusammenhang von Seele und körperlichen Symptomen, gerade in der Gynäkologie, gelernt.

In meiner eigenen Praxis erfuhr ich dann sehr schnell, dass hinter den meisten Erkrankungen ein mehr oder weniger grosses seelisches Problem verborgen war, und ich habe ungezählte Stunden damit verbracht, mit meinen Patienten zu reden und diese Zusammenhänge sichtbar zu machen.
Ich habe Fastenseminare in der Praxis veranstaltet, habe neben der Progressiven Relaxation nach Jacobsen das autogene Training und die Visualisierungen nach Simonton erlernt und begann, mit einer Gruppe von Brustkrebspatientinnen mit all diesen Methoden zu experimentieren.
Wir benutzten die Dunkelfeldmikroskopie nach Enderlein als apparativen Parameter, um die Fortschritte der Therapie durch Entspannung sichtbar zu machen.

Ich kam durch den berühmten "Zufall" mit der Kinesiologie in Berührung (Danke an dieser Stelle an Dr.Walter Ulmer aus Göppingen, der mir einmal beim Kaffeeplausch zeigte, welche eindrucksvollen Effekte auf das Energiesystem ein winziges Stück Zucker hat) und von da an konnte ich noch mehr austesten. Ob es Nahrungsmittel waren oder Bachblüten, die klare und eindeutige Antwort des Körpers auf bestimmte Reize hatte es mir angetan.
Folglich erlernte ich auch noch die Neuralkinesiologie und die Psychokinesiologie, daneben nutzte ich aber auch weiterhin die bewährten Naturheilmethoden der Colonhydrotherapie, des Fastens und der Bachblüten, die alle ebenfalls hervorragend psychisch modulierenden Effekte haben.
Ich arbeitete seit 1993 mit meinem Mann gemeinsam in unserer allgemeinärztlichen Praxis in Plochingen, erforschte zusammen mit ihm die therapeutischen Effekte bestimmter pflanzlicher Kombinationen und homöopathischer Hochpotenzen auf schwierige psychosomatische Problemfälle, und so entstand nach und nach das, was wir heute das System der "Psychosomatischen Energetik" nennen.
Erst im Laufe der Arbeit mit dem System schälte sich immer klarer heraus, dass es durchaus nicht nur bei "Psycho-Fällen" erfolgreich angewendet werden kann, sondern dass letztlich jedes körperliche Symptom auch einen seelischen Hintergrund hat - und dass durch Konfliktlöschung viele körperliche Symptome zum Verschwinden gebracht werden können.
Diese neue Dimension der Krankheitserkennung und -behandlung war es letztendlich, die mich begeisterte und die dazu führte, dass ich plötzlich auch mit den Patienten völlig andere Gespräche führen konnte, als die bisher üblichen.
Denn wir erkannten, dass seelische Konflikte Energien gespeichert haben, die dem Patienten fehlen. Diese Konflikte haben also genau die "Power" und Energie gebunden, die dem Patienten fehlt - und sind die Ursache für das Fortbestehen von seelischen und körperlichen Symptomen.

Ziel unserer Forschungen war es, Substanzen und Möglichkeiten zu finden, das menschliche Kraftfeld zu messen, festzustellen, wo Energie fehlt, wohin sie entschwunden ist, den Konflikt aufzuspüren und zu benennen und ihn dann sanft, aber dauerhaft, wegzuschmelzen. Wir stellten fest, dass wir uns nach der Beseitigung von Konflikten frischer und kraftvoller fühlen.
Jeder, wenn er nicht ein Heiliger ist, hat mehr oder weniger "Seelenmüll". Dieser wird durch Traumata, soziale Konstellationen u.ä. aktiviert. Früher nannte man das Sünde, in anderen Kulturen "verhext durch Dämonen". Seit den Tagen von Siegmund Freud sind Konflikte die persönliche Sache des Einzelnen und den schwarzen Peter bekommen in aller Regel die Eltern des Patienten zugeschoben. Andere Schulen sehen die Verstrickungen in den Familien (Hellinger), die Archetypen (C.G.Jung), falsch antrainiertes Verhalten (Behaviouristen), chronische Muskelverspannungen (Wilhelm Reich, Gerda Boyesen) oder Karma (Reinkarnationslehre) als Ursache.

Ganz grundsätzlich - und einmal ganz unabhängig von irgendwelchen Schulen - ist unserer Meinung nach ein Konflikt ein "energetischer Räuber", der sich von unserer Energie nährt. Dies ist sicherlich ein äusserst pragmatischer Ansatz als Praktiker, die wir nicht theoretisieren wollen, sondern einfach unseren Patienten helfen und bessere effektivere Medizin machen wollen.

Damit möchte ich die ganzen Theorien zu Konflikten und Entstehung von Problemen nicht schlecht machen, ich finde diese Theorien sehr spannend und geistig anregend. In der täglichen Praxis machen wir jedoch immer wieder die Erfahrung, dass schnelle und pragmatische Lösungen von unseren Patienten gewünscht werden. Gerade solche Lösungen glauben wir mit unserer neuen psychosomatischen Methode anbieten zu können.

Aufbau des Buches

Zunächst beschreibe ich das Verfahren und den Testvorgang, dann wichtige Grundregeln unserer neuen "Psychotherapie mit Tropfen".Anschliessend werden die Chakren und deren energetische Funktionen beschrieben. Die Chakren sind der Sitz unterschiedlicher Konflikte, deren Bedeutung diskutiert und erläutert wird.
Zum leichteren Erlernen der Methode schildere ich zu jedem Konflikt mehrere typische Patientenfälle, weitergehende Schulungen sind Inhalt unserer Seminare. Auch ein Video mit genauer Testanleitung, eine CD-Rom mit den wichtigsten Artikeln in sieben Sprachen und das ausführliche Lehrbuch meines Mannes stehen für weitere, tiefergehende Informationen zur Verfügung.
Ich beschreibe ganz generell, wie ich mit der Methode und der Offenbarung der Konflikte umgehe - kurz gesagt pragmatisch, sachlich und immer möglichst einfühlsam.
Der Charme der Methode der Psychosomatischen Energetik besteht neben anderem darin, dass sie offen ist für jede Form der Intervention und für jede Therapie. Das heisst, unsere Methode kann alleine, aber auch zusammen mit anderen Verfahren benutzt werden. Gerade zur Ergänzung einer Psychotherapie erscheint uns unsere Methode in hervorragender Weise geeignet.

Mithilfe des Reba- Testgerätes kann der Effekt einer jeden therapeutischen Methode - und jedweden Medikamentes - auf das individuelle Energiesystem des einzelnen Patienten festgestellt werden. Damit gelingt es, alle Therapien individuell anzupassen und zielgenauer zu machen.

Ich möchte jedoch ganz grundsätzlich festhalten, dass die Seele jedes einzelnen Patienen respektiert werden muss. Sie gibt vor, was sie will, sie führt auf dem Weg zur Gesundung und der Therapeut muss sich der Sehnsucht und dem Willen der Seele unterordnen, seine Aufgabe ist es, den Menschen auf diesem Weg zu begleiten, eventuell Übersetzer und Interpretator von Phänomenen zu sein, niemals aber dürfen wir uns anmassen, besser als die eigene Seele des Patienten zu wissen, was für ihn gut ist.

Methode und Testgerät

Es ist seit vielen Jahrtausenden bekannt, dass lebende Organismen von einer Art von Energiekraftfeld umgeben sind, welches zwar physikalisch nach wie vor nicht messbar ist, jedoch von sehr vielen Menschen wahrgenommen wird. Es kann als objektive Tatsache gelten, dass dieses Kraftfeld existiert.

Schon zu allen Zeiten gab es hellsichtige Menschen, die diese Energieebenen als Farben oder Flimmern um den Körper herum sehen konnten. Etliche können diese sogenannte „Aura" auch bei einigem Training mit den Händen fühlen - etwa als Kribbeln oder sanftes Vibrieren, Kühle oder Wärme. Da aber längst nicht alle Therapeuten über die Gabe der Hellsichtigkeit oder Feinfühligkeit zur Erspürung des menschlichen Kraftfeldes verfügen - wiewohl viele eine enorm stark ausgeprägte und bewunderungswürdige Intuition besitzen - ist es für die meisten Therapeuten hilfreich und nützlich, Testinstrumente als Hilfsmittel zur Verfügung zu haben, die das eigene Tun sichtbarer und für den Patienten nachvollziehbar machen.

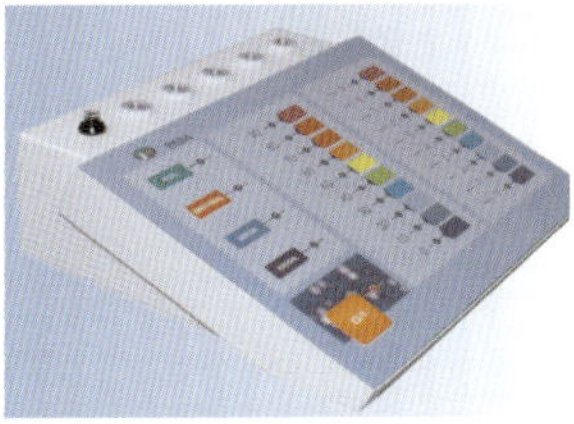

Die Schwierigkeit liegt darin, dass bei einer energetischen Testung, wenngleich nur in begrenztem Rahmen, auch das Energiefeld des Testers eine Rolle spielt. In Extremfällen kann das soweit führen, dass ein Therapeut, der „schlecht drauf" ist, bei all seinen Patienten immer wieder sein eigenes Problem testet, oder aber, wie im Fall der Geopathie, ein geopathiegeschädigter Therapeut bei seinen Klienten gar keine Geopathien mehr findet, weil er durch seine eigene Betroffenheit dieses Problem nicht mehr sehen kann.

Mit dem Reba- Testgerät, das mein Mann zusammen mit Dieter Jossner, einem anerkannten Spezialisten für Lasertechnologie und Biophysik, entwickelt hat, glauben wir, dass es uns gelungen ist, einen Schritt in Richtung von mehr Objektivität bei den Messungen gemacht zu haben. Wir sind immer wieder begeistert und verblüfft, wie präzise die Messmethode funktioniert. Viele Experten und Psychotherapeuten sind fasziniert von den Ergebnissen.

Wir haben beispielsweise ein Forschungsprojekt mit dem Indologen und Yogalehrer Dr. Christian Fuchs durchgeführt, bei dem wir einige seiner langjährigen Yogaschüler mit dem Reba- Testgerät getestet haben. Dabei fanden wir innerhalb weniger Minuten genau die Konflikte, die Dr. Fuchs durch lange Gespräche über Jahre bei eben diesen Personen gefunden hatte.

Das Reba- Gerät ist so konstruiert, dass es mithilfe von verschiedenen Magneten und Tesla- Spulen ein polyfrequentes Rauschen an den Patienten abgibt, was dieser, je nach seiner energetischen Verfassung, bis zur vollen Höhe „aushalten kann" oder aber bei 25%, 50% oder anderen Abstufungen eine positive Testreaktion zeigt.
Die positive Testreaktion zeigt an, dass der Klient an dieser Stelle Stress in seinem System mit dem Rauschen bekommt.
Dieses Rauschen ist ein konstanter, aber in seinem Inhalt nicht definierter und neutraler Impuls. Dadurch wird es dem Energiesystem ermöglichst, realistisch entsprechend seiner individuellen Schwachpunkte zu antworten (Resonanzphänomen). Dadurch, dass wir keine vorgeprägten Informationen in das System einbringen (Farben, Töne, Nosoden, Homöopathie, Kristalle etc.), antwortet das System unbeeinflusst!

Durch diese Eigenschaft bei der Messung der Energiefelder ist das Rebagerät für uns so unverzichtbar geworden.
Dieser Zuwachs an Objektivität ist unseres Wissens noch in keinem anderen energetischen Testgerät realisiert worden.
Wem das zu physikalisch oder zu abstrakt ist, der möge sich eine Mutter vorstellen, die an guten Tagen den Geräuschpegel ihrer Kinder gut erträgt, während sie an Tagen, an denen sie schlecht geschlafen hat oder Kopfschmerzen hat, schon von weniger Geräusch genervt ist.

Man kann auch positiv formulieren: wer auf der betreffenden Ebene gesund ist, kann alle Rauschsignale über das gesamte Frequenzband beantworten - „er ist überall stark". Je schwächer er jedoch ist, umso eingeschränkter wird seine Antwort. Er wird schon bei niedrigen Frequenzen „passen"...

Die vier Energieebenen, die mit dem Gerät erfasst werden können, sind

1. die Vitalebene, die in etwa der körperlichen Fitness entspricht,
2. die Emotionalebene, die der seelischen Befindlichkeit entspricht,
3. die Mentalebene, die eine Korrelation zu unserem Alltagsbewusstsein hat und
4. die Kausalebene, die dem tiefen Unbewussten zugeordnet wird.

Wir haben die vier Testebenen aber auch den Hirnwellen des EEG zugeordnet, weil die Hirnfrequenzen eine enge Beziehung zu den Energie-Ebenen haben.

Hierbei korrespondiert die **Vitalebene** mit den Delta- Wellen von Tiefschlaf und tiefer Trance. Das ist auch leicht nachzuvollziehen, wenn man sich bewusst macht, dass die körperliche Fitness ja unter anderem davon beeinflusst wird, wie gut wir schlafen und wie sehr wir uns im Tiefschlaf zu regenerieren vermögen. Menschen, die häufig meditieren und dabei in tiefe Trancezustände kommen, berichten hinterher, sie fühlten sich energetisch aufgeladen und erfrischt wie nach einem wohligen Schlummer.

Die **Emotionalebene** wird den Theta-Wellen des EEG zugeordnet, wie sie bei Traumschlaf oder Phantasiebildern entstehen. Auch das ist leicht erklärt. Wie schon Freud lehrte, ist der Traum zum einen der „Hüter des Schlafes", was bedeutet, dass die emotionale Beteiligung, die wir in Träumen erleben, uns am Aufwachen hindert. Zum anderen hat Freud erkannt, dass seelisch Belastendes in Träumen wiederauftaucht, um verarbeitet und verdaut zu werden, häufig zwar in Symbole oder akzeptablere Bilder als der eigentliche Konfliktinhalt verkleidet, dass aber die Träume auf jeden Fall mit den Vorgängen in unserer Emotionalebene zu tun haben.

Die **Mentalebene** wird den Alpha-Wellen des EEG zugeordnet. Alphawellen sind diejenigen, die wir produzieren, wenn wir wach sind, aufnahmefähig und „alltagstauglich". Die Werte der Mentalebene zeigen in starker Vereinfachung unsere Verstandestätigkeit. Wir können also als Therapeut im allgemeinen unterstellen, dass unser Patient Mentalwerte im oberen Drittel (70% bis 100%) aufweist. Jedoch können langanhaltende Schmerzzustände körperlicher wie seelischer Art, wie auch andere die Alltagstauglichkeit beeinträchtigende Zustände wie Drogen, Psychosen bzw. psychotische Inseln in einer Persönlichkeit etc., die Messwerte auf der Mentalebene drücken. Wenn es einem auf Anhieb nicht nachvollziehbar erscheint, dass langanhaltende Schmerzen energetisch die Mentalebene stören, dann erinnern Sie sich nur an Ihre letzte Zahnschmerzattacke oder eine Migräne über mehrere Tage - je länger so etwas anhält, desto obsessiver beschäftigt sich das Bewusstsein nur noch mit dem Schmerz und kann fast keinen anderen Gedanken mehr fassen.

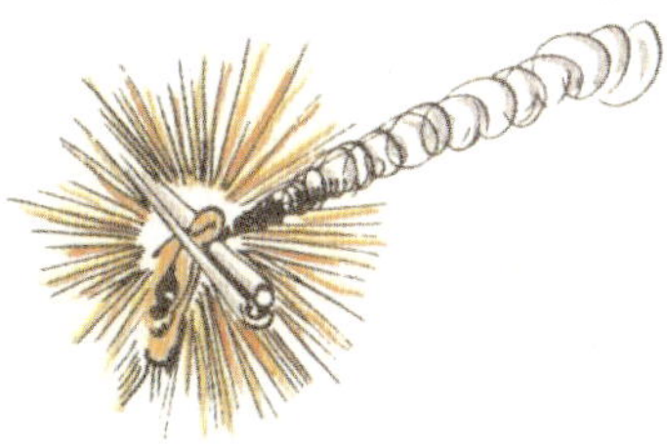

Die Schönheit dieser Welt verschwindet,
Und nur der Schmerz zieht, bohrt und mündet
In diesem einen Knotenpunkt

Die Kausalebene schließlich korreliert mit den Beta-Wellen des Gehirns, jenen Wellen also, die entstehen, wenn jemand unter Anspannung oder Stress gerät, wenn also die Aufmerksamkeit „ungut" gesteigert wird.

Der Zusammenhang mit dem tiefen Unbewussten ist folgender: Das tiefe Unbewusste ist der Sitz unserer tiefsten Überzeugungen über das, wie die Welt ist, wie wir sind, also charakterprägende innere Bilder und Wertenormen, die teilweise aus der frühen Kindheit stammen (so wie die Lorenz'sche Graugans Martina, die ihrem Instinkt nach rythmischen Alltagsabläufen folgend immer den gleichen Weg durchs Zimmer nehmen musste, wollte sie nicht zu Tode erschrecken).

Diese Prägungen sind uns zwar oft gar nicht bewusst, aber sie steuern unser Verhalten, unsere Gedanken und Erwartungen. Solche tiefen Überzeugungen sind uns meist durch grossen Mentalstress - eben verbunden mit den Betawellen des Gehirns - regelrecht eingebläut worden, oder sie erzeugen bei Nichtbefolgung extremen Mentalstress, was energetisch auf das Gleiche hinauskommt.

Dass solche eingefleischten Überzeugungen noch älter sein können, also sogenannte karmische Altlasten darstellen, die wir in diesem Leben befriedigend lösen sollen, erwähne ich der Vollständigkeit halber. (Ich halte es jedoch allein schon aus psychologischen Gründen für sehr bedenklich, wenn v.a. bei Konflikten mit hohen Kausalwerten sofort die „Reinkarnationskarte" gezogen wird. Viele Menschen haben andere Vorstellungen und Weltbilder als die der Reinkarnationslehre, die es zu achten gilt, daher möchte ich eindringlich vor solchen Schnellschüssen warnen!)

Ich gebe ein Beispiel: Wenn jemand von sich die tiefsitzende Vorstellung hat, er (oder sie) sei hässlich oder nicht liebenswert, so wird dieser Mensch in allen seinen Handlungen diese Grundüberzeugung widerspiegeln. Das bedeutet zum Teil die Bahnung einer „self fulfilling prophecy", denn wenn er glaubt, er sei ohnehin nicht liebenswert, wird er eventuell besonders ruppig mit seiner Umwelt umgehen, mit der Folge, dass er wirklich weniger gemocht wird.

Die Reaktion der Umwelt auf dieses Verhalten erzeugt aber in der Person Anspannung, Ärger und Stress, denn die bewussten Persönlichkeitsanteile streben ja durchaus nach Anerkennung und Wertschätzung. Dieses Verlangen wird aber ständig von den tief unbewussten Überzeugungen boykottiert. So entsteht ein Dauerstress, oder auch „Appetenz- Appetenz- Konflikt" der verschiedenen Seelenschichten untereinander. Diese Daueranspannung kommt in den Betawellen des EEG zum Ausdruck.

Mit dem Reba- Testgerät kann also zunächst eine Aussage gemacht werden über den aktuellen energetischen Zustand des Patienten in den vier Ebenen vital- emotional- mental- kausal.

Wofür brauchen Therapeuten diese Werte? Weil wir damit einen klaren Überblick über den gesamten Energie-Status bekommen. Ohne diesen Status ist nach unserer Erfahrung eine vernünftige energetische Therapie gar nicht möglich. Ich gehe davon aus, dass es nicht nur die Neugier ist, die uns treibt, unsere Patienten energetisch zu testen, sondern eine Vorgeschichte von körperlichem oder seelischem Schmerz, chronischen oder therapieresistenten Leiden oder unklare Missbefindlichkeiten, die wir näher diagnostizieren wollen, um sie anschliessend kompetent therapieren zu können. Wir wissen, dass Körper und Seele eine untrennbare Einheit sind, was wir aber oft nicht wissen, ist, auf welcher Ebene der Patient seine Schwachstellen hat.

Das gleiche Symptom, z.B. Erschöpfung, kann beim einen Patient ein Problem der Vitalebene sein, während der andere Patient sich genauso erschöpft fühlt, nur seinen „Energieverlust" auf der Emotionalebene hat.

Wie die Ärzte im alten China, die für das Wohlbefinden ihrer Patienten und für deren Gesunderhaltung bezahlt wurden, sind auch wir bestrebt, unseren Patienten auf der Vital- und Emotionalebene zu möglichst „guten Werten" zu verhelfen, denn je höher die Werte auf der Vitalskala, desto energiereicher und fitter fühlt sich ein Mensch. Und umso höher seine Werte auf der Emotionalskala, desto fröhlicher und seelisch wohler fühlt er sich.

Es gibt doch aber auch Energieverluste auf der Mental- und Kausalebene, höre ich Sie fragen? Das stimmt, jedoch ist es so, dass wir mit unseren gängigen Therapiemethoden überwiegend die Vital- und Emotionalebene erreichen (es sei denn, wir sind Meditationsmeister und wir beschäftigen uns ausschliesslich mit dem spirituellen Wachstum unserer Klienten), andererseits spielen sich die Mehrzahl der krankmachenden seelischen Konflikte auf der Bühne der Vital- und Emotionalebene ab.

Von daher ist unser vorrangiges therapeutisches Augenmerk auf diese beiden Bereiche gerichtet (Wenn man es sehr eilig hat, kann man in vielen Fällen alleine die Vital- und Emotional-Ebene testen).

Interpretation der Messwerte:

Ganz generell gelten Messwerte des Patienten von 100% beim Reba-Testgerät als optimal, und Werte von 0% als maximal schlecht und blockiert.

Als grobe Richtschnur zur Auswertung der Werte des Reba-Testgerätes kann gelten:

80% - 100% = optimal
50% - 80% = mässig eingeschränkt
20% - 40% = stark eingeschränkt
0% - 20% = extrem blockiert

Bei einer Depression etwa erwarten wir Vital- und insbesondere Emotionalwerte von unter 30% - meist sogar unter 10%, bei schweren Erschöpfungszuständen oder schweren körperlichen Erkrankungen erwarten wir Vitalwerte, die relativ niedrig sind. Neurosen sind gekennzeichnet durch meist mittlere werte im Vital- und Emotionalbereich, während bei Psychosen die Mentalwerte unter 50% gehen. Die Kausalwerte sind meist niedriger als die Emotionalwerte. Menschen, die einen „Segen von oben" bekommen, einen guten Kontakt zu ihren „Schutzengeln" haben oder lange meditiert haben, haben eventuell höhere Kausalwerte als Emotionalwerte. Sehr hohe Kausalwerte beim Patienten (70% und mehr) sind demnach ein Zeichen für ein sehr offenes tiefes Unbewusstes - damit wird der Mensch durchlässig für alle Einflüsse von aussen - und dies kann Segen und Fluch gleichermassen sein.

Aus didaktischen Gründen halte ich es für sehr empfehlenswert, für den weiteren Testablauf entweder die Vitalebene oder die Emotionalebene als Referenz zugrundezulegen, je nachdem, welche Ebene im Test „schlechter" abschneidet, das heisst, die niedrigeren Werte auf der Skala hat. In Fällen, in denen vorrangig die Mentalebene gestört ist, kann auch diese als Referenz zugrundegelegt werden - dies kommt aber sehr selten vor.

Dazu ist die Vorstellung sehr hilfreich, dass die Energie, die dem Patienten aktuell fehlt, nicht irgendwo im Nichts verschwindet, sondern dass der Energieverlust regelhaft einem oder mehreren vegetativen Zentren (den Chakren) zugeordnet werden kann.

Da Geopathien immer die gesamte vegetative Regulation verstellen, hat es sich bewährt, als ersten Störfaktor nach solchen Belastungen durch Erdstrahlen, Wasseradern, elektromagnetischen oder elektrostatischen Feldern zu suchen. Dafür enthält der Testsatz die „Geovita- Ampulle", mit der zunächst ungezielt auf generelle geopathische und/oder elektromagnetische Belastung untersucht werden kann.

Findet sich eine Geopathie, so ist diese als erstes zu beseitigen, denn ohne diese Massnahme wird sich das Vegetativum nur schwer erholen.

Der Ordnung halber sei erwähnt, daß eine große Zahl anderer Faktoren das Vegetativum ebenfalls blockieren kann - etwa Herde, Schwermetallbelastungen, Pilze, Wirbelsäulen-Blockaden, Stoffwechselstörungen, bösartige Erkrankungen und vieles mehr. Weil all dies zu unserem Alltag als Ärzte und naturheilkundige Therapeuten gehört, erwähne ich es nur am Rande.

Anschliessend werden die einzelnen Chakren durchgeprüft.

Für mich hat es sich bewährt, die Chakren nicht in ihrer „normalen" Reihenfolge zu testen, also vom Beckenchakra beginnend nach oben bis zum Kronenchakra, sondern ich teste sie kreuz und quer, und schaue nicht auf das Etikett, was zwei Vorteile hat.

Erstens kann sich der Patient - spätestens bei der ersten Kontrollmessung wird dies relevant - damit nicht auf das vorprogrammieren, was ich als nächstes teste, zum zweiten bleibe ich selbst auch stets unvoreingenommen, weil ich nicht weiß, welches Chakra gerade dran ist. Das schützt mich vor eigenen vorgefaßten Meinungen bezüglich der Lokalisation einer Störung.

Mit dem Reba- Gerät kann ich also geopathische Belastungen feststellen und die segmentale Zuordnung der vegetativen Belastung vornehmen.

Im allgemeinen wird ein Therapeut ein belastetes Chakra finden, eventuell auch zwei, die miteinander korrespondieren. So finde ich häufig Kombinationen von Chakra 1 und Chakra 7, ebenso Chakra 2 und Chakra 6, oder Chakra 3 und Chakra 5, was offensichtlich dem Gesetz:"Wie oben, so unten" zu entsprechen scheint. Einzig das 4. Chakra mit dem Herz, der Lunge und dem Thymus steht für sich alleine, kann aber Symptome im gesamten Körper auslösen! Sehr selten findet man auch drei belastete Chakren. Für mich ist dies stets ein „Signum mali ominis", was bedeutet, dass ich in solchen akuten Fällen kaum um eine ergänzende allopathische Therapie herumkomme - etwa in Form von Psychopharmaka. Ein System, das an drei oder mehr Stellen Energielöcher hat und akut instabil geworden ist, wird in aller Regel nicht mehr von alleine und ohne massive Hilfe von aussen vernünftig regulieren können. Dies zu wissen und in die therapeutischen Erwägungen einzubauen, erspart Patient und Therapeut viele Enttäuschungen. Patienten, bei denen so viele Chakren durch Emotionalstörungen blockiert sind, brauchen im übrigen auch fast ausnahmslos eine Psychotherapie bzw.Analyse! Empfehlenswert ist eine eingehende Gesprächstherapie auch bei extrem grossen oder hartnäckigen „Zentralkonflikten"!

Steht der Ort der vegetativen Belastung fest, können anschliessend die diesem Chakra zugeordneten Konfliktampullen getestet werden.(Emvita 1 bis 28). Auch hierbei gehe ich so vor, dass ich die dem Segment zugeordneten Emvita-Ampullen nicht in ihrer chronologischen Reihenfolge teste, und mir auch wieder nicht das Etikett anschaue - um möglichst unvoreingenommen zu testen. Manchmal meint man ja als Therapeut, aus der Vorgeschichte schon wissen zu können, wie der Konflikt heisst - und da kann man sich gewaltig täuschen - siehe die komplexen Verläufe am Ende des Buches.

Jedes Chakra, das belastet erscheint, hat im allgemeinen einen aktuellen Konflikt, der seine vegetative Regulation blockiert. Gelegentlich können es auch zwei ähnliche Konflikte sein, die summatorisch dieses Chakra stören. Es kommt auch vor, dass man beim Test keinen Konflikt findet, der dem Chakra zugeordnet ist. Dann bitte nicht verzweifeln, es gibt Fälle rein vegetativer Störungen ohne Konflikt, denn nicht jede vegetative Blockade ist automatisch einem Konflikt gleichzusetzen!

Die vegetative Regulation kann - wie bereits erwähnt - auch durch Herdbelastung, Kiefergelenksdysfunktionen, Wirbelblockierungen, Dysbiosen, Narben etc. gestört werden.

Ein häufig in der Praxis anzutreffendes Beispiel ist eine rein mechanisch ausgelöste Ileosakral-Gelenksblockierung. Diese kann Chakra 1 oder Chakra 2 vegetativ stressen, ohne dass ein Emotionalkonflikt dahinter steckt. Umgekehrt sind, prozentual gesehen, deutlich mehr ISG-Blockierungen durch emotionale Blockaden bedingt, und lösen sich durch die Gabe des richtigen „Emotionalmittels".

An dieser Stelle möchte ich warnend anmerken, dass die Möglichkeit, Konflikte so einfach zu erkennen und zu benennen, uns nicht verleiten sollte, nur noch „Jagd auf Konflikte" zu machen. Auch wenn die Diagnostik auf dem Gebiet der seelischen Ursachen durch unsere Methode viel einfacher geworden ist, sollten wir doch beachten, dass jeder Mensch Respekt verdient. - Respekt auch für die oftmals verqueren Versuche seiner Seele, die für ihn machbaren Lösungen zu finden, die wir als Aussenstehende eventuell „Neurosen" nennen würden. Der Mensch ist eine sehr komplexe Konstruktion, hat gesunde Anteile neben Schwachpunkten, Freude neben Schmerzen, Vorzüge und Nachteile zugleich. Es fordert unsere gesamte heilerische und menschliche Persönlichkeit, uns mit dem Konflikt des Patienten auseinanderzusetzen! **Eine Seele ist dazu viel schneller verletzt als wieder geheilt - und gerade unser Beruf als Therapeut verpflichtet uns, in diesem sensiblen Bereich äusserst behutsam vorzugehen!**

Die Möglichkeiten der Energiemedizin betrachte ich als Teil der Gesamtdiagnostik und Gesamttherapie, ich halte aber nichts davon, sie als monomane Vorgehensweise zu propagieren. Meine Idealvorstellung wäre es, wenn jeder Therapeut mindestens eine Methode aus dem Bereich Struktur beherrschte (Chirotherapie, Rolfing etc), eine Methode aus dem Bereich der Biochemie (Neuraltherapie, Akupunktur, Therapie mit Mineralien) und eine Methode für die Psyche und den feinstofflichen Bereich (Homöopathie, Bachblüten, Meditation, Simonton-Methode etc). Nach erfolgter gründlicher schulmedizinischer Diagnostik sollte **zuerst eine energetische Behandlung mit den Emvitas und Chavitas erfolgen,** denn meine Erfahrungen gehen in die Richtung, dass ein guter energetischer Zustand einem Menschen hilft, bestimmte Schwachpunkte besser kompensieren zu können. Was hernach dann noch an Symptomen bestehen bleibt, kann man mit den oben genannten Methoden angehen.Die sogenannten „Bachblüten" - nach Dr.Edward Bach aus mit der Sonne und Blüten bestrahltem Wasser gewonnen - sind nach unseren Erfahrungen einem oberflächlichen seelischen Bereich zuzuordnen. **Bachblüten heilen deshalb oft nicht den Konflikt,** sondern lindern ihn und sorgen dafür, dass er schnell wieder kompensiert wird!

An dieser Stelle möchte ich anmerken, dass viele andere energetische Therapieverfahren deshalb so beliebt sind, weil sie den Patienten mit „Heilerenergie" aufladen, und dadurch Konflikte besser kompensiert werden können. Dies bedeutet, dass sich der Klient nach der Behandlung besser fühlt. (Fühlt sich auch der Therapeut besser, möchte ich fast zynisch einwerfen?- denn häufig wird die „Droge Therapeut" bedenkenlos konsumiert und fühlt sich nach seinem Tagwerk schlapp und ausgelaugt).
Eine wirkliche Bearbeitung des Konflikts findet aber leider oft nicht statt. Daher halte ich unsere Methode für unverzichtbar, wenn der Patient wirkliche Fortschritte machen will - und dies nicht zulasten des Therapeuten.
Ist der Konflikt erkannt worden, beginnt der letzte Testdurchgang. **Wir testen nun den Konflikt mit seinen eigenen vier Energie-Ebenen** (der Konflikt ist, wie bereits erwähnt, ein energetisch abgetrenntes Stück von uns, das die Energie besitzt, die er uns zuvor geraubt hat).

Testtechnisch wird dabei aus dem Reba- Testkasten diejenige homöopathische Urtinkturampulle entnommen, die die gleiche Numerierung trägt wie der zuvor ausgetestete Konflikt (die sogenannten „**Testmittel**"). Diese Ampulle wird dann in die Testwabe des Reba-Gerätes gestellt. Durch dieses Manöver wird der Patient energetisch sozusagen ausgeblendet, und es wird so möglich, die vier Energieebenen des Konflikts zu messen.

Anders formuliert wird dadurch der Patient zum Surrogat, an dem man den Konflikt testen kann. Hierbei wird wieder, wie zu Anfang, erst die Ebene der Vitalität geprüft.

Vitalität bedeutet in diesem Fall die **Vitalität, die der Konflikt hat.** Da die Skalen des Gerätes nicht linear, sondern logarithmisch unterteilt sind, kann es leicht geschehen, dass ein Patient beispielsweise eine Vitalität von 60% hat, sein Konflikt eine Vitalität von 70%. Die Summe der beiden Vitalitäten ergibt nicht zwingend 100%!!

Der Konflikt nährt sich von der Lebenskraft des Patienten, folgedessen sind hohe Vitalitätswerte des Konflikts schlecht für den Patienten.

Ähnlich verhält es sich mit der nächsten Ebene, der **Emotionalebene.** Auch hier bedeuten hohe Werte, beim Konflikt gemessen, eine zunehmende emotionale Beeinträchtigung des Patienten. **Hier raubt der Konflikt „gute Laune"** und emotionale Schwingungsfähigkeit.

Anders hingegen bei der Mentalebene. Hier erwarten wir niedrige Werte beim Konflikt, denn es gehört im allgemeinen zur Natur von Konflikten, dass sie wenig oder gar nicht bewusst sind. Die **Mentalebene** des Konflikts steht also für das **Ausmass an Bewusstheit, das der Träger des Konflikts für sein Problem hat.** Häufig finden wir Werte zwischen 0% und 20%, bei Werten nahe 50% ist der Konfliktinhalt schon so dicht an die Oberfläche des Bewusstseins gestiegen, dass mit seiner Auflösung in Kürze gerechnet werden darf.

Die **Kausalebene** des Konflikts steht für dessen tiefe **Verankerung im Unterbewussten,** was bedeutet, wie tief charakterlich eingegraben solch ein Konflikt ist, wie wiederholungsträchtig oder hartnäckig er sich gebärdet und wie schwierig sich seine Auflösung gestalten kann.

Bei Werten zwischen 0% und 50% erwarten wir im allgemeinen, dass so ein Konflikt binnen eines Vierteljahres verschwunden sein kann, während Werte über 50% eine längere Behandlungszeit nahelegen. **(Faustregel: Fünf Wochen Behandlungszeit = 1 Flasche je 20% Kausalwert des Konflikts)** Höhere Werte können auch Hinweis auf frühkindliches Entstehen des Konflikts sein, oder gar auf das Vorliegen eines „mitgebrachten" karmischen Konflikts deuten, je nach dem eigenen Glaubenssystem.

Merksatz:
Hohe Reba-Testwerte sind beim Test der Patientenwerte ein gutes Zeichen, beim Konflikt dagegen schlecht (Ausnahme= hohe Mentalwerte als Zeichen der zunehmenden Bewusstheit beim Testen des Konflikts).

Allgemein:
Das Reba- Testgerät ermöglicht das schnelle Auffinden des segmental zugeordneten Konflikts und erlaubt die Messung des zugehörigen Konfliktinhalts auf den vier Ebenen.

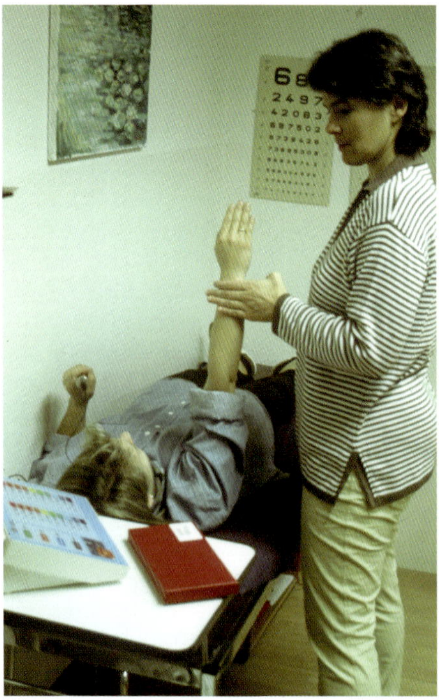

Abb.: typische Testsituation.

Testung des Zentralkonflikts:

Es gibt Situationen und Erkrankungen, in denen es essentiell ist, den charakterbildenden Zentralkonflikt eines Menschen zu ermitteln, und zu behandeln. Generell ist es so, dass der Zentralkonflikt der tiefstsitzende und energieintensivste Konflikt ist, den ein einzelner Mensch ausbildet.
In Einzelfällen kann es vorkommen, dass der Zentralkonflikt mehr Energie in sich hat, als der Patient.

Indikationen zur Behandlung des Zentralkonflikts sind
1. lebensbedrohliche Erkrankungen wie Krebs, Rheuma, MS oder Aids
2. Entwicklungs- oder Verhaltensstörungen bei Kindern
3. Psychosen oder schwere Charakterstörungen
4. Wunsch nach spirituellem Wachstum

Bei manchen Patienten ist aufgrund lebensgeschichtlicher Umstände der Zentralkonflikt aktuell aktiv - erkennbar an seinem **Kausalwert von mehr als 80%!**

In anderen Fällen sollten wir den Zentralkonflikt testen, um eine Therapieblockade zu durchbrechen. Ich möchte erwähnen, dass die Behandlung des Zentralkonflikts in die Hand erfahrener Therapeuten gehört, und immer mit dem Reba- Testgerät überprüft werden sollte.

Aus purer Neugier den eigenen Zentralkonflikt oder den anderer Menschen zu testen, sollte man aus Respekt vor der Seele unterlassen!
Die Testung des Zentralkonfliktes gelingt, indem man die Brunler- Bovis- Ampulle nach der Testung der vier Energieebenen des Patienten diesem auf den Bauch legt.
Dadurch wird das Energeiefeld des Patienten virtuell ausgeglichen, und nur noch der Zentralkonflikt „ragt" wie die Spitze des Eisbergs aus dem Energiefeld heraus.
Durch das Testen der Chavita- Ampullen und der zugehörigen Emvita- Ampullen kann nun bei liegender Brunler- Bovis- Ampulle sehr schnell der Zentralkonflikt und sein Chakra ermittelt werden.

Jeder Mensch hat nur einen einzigen echten Zentralkonflikt!

Es gibt aber auch „Pseudo- Zentralkonflikte", z. B. durch familiäre Prägungen oder andere Umfeldeinflüsse. **Jeder Mensch hat ausserdem einen grossen Konflikt im Herz- Chakra,** den er bearbeiten muss, um sein Herz der Liebe und dem Vertrauen zu öffnen.

Oder anders formuliert: Alle Charaktertypen treffen sich im Herz-Chakra, um dort gemeinsam zu arbeiten, und „rund" zu werden.
Der **Zentralkonflikt bestimmt** nicht nur den **Charaktertyp** (näheres dazu im Atlas der Tiefenpsychologie meines Mannes), sondern auch den **Stoffwechsel** und die **strukturellen Schwachpunkte** eines Menschen.
So wird ein Zentralkonflikt im 3. Chakra dazu führen, dass diese Person eher „cholerisch" reagiert, also einen Schwachpunkt an der Galle entwickelt, vielleicht zu Allergien oder Unverträglichkeiten neigt, leichter Krampfadern und Verstopfung bekommt, eher dunkelhaarig ist und dunkle Augen hat, dazu empfindlich mit den Hüftgelenken und den Schultern (Verlauf des Gallenblasenmeridians!)
Wird nun der Zentralkonflikt behandelt, ändert sich auch partiell der Stoffwechsel - und die Organfunktionen! (D. h. dass die Blutuntersuchungen im Dunkelfeldmikroskop eindeutig besser werden, wenn Menschen ihren Zentralkonflikt behandeln, beispielsweise bei einer Krebserkankung - und das ohne zusätzliche stoffwechselanregende Medikamente).

Voraussetzungen zur Messung

Der Therapeut, der mit der Psychosomatischen Energetik arbeiten möchte, sollte wenigstens ein energetisches Testverfahren beherrschen. Rein symptomatisch nach den Beschwerden vorzugehen - oder intuitiv oder durch „mentales Pendeln und Erspüren", bringt erfahrungsgemäß nicht viel. Bei allen energetischen Testmethoden dient das eigene Energiefeld, mit oder ohne verstärkende Instrumente, als Resonanzfläche für Phänomene, die wir am Patienten wahrnehmen. **Das heisst letztendlich, dass wir mit unserem eigenen Energiefeld wahrnehmen, was im Energiefeld des Patienten los ist!**

Gängige Testverfahren sind die Kinesiologie, die EAV (Elektroakupunktur nach Voll), der Vega-Test, der Biotensor, die Einhandrute, das Pendel, das Prognos-System, die Bioresonanz u.v.a., Bei all diesen Methoden schwingt mehr oder weniger auch die Energie des Therapeuten beim Testen mit - womit die geschulte Fähigkeit und Sensibilität des Therapeuten eine herausragende Rolle spielt, die teils geübt werden kann, teils aber auch nicht. **Daher sollte die erste Testvoraussetzung die sein, dass man als Therapeut sein eigenes Energiefeld so gut wie irgend möglich macht.**

Dazu gehört, eigene Störfelder soweit als möglich zu beseitigen. Man sollte demnach eigene geopathische Belastungen, Zahnherde, Tonsillen- oder Kieferhöhlenherde, Darmdysbiosen, Schwermetallbelastungen, Belastungen durch Tenside, Pilzerkrankungen usw. erkennen und behandeln, aber auch **eigene emotionale Schwachpunkte erkennen und behandeln.** Je besser ich als Therapeut über die „Abgründe in meiner eigenen Seele" Bescheid weiß, umso weniger muss ich eigene Probleme auf meine Patienten übertragen.

Weitere Testvoraussetzungen sind ein **angenehmes, weitestgehend störungsfreies Umfeld** zum Testen. Dazu gehören „der gute Platz", an dem Testgerät und Testliege stehen, ein Ambiente, in dem sich Patient und Therapeut gleichermassen wohlfühlen - so in etwa dem Standard des Platzes nachempfunden, an dem sich der Therapeut zuhause am liebsten entspannt, und ein Mindestmass an **Empathie dem Patienten gegenüber.** Das klingt trivial, ist in der Realität eines gestressten Praxisalltags jedoch nicht immer leicht zu verwirklichen.

Es ist darüberhinaus extrem wichtig, sich von allen Erwartungshaltungen beim Testen freizumachen. Ich mag einen Patienten noch so gut kennen und meinen, ich wisse ganz genau, wo seine Blockaden liegen, in dem Moment, wo ich nicht mehr die innere Weisheit des Patienten „führen" lasse, gefährde ich die Zuverlässigkeit der Messung.

Es gehört also **Offenheit** dazu, **Freude** am Tun, Neugier, **Unvoreingenommenheit,** innere Distanz, **Konzentration** auf den jeweiligen Einzelnen, Sammlung auf das Wesentliche und **Demut.** Kein noch so begnadeter Tester hat dieses Können aus sich heraus, es ist eine Gabe und ein Geschenk, an dem man sich ausgiebig freuen darf, es ist wie alle Talente eine Gnade, die man erhalten hat - aber nicht zum Selbstzweck, sondern um es in den Dienst eines grösseren Ganzen zu stellen. So kann es sicherlich nicht schaden, vor jeder Testung kurz innerlich innezuhalten, **zu danken und um Führung zu bitten.**

Man kann innere Sammlung auch erhalten, indem man vor jeder Konsultation Gesicht und Hände mit kaltem Wasser erfrischt, oder sich einige Schlucke Wasser oder Tee genehmigt, oder einige Male tief durchatmet. Die Möglichkeiten sind unbegrenzt, und ich will auch niemandem Vorschriften machen, ich denke nur, wenn wir brauchbare Resultate erhalten wollen, sollten wir uns auch in eine brauchbare Testverfassung bringen.

Mögliche Schwierigkeiten beim Testen

Unklare Testergebnisse

Eine weitere Schwierigkeit, die beim Testen auftreten kann, sind unklare, nicht eindeutige Ergebnisse. Diese können dadurch geklärt werden, dass der gleiche Testschritt noch einmal durchgeführt wird. Dabei wird der Klient aufgefordert, wirklich bei der Sache zu sein. Es kommt nämlich nicht nur bei den Therapeuten vor, dass sie nicht ganz bei der Sache sind, auch Klienten können gedanklich abschweifen und mit ihrer Aufmerksamkeit woanders sein, dann gilt es, sie in die Testsituation zurückzuholen.

Ich finde es auch nicht ratsam, schon während des Testens mit dem Patienten Teilergebnisse zu diskutieren. Das lenkt beide Beteiligten ab und macht die Ergebnisse schlechter. Ich sage meinen Patienten vor der Testung, dass ich **hinterher** alles ausführlich mit ihnen **besprechen** werde, dass ich aber während des Testens nichts sage, um im Fluss der Energie zu bleiben. Das wird immer verstanden und auch akzeptiert.

Ich erwähnte schon, dass ich es für vorteilhaft halte, die Ampullen für die Chakren und Konflikte nicht in ihrer chronologischen Reihenfolge zu testen, denn es gibt sehr gut informierte Patienten - auch Kollegen, die Patienten sein können, - die dann eventuell bestimmte Testergebnisse gerne erzwingen möchten.

Ich schätze es nicht, mit irgendjemandem Ringkämpfe ausfechten zu müssen, daher mische ich meine Ampullen und schaue auch selber nicht, was ich teste. Auf die Art erhöhe ich die Objektivität dessen, was getestet wird.

Kurzfristige Widerstände des Konflikts

Ich möchte davon abraten, das einmal gefundene Testergebnis kurze Zeit - d.h. einige Stunden oder Tage nach Beginn (!) der Therapie mit den Emotionalmitteln bereits überprüfen zu wollen. Die Konflikte, die ja eine Art energetisches Eigenleben führen, können sich wie bockige kleine Kinder gerade in der Anfangsphase der Therapie beim schnellen Nachtesten „verstecken", was als eine Art Widerstand gedeutet werden kann. Es kann dem Tester also passieren, dass er einen am Vortag getesteten grossen Konflikt am nächsten Tag überhaupt nicht mehr findet, weil dieser sich durch die Therapie komplett in sein Schnekkenhaus zurückgezogen hat, wie ein Kind, das man beim Schokoladenaschen erwischt hat. Oder man kann dieses Phänomen als energetische Überkompensation nach eingeleiteter Therapie sehen (indem die Therapie dann eine Art Blindheit für den Konflikt erzeugt, weil der kurzerhand für einige Tage scheinbar wegtherapiert ist!) .

Aus diesem Grund möchte ich unbedingt empfehlen, **nach dem ersten Test für mindestens vier bis sechs Wochen zu behandeln, und erst im Anschluß erneut zu testen.** Ich habe es schon anders gemacht, und rede aus leidvoller Erfahrung. Das ständige Versteckspiel mit den Konflikten kann einen Tester wirklich entmutigen und zur Verzweiflung bringen.
Am Ende traut man dann sich nicht mehr - und dem Patienten auch nicht. So gut wie immer kann der Therapeut anhand der spontanen Patientenreaktion erkennen, dass der getestete Konflikt „stimmt". Besser machen können wir das Ergebnis deshalb nicht mehr.
Ein Nachtest - auch um die Veränderungen in den Energieniveaus des Patienten zu verifizieren - ist nach vier bis sechs Wochen sinnvoll.

Erstverschlimmerungen

Um sogenannte Erstverschlimmerungen bei der Therapie mit den Emotionalmitteln zu verhindern, rate ich dazu, bei grossen Konflikten (vitale Ladung über 60%, emotionale Ladung über 60%), die Tagesdosis „Emvita"- Tropfen, üblicherweise 24 Tropfen, in eine Flasche Wasser zu geben und diese über den Tag verteilt trinken zu lassen. Dies ist kein Muss, weil es in den allermeisten Fällen sehr gut mit der Standarddosis von zwei mal täglich 12 Tropfen klappt, aber ich möchte es der Vollständigkeit halber erwähnen.

Ich persönlich habe glücklicherweise relativ wenig Erstverschlimmerungen gesehen - ausser (gemeinerweise) bei meinen eigenen Konflikten und einigen wenigen hochempfindlichen Patienten. Ich habe aber die Erfahrung gemacht, dass gerade sensible Personen dankbar sind, wenn man ihnen diese Alternative offerieren kann. Symptome der Erstverschlimmerung sind **Alpträume**, kurzfristige Verstärkungen der dem Emotionalmittel zugrunde liegenden Symptomatik oder Verstärkungen psychovegetativer **Symptome (Unlustgefühle, Schwitzen, Unruhe)**, sowie Ausscheidungsreaktionen wie **Durchfall** oder Hautreaktionen, die aber in der Regel gut beherrschbar sind und nicht zum Therapieabbruch führen.

Bei ernsteren psychiatrischen und neurotischen Krankheitsbildern raten wir dazu, das allopathische Therapie-Regime beizubehalten und keineswegs abzusetzen! Erst bei Besserung nach einiger Zeit kann in Rücksprache mit dem Psychiater der Versuch gemacht werden, das Allopathikum abzusetzen. Das Allopathikum war dann die ganze Zeit davor eine Art seelisches „Fangnetz" und Puffer gewesen, während das parallel gegebene Emotionalmittel energetisch die Heilungsprozesse in Gang gebracht und damit entscheidend ermöglicht hat.

Behandlung von Kindern

Generell geht es bei Kindern ab ca. 4 Jahren sehr gut, sie selbst mit dem Reba-Testgerät zu untersuchen. Kinder mögen das farbige Gerät, und es gefällt ihnen, dass die Untersuchung nicht schmerzhaft ist. Kleinere Kinder können auf dem Schoss oder dem Bauch der Mutter getestet werden, indem zunächst die Mutter mit der Brunler- Bovis- Ampulle versorgt wird (man sie also energetisch ausblendet) und dann an ihr das Kind testet.

Wenn Kinder den Alkoholgeschmack der Tropfen auf der Zunge nicht tolerieren, hat es sich bewährt, **die Tropfen in Saft oder Wasser** zu verstecken. **Bei Alkoholikern** oder Patienten, denen Alkohol aus religiösen Gründen verboten ist, soll der Apotheker die Mittel **auf neutrale Globuli aufsprühen.**

Die „Emotionalmittel" sollten unter gar keinen Umständen „aufgeschwungen" werden, auch wenn Therapeuten über entsprechende Maschinen verfügen. Die „Emvita" enthalten wie in der Musik „Oberschwingungen", die entscheidend für die Wirkung sind. Beim Aufschwingen fehlen diese Oberschwingungen, weil sie nicht übertragbar sind. Dies ist auch der Grund, warum wir die Präparate in das teure Violettglas abpacken lassen, anstelle das preiswerte Braunglas zu verwenden! Nur bei optimaler Konservierung bleiben alle Heilschwingungen erhalten. **Heilung kann nach Aufschwingen nicht stattfinden,** entweder weil die Heil- Effekte abgeschwächt wurden, oder der Konflikt wird sogar sehr häufig im Endeffekt verstärkt, weil die Heilimpulse unvollständig erfolgten!

Energiearme Systeme

Menschen, die entweder auf der Vital- oder der Emotionalebene sehr niedrige Werte haben (unter 20%), sind als energiearm anzusehen. Das klingt trivial, hat aber ganz wichtige Folgen. **Ein energiearmer Organismus kann nur noch eingeschränkt regulieren,** und dem hat der Therapeut bei der Therapieplanung Rechnung zu tragen.
Ein energiearmes System braucht zunächst und als wesentliche Therapiemassnahme genug **Energiezufuhr von aussen.** Dies kann ein Erholungsurlaub sein, Sonnenbestrahlung, vitalstoffreiches Essen, Mineralienzusätze, Aufbauspritzen (Vitamin-B-Komplexe, Multimineralien, Vitorgan-Präparate) oder Gabe von Geovita (als Tonikum, auch wenn keine Geopathie besteht!).
Reiztherapien wie Akupunktur, Neuraltherapie, Kneippbäder, Aufenthalte in Reizklimazonen, Fastenkuren, Colonhydrotherapie etc. sind für ein solch geschwächtes System sicherlich zu heftig - und sollten daher unterbleiben. Für mein Gefühl ist der Grund für „Kurkrisen" der, dass ein energiearmer **Organismus durch „zuviel Therapie" überfordert** wird und dann bockig reagiert..

Wenn ein solcher Mensch dann auch noch mit mehreren Konflikten belastet ist, müssen wir als Therapeuten Augenmass bewahren. Es gilt, **nicht alle Konflikte auf einmal behandeln zu wollen!!**

Sinnvollerweise beginnt man mit der Kombination aus Chavita und Emvita, von der der Patient energetisch am meisten profitiert, d.h. durch dessen Behandlung dem Menschen die meiste Energie wieder zufliesst.

Ich habe bei mir selbst in Zeiten von „Energiearmut" die Erfahrung gemacht, dass mir die stündliche Gabe von 2 bis 5 Tropfen innerhalb eines Tages energetisch wieder sehr gut auf die Beine geholfen hat - weil durch diesen „Dauerbeschuss" die im Konflikt gespeicherte Energie am schnellsten zum Patienten zurückkehrt. Eventuell muss man dabei jedoch mit heftigen vegetativen Reaktionen rechnen.

Konflikte und Geopathien

In Fällen, in denen neben den Konflikten noch eine geopathische Belastung vorliegt, hat die Geopathiesanierung Vorrang vor allen anderen Massnahmen. Grund dafür ist, dass eine geopathische Belastung dem Gesamtsystem sehr viel Energie abzieht und die vegetative Regulation grundlegend stört. Eine feinenergetische Behandlung wie die Therapie mit **Homöopathika kann nicht gut wirken, solange die vegetative Regulation verstellt ist.**

Im Interesse unserer Patienten - und in unserem eigenen Interesse als möglichst ganzheitlich denkender Therapeut - gehört die Beseitigung einer Geopathie an den Anfang der Therapie.

Eine Geopathie ist aber nicht die einzige wichtige Therapieblockade. Es ist für Naturheilärzte ohnehin selbstverständlich, auch Herde in Zähnen, Tonsillen, Nasennebenhöhlen, Appendix, Dysbiosen (Candida), Schwermetallbelastungen u.v.m. zu beachten. Wegen der Komplexität der Medizin ist jede Monomanie letztendlich schädlich! Viele Wege führen nach Rom, und je mehr Wege wir kennen, umso besser für unsere Patienten!

Meine Erfahrung geht inzwischen dahin, zuerst die energetische Behandlung mit den Emvita und Chavita durchzuführen, um mich im Anschluss gezielt den Störfaktoren zuzuwenden, die dann noch übrigbleiben - erfahrungsgemäss sehr wenige!

Psychosomatische Energetik und Psychotherapie

Die „Psychosomatische Energetik“ ersetzt keine Psychotherapie, begreift sich auch nicht als deren Konkurrenz, sondern als eine sinnvolle und hilfreiche Ergänzung, die optimalerweise parallel zu stützenden Gesprächen oder psychotherapeutischer Begleitung gegeben wird. Aus der Praxis wissen wir jedoch, dass genau dieses Ideal aus den verschiedensten Gründen nicht immer machbar ist. Die Gründe hierfür reichen von der Ablehnung alles Seelischen beim Patienten selbst, über monatelange Wartezeiten auf einen Therapieplatz, bis zum Zeitmangel manch gestresster Zeitgenossen oder dem Mangel an Einsicht, dass weitergehende Begleitung sinnvoll wäre. Die Erfahrung zeigt, dass erstaunlicherweise die Tropfen häufig schon alleine reichen - wir sind selber darüber immer wieder verwundert. **Das Selbstheilungsbestreben der Seele ist doch offenbar grösser als gedacht.** Der seelische Selbstheilungsprozess läuft meist ganz problemlos, sanft und unkompliziert ab. Man muss dem Patienten nicht immer sagen, dass überhaupt Konflikte da sind und was seelisch da alles behandelt wird. **Gerade bei Kindern halte ich es sogar für kontraindiziert, Konflikte zu benennen!** Ein Kind mit Schulstörungen oder Bettnässen bekommt von mir „Powertropfen“, und sonst gar nichts. Eventuell bespreche ich mit den Eltern, unter welchem seelischen Thema ihr Kind leidet, aber nie werde ich ein Kind noch zusätzlich traumatisieren, indem ich ihm einen Konflikt „aufschwatze“.

Oft erfolgt nach der Therapie erstaunlicherweise ganz von alleine eine grössere Bereitschaft zum „sich öffnen“. Bei labilen, sehr empfindlichen Patienten empfehle ich, den Konflikt eventuell gar nicht zu nennen oder nur die positiven Sätze dazu. (siehe im Anhang)

Therapiedauer

Generell ist zu sagen, dass sich eine Behandlung mit Emvita, Chavita und Geovita mit allen anderen homöopathischen oder allopathischen Medikamenten verträgt. Es kommt zu keinen **Wechselwirkungen** oder gegenseitigen Wirkungsabschwächungen.

Lediglich bei Menschen, die unter starken Neuroleptika oder Tranquilizern stehen, haben wir die Erfahrung gemacht, dass die Emotionalmittel bei ihnen nicht so schnell wirken wie bei den anderen.

Im Gegensatz zu der klassischen homöopathischen Behandlung muss bei der Behandlung mit den Emotional- und Chakramitteln **nicht auf Kaffee oder Schwarztee verzichtet** werden. Ebenso ist es möglich und erlaubt, eine pfefferminzhaltige Zahnpasta zu verwenden, sowie auch Pfefferminztee zu trinken. Diese Substanzen haben keinen Einfluss auf die **Wirksamkeit der Emotionalmittel.**
Es spielt auch keine Rolle, ob die Tropfen vor, zu oder nach dem Essen genommen werden - sie wirken in jedem Fall. Meine Empfehlung geht jedoch dahin, sie morgens als erstes und abends als letztes zu nehmen - ähnlich dem Zähneputzen, das erhöht die Compliance, und lässt sich gut in den Alltag integrieren.

Bei **kleinen Konflikten** (Kausalwert um 20%) genügt im allgemeinen 1 Fläschchen „Emvita" mit dem zugehörigen Chavita (zur gleichzeitigen vegetativen Stabilisierung), gut bewährt haben sich dazu andere Therapieverfahren, wie Colonhydro, Entspannung oder Gespräche. Als Therapiedauer nenne ich den Patienten fünf Wochen (bis das Fläschchen leer ist) und eine deutliche Besserung nach ein bis zwei Wochen.

Bei **mittelgrossen Konflikten** (Kausalwert bis 50%) empfehle ich Emvita und Chavita sowie in Einzelfällen die passende Phytotherapie (Kava-Kava oder Anxiovita bei angstgetönten Erkrankungen, Hypericum oder Neurovita bei eher depressiv getönten Erkrankungen oder Mischformen). Meist werden 2- 3 Flaschen „Emvita" benötigt (2-3 Monate Therapiedauer). Gut dazu wirken andere Reizverfahren wie Akupunktur, Massage oder Reiki (sind aber nicht Bedingung).

Bei **grossen Konflikten** (Kausalwert 60% und höher) oder bei **aktiven Zentralkonflikten** kann die Behandlung mit Chavita und Emvita auch mit Allopathie kombiniert werden. Wenn Allopathie notwendig ist, sollte sie mindestens 6 - 8 Wochen gegeben werden, die Behandlung mit Chavita und Emvita kann dagegen einige Monate dauern - wenn Konflikte sehr gross sind.

Bei Patienten, die **schnellere Fortschritte** sehen wollen, kann die Dosierung der Emvita und Chavita auch variiert werden, auf bis zu vier mal täglich 12 Tropfen - das **Doppelte der Regeldosierung!**

Bei Depressionen mit Suizidgefahr und Krankheiten mit hoher energetischer Ladung (Psychosen, Manien, Angsterkrankung, Süchte, Perversionen) sollte man besondere Vorsicht wegen Erstverschlimmerung walten lassen. Der Patient sollte intensiv überwacht und häufig bestellt werden, in der Anfangsphase sollte man aber nicht zu viele Konfliktinhalte ansprechen. Es besteht die Gefahr, dass sonst der Konflikt im Sinne einer „self fullfilling prophecy" noch mehr Energie bekommt. Optimalerweise sollte ein solch schwer Erkrankter gemeinsam mit einem konsiliarisch tätigen Psychiater behandelt werden. In der Praxis scheitern solche Pläne häufig daran, dass Patienten keinen Psychiater wollen („Ich bin doch nicht verrückt!"). Wir benutzen dann in unserer Praxis empirisch bewährte Allopathika mit guter Verträglichkeit (u.a. Insidon, Fluctin, Stangyl, ß-Blocker), die wir individuell energetisch austesten. Selbst gegenüber „Chemie" sehr abwehrende Patienten geben fast immer zu, durch die rasch einsetzende Besserung eines Besseren belehrt zu werden. Und testet ein Allopathikum energetisch gut, haben wir darüber hinaus noch nie Nebenwirkungen gesehen! Aber wer Chemie ablehnt, dem können wir versichern, dass es auch „ohne" geht - nur eben mit gewissen Begleit-Risiken und oft langwieriger!
Sehr hilfreich ist es für Patienten, wenn ihnen erklärt wird, für welche vegetativen segmentalen Blockaden die „Chavitas" gut sind. Jeder Laie kennt die segmentalen Bezüge von z.B. Solarplexus und Magen und kann etwas damit anfangen, wenn man ihm sagt, dass das Chavita hilft, seine „aufgeregten Magennerven" zu beruhigen.
Unsere Erfahrung ist, dass körperliche Symptome oft fortbestehen bleiben,wenn man nur den Konflikt behandelt, ohne gleichzeitig auch die **vegetative Regulation mitzubehandeln.** Daher verordne ich - sofern der Körper energetisch davon profitiert - immer das passende Chavita zum gefundenen Konflikt - damit die vegetative Regulation auch wieder in die Balance kommt..

Ebenso wird stets verstanden, welcher Konflikt gerade an diesem Chakra andockt, zu diesem Thema gibt es genügend Redensarten im Volksmund.
Das Entdecken der Konflikte kann stets für ein Gesprächsangebot genutzt werden.
Dabei ist es nützlich, das Hauptaugenmerk auf das zu lenken, was seelisch löst, befreit und „Spass macht" und den Patienten damit lockert.

Nach unseren Erfahrungen ist ein kurzes Gespräch über den Konfliktinhalt meist ausreichend und genügt, um die Ängste zu verringern.Wichtig erscheint mir, gemeinsam mit dem Patienten positive Lösungssätze zu suchen. Häufig wirkt es in der Seele tiefer, wenn im Gespräch Konflikte nur angedeutet werden.

Die „Emvita" und „Chavita" sind jedoch keine Wundermittel ! Sie können kein Ersatz sein für notwendige Schritte, sei es die Änderung von persönlichen Lebensumständen, Operationen, Bestrahlung etc. Persönliches Wachstum kann nicht an die Mittel delegiert werden, aber viele Schritte werden viel leichter für den Patienten mithilfe der Mittel.

Emotionalmittel können das persönliche Wachstum beschleunigen und helfen dem Patienten, innere und äußere Barrieren und Störungen zu lösen und sich zu befreien. Durch den Energiezuwachs wird die Seele kräftiger, damit können Dauerbelastungen leichter verkraftet werden.Das freie Schwingen der vegetativen Regulation ermöglicht es dem Körper darüberhinaus, seine „Blaupause von Gesundheit" vollautomatisch wiederzuerlangen, sowohl körperlich als auch seelisch.

Wie wurden die Emotionalmittel gefunden?

Immer wieder stellen uns Patienten die Frage, wie wir zu den Emotionalmitteln gekommen sind. Mein Mann und ich haben viel Erfahrung mit „Bachblüten" gesammelt - aber sie wirkten sehr häufig nicht tiefgreifend und dauerhaft genug. Nach anfänglicher Besserung war bald wieder alles beim Alten. Durch jahrelange Testung fand mein Mann bestimmte Homöopathika und Schwingungs-Ebenen, die mit seelischen Konflikten zu tun haben mussten. Wie bei einem Puzzle konnten wir nach und nach die seelischen Konflikte „benennen", in einer Mischung aus Intuition und harter gedanklicher Arbeit - wobei die Grundidee der Emotionalmittel von uns beiden stammt und mein Mann als Tüftler und versierter Tester die Hauptarbeit bei der Entwicklung der Mittel hatte. Es war eine mühsame und langwierige Arbeit, die seelischen Konflikte zu benennen und therapierbar zu machen. Eines der diffizilsten Probleme bestand darin, dass die Konflikte „oszillieren" und einem wie glitschige Seife aus den Händen rutschen.

Da die seelischen Konflikte ein Eigenleben in unserem feinstofflichen Feld führen - und **auf allen vier Ebenen unseres Energiekörpers wirksam sind,** haben wir die **Rezepturen so gestaltet, dass** jeder **Konflikt** und jedes vegetative Ungleichgewicht **immer auf allen vier Ebenen angegangen wird.**

Dazu benutzen wir unterschiedliche Substanzen in unterschiedlichen Potenzhöhen, damit der Konflikt mindestens zweimal täglich in seinen unterschiedlichen Energieebenen zum „Vibrieren" gebracht wird, und damit nach und nach „abschmilzt".Das ist auch der Hauptgrund, warum starre und wenig variable Therapieverfahren an der seelischen Problematik kaum etwas ändern können - weil sie den Konflikt nicht wirklich zur Gänze „erwischen"!

Wie kann man Symptome aus den energetischen Blockaden verstehen?
Wenn man sich den Menschen als einen Energiespringbrunnen vorstellt, bei dem der Fluss der Energie im Becken beginnt - im ersten Chakra -, und sich von dort nach oben fortbewegt, um schliesslich zum Kopf und dem siebten Chakra anzulangen, so wird schnell klar, was geschehen kann, wenn auf einer Etage eine „Düse verstopft" ist, oder anders formuliert, eine Chakrablockade vorliegt.

Es gibt drei Varianten, was dann an Symptomen auftreten kann:

1. **das blockierte Chakra selbst macht Beschwerden.**
   Das ist auch unmittelbar einsehbar, denn dort an Ort und Stelle ist ja die vegetative Balance beeinträchtigt worden.

2. **Das Chakra davor macht „Energiestau-beschwerden"**
   Wenn Energie nicht ungestört fliessen kann, dann resultiert im vorgeschalteten Segment ein relatives Überangebot an stehender Energie, ein Stau gewissermassen. Dieses Zuviel an Energie ist genauso schädlich wie ein „Zuwenig" - und kann Auslöser von Symptomen sein.

3. **Das Chakra danach macht „Energiemangelbeschwerden"**
   Durch die Chakrablockade kann die Energie ja nicht mehr weiter nach oben weiterfliessen, und die Segmente, die vergeblich auf Energienachschub warten, geraten in ein Defizit, vergleichbar einer Pflanze, die man gar nicht mehr oder nur sehr unregelmässig giesst. Jeder wird einsehen, dass dies das Wachstum nicht fördert.

Es gibt aber noch ein anderes energetisches Phänomen, das sehr interessant ist. Wir haben nämlich herausgefunden, dass bestimmte Segmente im Körper energetisch zusammenhängen. Ich nenne das **„Oben- Unten- Kopplung"**. So gehören das Becken und der Oberkopf zusammen (Chakra 1 und Chakra 7). Genauso wie der Unterbauch und die Stirn (Chakra 2 und Chakra 6). Aber auch der Oberbauch und der Hals (Chakra 3 und Chakra 5).

Lediglich das Herzchakra (Chakra 4) steht für sich alleine, ist dafür aber das Zentrum jedes Menschen.

Diese Zusammenhänge kennt die Erfahrungsmedizin seit vielen Jahrhunderten. So weiss man, dass beispielsweise Schlaganfälle wahrscheinlicher werden, wenn ein Prostataproblem vorliegt, oder dass eine Gallestörung oft zu Nakkenverspannungen führt. Wir sehen also, dass die Symptome des Menschen auch im energetischen „Partnerchakra" auftreten können, und nicht nur immer an dem Ort, der die Energieblockade aufweist. Zuweilen ist es hilfreich, um diese Zusammenhänge zu wissen, die sich auch schon im Akupunktursystem und anderen Naturheilverfahren zeigen.

Zur Namensgebung der Emvita

Der Name ist zusammengesetzt aus „Em" - wie Emotion und „vita" wie Vitalität oder Leben. Damit soll zum Ausdruck kommen, dass nur freie Emotionen uns lebendig und vital machen. Ähnlich ist es auch für die Chavita („Cha" wie Chakra und „vita") und für das Geovita („Geo" wie geologische Formation und „vita"). Die „Emotionalmittel" sind übrigens absichtlich so offen und kurz formuliert, weil wir nicht wollen, dass sich hier neue Verstrickungen und Neurosen entwickeln. Die seelische Grundproblematik des Themas „hilflos, ausgeliefert" kann sich genauso im Symptom des Bettnässens, in einer Migräne wie auch in einer sexuellen Funktionsstörung oder einer Hüftarthrose und offenen Beingeschwüren zeigen - es wäre also vermessen von uns, wollten wir etwas ausschliessen oder zu genau definieren. Wir folgen in jedem Einzelfall der unendlichen Weisheit der Seele und ordnen uns ihr unter.

Jeder Patient kann nach meinen Erfahrungen mit dem „Namen" seines Konflikts etwas anfangen - die meisten sofort, einige andere nach wenigen Minuten des Nachdenkens. Es liegt in der Natur der Konflikte, dass sie sich weit weg von unserem Tagesbewusstsein in ihren „Räuberhöhlen" versteckt halten - und dass wir mit unserem Bewusstsein häufig genug genau das Gegenteil dessen zu tun meinen, was Thema unseres Konflikts ist (das ist jedoch nur die Kompensation - wie beispielsweise bei vielen Weichteilrheumatikern, deren Zentralkonflikt „explodieren", also gestaute Wut, ist, und die nach aussen überzufällig häufig sehr sanft und freundlich erscheinen.)

Erst wenn wir unseren Konflikt kennen und benennen können - der ja unser Schatten, also ein abgespaltenes Stück Seele ist - **haben wir eine Chance,** auch mit unserem bewussten Verstand den zahlreichen Fussangeln im täglichen Leben aus dem Weg zu gehen.

Jede Lebenssituation, beispielsweise, die uns in Wut bringt und zornig macht, nährt den Konflikt mit Namen „explodieren" und raubt uns Lebenskraft - genau auch wie jede Situation, in der wir Unmut „hinunterschlucken", anstatt ihn angemessen zum Ausdruck zu bringen. Verdauungsstörungen und Galleprobleme sind oft die körperliche Folge dieses unbewussten seelischen Themas im Oberbauch......
Wir sind uns dessen bewußt, dass jedes der Emotionalmittel unzählige Buchseiten an Facetten menschlichen Schicksals und seelischer Verwicklungen füllen könnte - weil nichts so menschlich ist wie unsere Fehler...

Zur Beschreibung der Fälle:

Bei den nachfolgenden Fällen habe ich immer die Kurzversion der Energiewerte verwendet, d.h. **Personenwerte** meint die Energiewerte des Patienten. Als Schreibweise habe ich beispielsweise 60/50/100/30 (vital/emotional/mental/kausal) gewählt, was meint, dass der Patient über 60% seiner potentiellen vitalen Energie verfügen kann, über 50% seiner emotionalen Schwingungsfähigkeit, über 100% seines geistigen Potentials und 30% seines Kausalkörpers geöffnet sind für den Kontakt mit seinem Schutzengel - oder seinem höheren Selbst, wenn man diese Formulierung bevorzugt..

Die Werte des Konflikts, die ebenfalls in den vier Ebenen **vital/emotional/mental/kausal** vermessen werden, haben hingegen eine etwas andere Bedeutung. Sie geben Informationen über den Prozentsatz an Energie, den der Konflikt seinem Träger von der vitalen und emotionalen Ebene entzogen hat. Die Mentalebene des Konfliktes macht eine Aussage darüber, wie bewusst sich der Patient dieses Themas ist, und auf der Kausalebene erfahren wir, wie tief dieser Konflikt unbewusst eingepflanzt ist. Je tiefer die „Wurzeln" des Konflikts im Unbewussten reichen, desto länger dauert es, diesen Konflikt „mit Stumpf und Stiel" auszurotten.

Die vegetativen Zentren (Chakren) und ihre Konflikte

Teil 1: Das Wurzel-Chakra und seine Konflikte

Unser erstes Energiezentrum, das von den Indern auch Wurzelchakra oder Basis - Chakra genannt wird, liegt topographisch im Bereich des Dammes. Es wird den Keimdrüsen (Eierstöcke bei den Frauen, Hoden bei den Männern) zugeordnet und hat die vegetative Oberhoheit über die Organe des Beckens. Seine energetische Funktion wird mit der **Erdung** und **Verwurzelung** eines Menschen, aber auch mit seinem Mass an Basisenergie in Zusammenhang gebracht. Erden kann sich ein Mensch nur dann, wenn er energetisch überhaupt hier auf der Erde vollständig „ankommt", das Hiersein als Mensch also bejaht und sich dem Leben stellt. Basisenergie bedeutet das Mass an Lebensenergie und Vitalität, das dem einzelnen, genetisch determiniert, zur Verfügung steht - also das, was man vererbt bekommen hat.

Die Hauptentwicklungszeit für das Wurzelchakra sind die ersten sieben Lebensjahre eines Menschen, wo wir noch stark von der Versorgung durch andere Menschen abhängig sind.

Die Basis unserer Vitalität ist also auch ein entwicklungsgeschichtlich ungestörtes **Urvertrauen,** d.h. hier finden sich Imprägnierungen frühkindlicher Entwicklungsstörungen oder Irritationen, also all das, was unser materielles Überleben gefährdet. Gibt es bei Kindern in der Vorgeschichte ein Trennungserlebnis der Eltern durch Scheidung, frühen Tod eines Elternteils etc., so kann das zu einer Störung der Chakra-1-Energie führen, d.h. das Kind kann den Eindruck gewinnen, die Katastrophe habe sich ereignet, weil es selbst nicht genügt oder nicht gut genug ist.

Diesen Eindruck behält dieser Mensch oft lebenslang mit der Folge, dass er alle Unbill automatisch sich selbst in die Schuhe schiebt und sich damit das Gefühl, nicht zu genügen, weiter verstärkt. Unzufriedene Ehegatten, nörgelnde Chefs, aufmüpfige Kinder oder frustrierende Freunde - alle können später dieses ungute Gefühl zementieren helfen.

Im allgemeinen gilt: Je größer die Konflikte und je früher im Leben sie auftreten, desto ausgeprägter sind die resultierenden Störungen auf die Energetik (je schlechter der Mutterboden und je dürftiger die Düngung, desto mickriger ist die Pflanze, die daraus erwächst).

Bei Erwachsenen kreisen die Konfliktthemen um die berufliche Verwirklichung und Sicherheit des Arbeitsplatzes mit der Angst vor Arbeitslosigkeit und existentieller Bedrohung genauso wie die Stabilität in der Beziehung zu einem Partner. Das Alleinleben kann mit Einsamkeit verbunden sein und mit Mangel an menschlichem Austausch. Besonders deutlich wird das oft an alten Menschen, die ihren Lebenspartner verloren haben, und deren Ängste allzuoft darum kreisen: „Wer wird sich um mich kümmern, wenn ich krank werde, stürze, hilflos bin etc."

Aber auch die Selbstbehauptung, der feste und stabile Stand im Leben, das Auslebenkönnen aller Anlagen und Talente gehört zu den Themen des 1. Chakra.

Sicherheit und Zuverlässigkeit kann aber nur auf dem Boden von genügend Lebensenergie und Geerdetsein entstehen, also auch nur durch die Bejahung des „Hier auf dieser Erde Seins". Dafür ist es notwendig, dass man sich als Mensch gewollt, geliebt und angenommen fühlt.

Fehlt dieses Urvertrauen, so kann der Mensch sich wie ein Blatt im Wind fühlen, ohne festen Boden unter den Füssen und immer auf der Suche nach „Daheim".

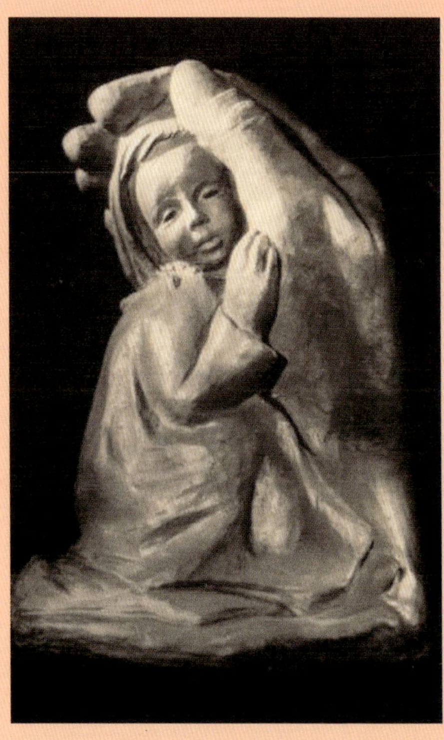

(die grosse, starke Hand sollte das kleine Wesen schützen und leiten und ihm Geborgenheit geben)

Zum 1. Chakra gehören als zugeordnete Konflikte die Themen der Emvitae® 1 bis 4, die sich inhaltlich beschäftigen mit:

- Selbstständigkeit - Emvita® 1
- Konzentrationsmangel - Emvita® 2
- Hilflos,Ausgeliefertsein (Willensschwäche) - Emvita® 3
- Extrem selbstbeherrscht sein (Gefühle nicht zulassen) - Emvita® 4.

Die scheinbare Widersprüchlichkeit von „Ausgeliefertsein" und „Selbstbeherrschung" lässt sich relativ leicht dadurch erklären, dass es für Menschen in Krisen mehrere Reaktionsmöglichkeiten gibt. Die einen fühlen sich als das ohnmächtige Opfer eines bösen Schicksals und glauben, sie könnten oder dürften sich nicht wehren; das sind dann die **„Ausgelieferten"**, die sich jedem fremden Willen oftmals unterordnen und die eigene Meinung nicht gegen Widerstände durchsetzen können. Oft ist das Ausgeliefertsein aber auch hinter einer Maskerade von besonderer Härte verborgen, die man normalerweise gar nicht vermuten würde. Diese „Fassadenhaftigkeit" gilt übrigens für grundsätzlich alle Konflikte!

Die anderen schlucken alle Schwierigkeiten in scheinbar stoischer Ruhe und lassen nichts nach aussen dringen - machen also unbewegte Miene zum bösen Spiel: das ergibt dann die sehr **Selbstbeherrschten**, die aber auch gute Gefühle nicht mehr zulassen. Um im Freud'schen Sinne zu sprechen, geht ihre Verdrängungsarbeit so weit, dass sie alles Negative „wegstecken", alles Positive aber gleich dazu. Übrig bleibt ein Mensch, der im Extremfall nur noch aus Fassade besteht, keinen Zugang mehr zu seinen wirklichen Gefühlen hat und sich deshalb auch nicht in andere einfühlen kann. Destruktive Aggression oder Sadomasochismus kann auf solchem Boden gedeihen, wenn nichts „Wirkliches" mehr gefühlt werden kann. Viele Selbstbeherrschte können erst nach einer längeren Behandlung mit Emotionalmitteln erkennen, wie blockiert und rigide sie vorher waren - noch öfter merkt selbst dann der Patient immer noch nichts, wo schon jeder in der Umgebung sich längst über die positive Veränderung des Patienten wundert und freut. Kurzum: harte Brocken...

Die Symptome eines gestörten 1. Chakras können sein (wohlgemerkt, sie müssen es nicht sein, die Symptome dienen nur der Annäherung an die individuelle Problematik, die aber in jedem Falle energetisch ausgetestet werden sollte!!- der Sitz des Konflikts und der Sitz des Symptoms sind oft nicht identisch.) Die hier angegebenen Symptome sind eine Idee, eine Möglichkeit, müssen aber nicht in jedem Einzelfall so stimmen. Es kann **keine generelle Zuordnung zwischen Chakra und Symptom vorgenommen werden, da grundsätzlich jeder seelische Konflikt jedes Symptom hervorrufen kann!**

Urangst	Prostataentzündung
Ängstlichkeit	Blasenentzündung
Übervorsichtigkeit	Analkrämpfe
Zerstreutheit	Scheidensenkung
Unerklärliche Aggressivität	Enuresis
Depression	Uterusmyome
Rasche	Hämorrhoiden
Erschöpfbarkeit	Scheidenpilze
Minderwertigkeitsgefühle	Impotenz Blasenschwäche
Sexuelle Lustlosigkeit	Beinschmerzen
Beingeschwüre	Hüftleiden

Das Chakra testet dann gestört, wenn im Vordergrund die vegetative Problematik steht, die das Symptom hervorruft. Wenn nicht gleichzeitig bestimmte Konflikte testen, kann die Behandlung allein mit dem entsprechenden Chavita erfolgen. Jeder stärkere Konflikt, der vom Körper nicht mehr kompensiert werden kann, stört aber die vegetative Chakrafunktion nachhaltig, und sollte daher mitbehandelt werden.

Einige Fallgeschichten mit den zugeordneten Themen sollen die Inhalte im folgenden noch verdeutlichen.

Selbstständigkeit (Thema von Emvita 1)

Leitsymptome: „Selbstständigkeit, Pubertätskonflikte, selbst gut genug sein, Minderwertigkeitsgefühle"

Bärbel, 48 Jahre alt,
hatte eine berufliche Veränderung in eine leitende Position vor wenigen Monaten hinter sich gebracht. Sie fühlte sich wohl in ihrer neuen Stelle, litt jedoch an häufigen ziehenden Schmerzen in den Beinen und an einer lästigen **Reizblase.** Da sie mit unserer Methode schon früher gute Erfahrungen gemacht hatte, wollte sie sich erneut testen lassen.

Personenwerte: 40/70/100/40, d.h. überwiegend Energieverlust auf der Ebene der Vitalität (40%) - passend zu einem „körperlichen" Symptom (Blase und Beine). **Konfliktwerte: 30/70/50/20.**

Interpretation: Konflikt ist erheblicher emotionaler Energieräuber (70%), recht bewusst (mental 50%) und kaum noch Widerstand (20% kausal).
Das Thema des „sich-gut-genug-Fühlens" war ihr sofort verständlich, denn in ihrem neuen Job ging es ja darum, sich des Vertrauens der Vorgesetzten für würdig zu erweisen, und sich zu bewähren. Sie sagte auch: „Ich stehe mir oft selbst im Weg, weil ich alles 150% - prozentig perfekt machen möchte, und an meinen hohen Ansprüchen fast verzweifle."

Erfolg: Vier Wochen nach Einnahme von Chavita 1 und Emvita 1 waren ihre Beinschmerzen verschwunden, und auch die Blase ärgerte sie dauerhaft nicht mehr.

Matthias, 25 Jahre alt,
war aus ungeklärter Ursache in eine schwere **Depression** geraten, hatte Suizidgedanken, wollte sein Studium abbrechen, zog sich aus seinem sozialen Umfeld zurück und hatte auch keinen Spass mehr an seinen Hobbies. Alle bisherigen Therapien hatten bei ihm versagt, weswegen sein Arzt mich bat, ihn doch einmal mit unserer Methode zu untersuchen.

Personenwerte: 70/40/90/30, was gut zum Bild einer Depression passte. (Emotionalwert mit 40% deutlich niedriger als der Vitalwert mit 70%).

Als Ursachen fand ich einerseits eine Geopathie, die vom Becken bis zum Scheitel reichte, andererseits den Emvita 1 mit **Konfliktwerten** von 10/40/20/60. Dies wertete ich als Indiz auf eine karmische Ursache des Konfliktes (Kausalwert höher als 50%) oder aber als Zeichen einer sehr frühkindlichen Entstehung. Die vegetative Störung durch die Geopathie hatte diesen Konflikt aktiviert, und Matthias fühlte sich plötzlich dem Leben nicht mehr gewachsen.

Meine Empfehlung lautete natürlich: Sofort das Bett umstellen auf einen guten Platz, ausserdem Einnahme von Chavita 1 und Emvita 1 in der Regeldosierung.

Erfolg: Vier Wochen später rief mich sein Arzt an, und erzählte, er habe von Matthias keine Klagen mehr gehört.

Lars, geb. 1991

Lars war seit 1993 mein Patient. Er hatte eine 15 Monate ältere Schwester, lebte mit ihr bei der Mutter. Die Eltern sind seit seinem 3. Lebensjahr geschieden, zum Vater bestand selten Kontakt, da dieser sich nur sehr sporadisch und unzuverlässig um die Kinder kümmerte.

Lars litt seit ca. 3 Jahren an **Enuresis nocturna**, verstärkt in Stresssituationen, so z.B. nach Vaterwochenenden, in der Praxis kasperte er oft herum, untersuchte gerne alle Gegenstände auf dem Schreibtisch, musste alles anfassen, war öfter unkooperativ bei den Untersuchungen. Beim kinesiologischen Testen sagte er einmal plötzlich" Ich bin müde", teils erschien er sehr ängstlich, weinerlich, teils sehr aufgedreht, fast hypermotorisch. In letzter Zeit fiel auf, dass er sich häufig verletzte, stolperte, Unfälle erlitt, chaotischer wurde. Bei der Testung hatte ich der Enuresis wegen auf eine rein vegetative Chakra-1-Störung getippt, es testete jedoch Emvita 1. Im Gespräch mit der Mutter wurde deutlich, dass Lars einerseits sehr stark mit seiner Schwester konkurrierte, und sich einfach nicht „gut genug" fand, andererseits die Trennung der Eltern als sein „Verschulden" betrachtete, so wie Kinder es häufig tun - die Grossen haben sich getrennt, weil ich nicht lieb, brav, erfolgreich etc. war - und jetzt schrecklich unter dem Verlust der männlichen Identifikationsfigur litt.

Diese Belastung machte sich im Symptom der Enuresis Luft, interessanterweise litt er daneben unter einer Hörstörung bei Paukenergüssen und adenoiden Vegetationen - der Zusammenhang zwischen Blase und Ohr ist ja bereits den alten Chinesen in der Akupunktur bekannt gewesen.

Erfolg: Bei der Nachtestung 3 Monate später erschien ein fast vollständig anderes Kind. Er fragte fröhlich und bestimmt, ob er seine tollen Tropfen wieder haben könne, ansonsten war er zugewandt, innerlich viel besser strukturiert und ruhiger.
Bei der Testung fand sich der Junge komplett ausgeglichen, er benötigte keinerlei Medikamente mehr. Wie mir die Mutter berichtete, war er schon 4 Wochen vorher und weiter anhaltend nachts trocken. Selbst den Übergang in die Schule hatte er problemlos gemeistert und fühlte sich bei seiner Lehrerin auch gut angenommen.
Ein weiteres Jahr später hatte er einen Rückfall, nachdem sein Großvater, seine verbliebene männliche Bezugsperson, überraschend starb. Wieder brauchte er Emvita 1- Tropfen, und nach einigen Wochen war er wieder „trocken".

Anmerkung: Nicht jeder Bettnässer braucht Emvita 1.

<u>Karin, 30 Jahre alt,</u>
litt seit mehr als zehn Jahren an tiefen, **zirkulären Geschwüren an beiden Unterschenkeln.** Diese hatten über Jahre jeder schulmedizinischen Therapie getrotzt. Mein Mann hatte bei ihr schwere Zahnherde diagnostiziert - und nach deren Behandlung waren die Ulzera bis auf mehrere handflächengrosse Stellen abgeheilt.
Seit einigen Monaten nun vergrössern sich diese Stellen wieder, jucken und stören sie. Sie vertraute uns und unserer Methode, und scheute auch die längere Anreise nicht. Beim Testen fand ich eine geopathische Belastung im Bereich des Kopfes und des Beckens. Das verwunderte mich, denn schon vor Jahren hatte ich ihr einen guten Rutengänger wegen der gleichen Problematik empfohlen. Kleinlaut gestand sie, dass ihr Bett an einem guten Platz stehe, gleichwohl schlafe sie häufig auf dem Sofa, das besagte Störzonen habe. (Man kann daran erkennen, wie hartnäckig Fehlverhalten sich in die Köpfe von Menschen einnisten kann!!)

Personenwerte: 60/70/100/40 ,passend zu den mehr körperlichen Beschwerden, die sie klagte.

Die Energieblockade steckte im Beckenbereich (der ja auch für die energetische Versorgung der Beine zuständig ist), Emvita 1 testete mit **Konfliktwerten:** 60/60/10/20 als grosser Energieräuber im Vitalen und Emotionalen, jedoch relativ leicht aufzulösen (Kausal 20%).

Ich verordnete ihr Chavita 1 und Emvita 1 und bat sie erneut, den guten Schlafplatz zu wählen.

Personenwerte beim Nachtest nach zwei Monaten: 80/20/90/40 ,deutlich anders als zuvor. Sie klagte berufliche Überforderung, könne sich schlecht auf ihre Arbeit konzentrieren, weil ihr alles zuviel sei. Andererseits fand sie es sehr erfreulich, dass ihre Ulzera bis auf drei kleine Stellen - alle nicht mehr schmerzend, nicht mehr juckend, flach und fingernagel- bis fünfmarkstückgross - komplett abgeheilt waren. Als vegetative Blockade fand ich nach wie vor das Bekken (Chakra 1), diesmal allerdings mit dem Konflikt Emvita 2 (Konzentrationsmangel). Der Konflikt hatte Werte von 60/20/20/20, und ich konnte sie in der Gewissheit entlassen, dass die Behandlung mit Chavita und Emvita die Ulzera sicherlich endgültig zum Verschwinden bringt.
In der ganzen Zeit hatte übrigens keinerlei ulkusspezifische Behandlung mehr stattgefunden, also keine Verbände, keine Stützstrümpfe, keine Einreibungen oder ähnliches.

Jose, 38 Jahre alt,
litt seit vielen Jahren an **Psoriasis** des Rückens und der Arme, sowie an einem **Lupus erythematodes** des Gesichts. (Diese beiden Hauterkrankungen sind sehr konträr in ihrem Therapiebedarf - während der Psoriatiker von Sonne profitiert, sollte ein Lupuskranker die Sonne meiden.) Jose lebte als Deutscher in einem tropischen Land, mit viel Sonne, er fühlte sich jedoch dort immer als Ausländer, fremd und nicht integriert.

Personenwerte: 40/40/50/30

Interpretation: erhebliche Erniedrigung der vitalen und emotionalen Werte (jeweils 40%), „Denkblockade" auf 50% - ein Alarmzeichen!

Als Störfaktoren fand ich zum einen eine geopathische Belastung vom Becken bis zum Herzbereich, andererseits zwei Konflikte: Emvita 1 und Emvita 8 (im dritten Chakra).

Emvita 1 testete mit 80/40/50/40, Emvita 8 mit 50/80/30/70.

Bemerkung: Die beiden Konflikte des Patienten passen beide sehr gut zu seiner unbefriedigenden Situation als „Ausländer". Einerseits fühlt er sich von seinen Mitmenschen „isoliert", andererseits findet er sich „nicht gut genug", um wirklich dort bestehen zu können. Für mich stellte sich die Frage, ob hier nicht wirklich die Haut als Spiegel der Seele wirkte. Die Hauterkrankung (und derer hat er ja gleich zwei!!) isoliert ihn noch mehr, und wirkt als Makel - als sei er ungepflegt, ein Paria, fast ein „Aussätziger".
Die Geopathie, die durch alle wichtigen Organe des Unterkörpers verläuft, setzt dieser Fehlsteuerung noch eins obendrauf. Da beide Konflikte sehr starke Energieräuber sind, darüberhinaus hohe Kausalwerte aufweisen - also besonders hartnäckig sind - wird seine Behandlung sicherlich mehrere Monate dauern. Ich teilte dies dem Patienten bei der Verordnung mit; er konnte dies gut annehmen.

Erfolg: Nach einem Vierteljahr teilte er mir mit, dass er einerseits seinen Standpunkt in Verhandlungen klarer äussern könne - also auch besser für sich selber „hinstehen" könne, andererseits hätten sich seine Hautprobleme in den Rücken verzogen - sodass er nicht mehr „auf den ersten Blick" als Stigmatisierter erkennbar sei.

Werner, geb.1949
von Beruf Beamter, wollte sich als zweites berufliches Standbein als Berater selbstständig machen. Er klagte zum einen darüber, dass seine Kunden ihm oft mit Misstrauen begegneten, andererseits habe er körperlich als Folge eines Schenkelhalsbruches vor Jahren, in den letzten Monaten zunehmende **Hüftschmerzen,** die ihm sehr zusetzten.

Personenwerte: 20/60/100/20

Interpretation: Körperlicher Zustand sehr reduziert (20%), seelisch mittelprächtig (60%). Als Belastungen fanden sich eine Geopathie über den ganzen Körper!! - alleine dieser Faktor macht die überaus schlechten Vitalwerte erklärbar!
Blockaden im 1. Chakra (Konflikt Emvita 1) und im 5. Chakra (Konflikt Emvita 18).

Konfliktwerte Emvita 1: 45/ 5/ 45/ 25.
Konfliktwerte Emvita 18: 45/ 45/ 25/ 85

Die Themen der beiden Konflikte fanden sich in den Symptomen von Werner wieder. Der „Sprung in die Selbstständigkeit" wird erschwert durch die Hüftprobleme, die ihn plagen und ihm schon körperlich das Springen schwer machen, andererseits hat er einen Konflikt mit dem Thema Selbstständigkeit und damit, sich wirklich „gut genug" zu fühlen, auch gut genug für materiellen Erfolg. Das spüren natürlich auch seine Kunden, die daraufhin misstrauisch reagieren - so wie Werner das unbewusst ausstrahlt und dadurch beim Gegenüber hervorruft.
Auf der anderen Seite hat er ein Problem, sein wirkliches Anliegen klar zum Ausdruck zu bringen, denn der Konflikt „hastig" vom 5. Chakra lässt ihn zwar viel reden, aber die Zuhörer oder Kunden können sich wohl manchmal nicht richtig erklären, was er meint. Das führt zu noch mehr Misstrauen und Reserviertheit, die Werner dann zu spüren bekommt. Therapeutisch empfahl ich ihm vorrangig die Sanierung seiner geopathischen Bettplatzbelastung. Der Konflikt Emvita 1 stand als erster zur Bearbeitung an - erst danach kommt Emvita 18 (sein Lebensthema mit Kausalwert 85) an die Reihe.

Anmerkung: Werner benötigte drei Monate, um seine Energiewerte und seine Regulation nach Bettplatzumstellung zu optimieren (100/100/100/40). In dieser Zeit verschwanden seine Hüftschmerzen vollständig, und seine Beratungsgespräche wurden erfolgreicher.

<u>Loni, 50 Jahre alt,</u>
litt an **chronischen Kreuzschmerzen**, für die bislang keine schulmedizinische Ursache gefunden werden konnte. Sie war durch die ständigen Schmerzen sowohl beruflich als auch privat gehandikappt, und frustriert, weil ihr niemand helfen konnte.

Personenwerte: 20/80/70/30

Interpretation: Körperlich sehr reduziert (20%), Schmerz nagt auch bereits am Mentalkörper (70%), emotional noch gut schwingungsfähig (80%).

Konfliktwerte: 80/60/10/40

Interpretation: Konflikt ist massiver körperlicher Energieräuber (80%), dazu raubt er viel gute Laune (60%), ist kaum bewusst (10%) und hat mittleren Widerstand (40%).

Erfolg: Nach zwei Flaschen Chavita 1 und Emvita 1 war Loni erstmals seit Jahren schmerzfrei - was für sie einem „Wunder" gleichkam. Wir hatten keinerlei physikalische Therapie zusätzlich angewendet.

Lea, 32 Jahre alt,
litt seit ihrem 16. Lebensjahr an **Anorexie und Bulimie.** Mehrfache Klinikaufenthalte hatten am Krankheitsbild ebenso wenig etwas ändern können wie langjährige Psychotherapien. Lea war eine hochintelligente Frau, die beruflich eine steile Karriere gemacht hatte, auffällig war jedoch ihre eher rüde Ausdrucksweise, die mehr zu einer Pubertierenden denn zu einer erwachsenen Frau passte. Als ich sie sah, wog sie noch 38 Kilo, und war von ihrem Mineralienhaushalt in einem lebensbedrohlichen Zustand.

Personenwerte: 40/70/80/50

Blockaden: Geopathie von Kopf bis Fuss!!! (damit können keinerlei Regulationstherapien wirken!!)

Konfliktwerte: 100/30/20/60

Interpretation: Körperlich geht es Lea ziemlich schlecht (40%), während ihr Konflikt (vital 100%!!) lebt wie die Made im Speck. Der Konflikt ist mit 60% kausal sehr hartnäckig, jedoch nicht ihr Lebensthema - dies war Emvita 4 (extrem selbstbeherrscht, ebenfalls im 1. Chakra).
Nachdem ich ihr beide Themen genannt hatte, weinte sie heftig: Ja, genau so sei es, sie habe sich nie etwas zugetraut, sei immer extrem ehrgeizig gewesen, um ihren Eltern zu genügen, und deren Liebe zu bekommen, und sie sei immer sehr streng zu sich selbst gewesen - das war bei ihrer „Hungerfigur" auch mehr als offensichtlich!

Erfolg: Ich bat sie, dringend ihr Bett zu verstellen, und jeweils drei Flaschen Emvita 1 und Chavita 1 einzunehmen. Bereits nach 2 Monaten hatte sie einige Kilo zugenommen, und konnte wieder ihrer Arbeit nachgehen.

Konzentrationsmangel (Thema von Emvita 2)

Leitsymptome: Konzentrationsmangel, zerstreut, gedankenverloren, sehnsüchtig, ungeerdet.

Teresa, 55 Jahre alt,
war eine hochsensible und hochintuitive Reikilehrerin, die, bevor sie therapeutisch mit unserer Methode arbeitete, erst ihre eigenen Themen bearbeiten wollte. Neben **Hüftproblemen,** die auf gängige Therapien nicht ansprachen, plagten sie auch Ängste vor öffentlichen Auftritten. Sie sagte, dass sie sich bei ihrer Arbeit solange wohl fühlte, solange sie nicht in die Öffentlichkeit treten müsse, um dort darüber zu berichten. Dann fühle sie sich jedesmal unwohl und beklommen, und habe den Eindruck, sie könne sich nicht gut präsentieren.

Personenwerte: 90% vital und 50% emotional.

Die Blockade war Emvita 2 im ersten Chakra mit **Konfliktwerten** von 20/40/10/80 - also eine hochkarmische Angelegenheit - und ihr Zentralkonflikt! Teresa bestätigte, dass sie diese Ursache schon vermutet habe, und dass sie schon immer Schwierigkeiten gehabt habe, sich hier auf der Erde „zu verankern". Sie fühle sich in spirituellen und geistigen Gefilden mehr zuhause als in der rauhen Realität.
Da die Kombination von Chavita 1 und Emvita 2 im Test ihre Emotionalwerte auf 100% anhob, verordnete ich ihr beide.

Erfolg: In den ersten Tagen hatte sie heftige Reaktionen in der Hüfte, danach tat sie aber nicht mehr weh. Teresa wurde selbstbestimmter, und wagte, deutlicher als bisher ihre Meinung zu vertreten.

Marga, 64 Jahre alt,
war seit dem frühen Tod ihres Mannes als Lebensberaterin tätig. Neben zahlreichen Vorträgen war sie auch schriftstellerisch tätig. Sie kam zu mir, weil sie „zufällig" von der Methode gehört hatte. Sie klagte über körperliche Erschöpfung, **chronische Verstopfung** seit der Kindheit, eine **Reizblase** und einen Reizmagen, gepaart mit Phasen von Schwermut und Müdigkeit mit Gähnen. Aus der Vorgeschichte ist die Entfernung der Gebärmutter vor Jahren erwähnenswert, eine offenbar schwierige Kindheit, und eine Tendenz, sich zu überfordern.

Das neueste Symptom, das seit zwei Jahren bestand, war ein therapieresistentes Handekzem, das sie wegen ihrer öffentlichen Auftritte erheblich störte.

Personenwerte: 40/20/90/70 - demnach körperlich erschöpft, mehr noch seelisch am Boden, allerdings bei grosser spiritueller Offenheit.

Als Blockaden fanden sich das 1. Chakra mit dem Konflikt Emvita 2.

Konfliktwerte: 30/90/20/90 als erheblicher Energieräuber, v.a. auf der seelischen Ebene, der darüberhinaus durch seinen extrem hohen Kausalwert sehr hartnäckig sein dürfte (Lebensthema!).

Daneben fand sich im 7. Chakra noch der Konflikt Emvita 26 (haben über sein stellen) mit Werten von 60/20/50/30. Dieser Konflikt gab ihr sozusagen körperlich „den Rest", sodass sie sich glaubhaft durchaus nicht wohl fühlte.
Beim Testen, welche Kombination der Körper zur Genesung wollte, erstaunte sie mich erneut. Trotz der niedrigen Emotionalwerte „wollte" der Körper alle vier Substanzen sofort und gleichzeitig, um ihren Emotionalwert auf 100% auszugleichen.

Kommentar: Chakra 1 und 7 sind ja komplementär, gehören aber inhaltlich eng zusammen.

Offenbar ist bei ihr die Erdung und Verwurzelung gestört, aber auch die Öffnung zu höheren Kanälen ist durch einen Konflikt beeinträchtigt. Trotz ihrer zahlreichen Aufgaben, die sie souverän meistert, machen die Konflikte ihr doch einen Strich durch die Rechnung - was schon daraus ersichtlich wurde, dass sie zum Ersttermin eine Stunde zu spät kam; sie hatte sich den Termin an zwei Stellen unterschiedlich notiert: ein klassischer Fall von Konzentrationsmangel!

Karola, 22 Jahre alt

Die junge Frau klagte über ständigen Durchfall, ein chronisches Ekzem der Ellbeugen sowie Schweissausbrüche und Panikzustände in bestimmten Situationen, die sie aber nicht näher bezeichnen wollte. Sie war Studentin und klagte auch darüber, dass sie in den Klausuren häufig den Eindruck habe, sie könne nicht mehr klar denken und ihr Kopf verwirre sich.

Personenwerte: 40/ 50/60/ 20.

Interpretation: Körperlich und seelisch deutlich reduziert, Konzentrationsstörungen sehr glaubhaft - mentale Kapazität auf 60% reduziert - schlecht fürs Studieren!

Das erste Chakra war geschwächt durch den Konflikt Emvita 2. Dieser Konflikt hatte eine vitale Ladung von 20% sowie emotionale Ladung von 10%. Auch das 7. Chakra fand sich durch einen Konflikt geschwächt, der Emvita 27 zugeordnet ist und „Realität nicht sehen wollen" heißt. (Vital 30%, Emotional 20%)

Die geringe Grösse der Konflikte stand im Widerspruch zu ihren schlechten Allgemeinwerten, da sie sich jedoch nicht weiter äusserte, beließ ich es beim Rezeptieren der Mittel. Ich weiß aus langjähriger Erfahrung, dass die Mittel ihre Wirkung auch dann tun, wenn der Konfliktinhalt nicht angesprochen wird.

Anmerkung: Nicht bei allen Patienten teste ich immer alle Ebenen, zuweilen reicht mir bei einer bestimmten Fragestellung der Emotional- und Vitalwerte alleine. Auch beim Nachtesten kann es genügen, festzustellen, um wie viel Prozent sich die Vitalität und emotionale Kraft des Patienten verbessert hat.

Randolph, 63 Jahre alt,
arbeitete als Leiter einer Klinik in verantwortlicher Position. Er war als junger Mann im Koreakrieg gewesen, und wurde seither von **Alpträumen** und chronischen **Schlafstörungen** geplagt. Ausserdem, klagte er, sei er immer müde - ja, er schlief sogar während unseres Seminars ein, für das er extra vier Stunden mit dem Auto angereist war.

Seine Werte waren 60/20/20/50, also seelisch und geistig schwerst erschöpft, vital mässig reduziert. Als Blockaden fand ich zum einen eine **Geopathie** vom 2. bis zum 7. Chakra - was die Alpträume und die Schlafstörungen sowie die Müdigkeit bereits hinreichend erklären kann. Andererseits fand ich Emvita 2 mit **Konfliktwerten** von 70/50/10/70 - einen sehr vital und emotional geladenen Konflikt mit extrem hohem Wiederholungspotential.

Auf das Thema angesprochen, brach er in Tränen aus, und sagte, er habe über all die Jahre bewusst (!!) versucht, das Kriegstrauma aus seinem Gedächtnis zu verbannen, damit er überhaupt habe arbeiten können.
Die Behandlung mit Emvita 2 und Chavita 1, zusammen mit einer Bettplatzumstellung, machte dem Spuk innerhalb weniger Monate ein Ende.

Ausgeliefert (Thema von Emvita 3)

Leitsymptome: ausgeliefert, willensschwach, hilflos wie ein Baby, Bettnässen, Einkoten, Inkontinenz

Margret, geb.1943
Sie litt seit vielen Jahren an offenen **Beinen und Thrombosen.** Dies sei ein vererbtes Leiden der Frauen in ihrer Familie über viele Generationen.

Beim Test fand sich das 1. Chakra blockiert durch den Konflikt des Emvita 3. Sie fühlte sich dieser Krankheit hilflos ausgeliefert, fast, als könne man gegen den Einfluss der Vererbung wirklich nichts machen. Ebenso hilflos schien sie dem Einfluss ihrer Eltern und einer sehr dominanten Großmutter als Kind ausgeliefert gewesen zu sein. Ich empfahl ihr die „Emvita 3 und Chavita 1 Tropfen" und sah sie 6 Wochen später wieder. Sie berichtete, die Mittel seit 14 Tagen einzunehmen. Anfänglich sei es mit den Beinen viel schlimmer geworden, jetzt sei es deutlich besser.
Beim Testen war ihre Vitalität bei 50% und ihre emotionale Kraft bei 60%. Das 1. Chakra war jetzt völlig ausgeglichen.

Erfolg: Weitere vier Wochen später waren die Beingeschwüre, die sie über Jahre geplagt haben, vollständig abgeheilt.

Ein halbes Jahr später sah ich sie auf einer Tagung wieder. Schon vom Aspekt her war sie kaum wiederzuerkennen. Sie ging aufrecht und strahlte von innen, wirkte glücklich und heiter. Sie erzählte mir, sie habe während dieses Halbjahrs nacheinander einige „Emvita" gebraucht, dabei sei sehr viel alter „Seelenmüll" hochgekommen, sie fühle sich aber immer wohler und befreiter, lebe jetzt viel bewusster und „Hilflos" sei wirklich nicht mehr ihr Thema.

Hannelore, 50 Jahre alt,
arbeitete in einem Heilberuf, fühlte sich aber **ständig schwach** und ausgelaugt. Sie wolle sich beruflich in eine neue Richtung orientieren, wisse aber manchmal nicht, woher sie die dafür notwendige Energie nehmen solle.

Personenwerte 70/30/40/20 - demnach körperlich recht gut (70%), aber emotional sehr reduziert (30%), ein Wert wie bei einer Depression.

Besonders auffällig war für mich der niedrige Mentalwert von 40% - solche Werte erwarte ich nur bei chronischen körperlichen oder seelischen Schmerzen.

Bei ihr war die Ursache eine **Geopathie durch alle Chakren (!!)**, sowie die vegetative Blockade des Wurzelchakras.Wenn schon die Basis gestört ist, wie soll dann die Energie die höheren Chakren erreichen?

Konfliktwerte: 50/70/30/70. Nicht nur, dass dieser Konflikt viel vitale (50%) und emotionale (70%) Energie raubt, er ist mit einem Kausalwert von 70% auch noch ein Lebensthema, also einer der sehr grossen und charakterbestimmenden Konflikte.

Erfolg: Nach sofortiger Bettplatzumstellung und Einnahme von Emvita 3 sowie Chavita 1 über vier Monate gelang es Hannelore mühelos, die von ihr angestrebte berufliche Änderung zu erreichen.

<u>Donny, 53 Jahre alt,</u>
war in seinem Beruf seit Jahrzehnten extrem erfolgreich und sehr beschäftigt. Es plagte ihn allerdings seit 30 Jahren ein hartnäckiger **Kopfschmerz,** und eine ebenso hartnäckige **Nebenhodenentzündung,** die jeder Behandlung trotzte.

Personenwerte: 80/70/100/60 - also auf allen Ebenen recht gut - sonst könnte er seine enorme Belastung auch nicht durchhalten.

Blockade im 1. Chakra mit Konflikt Emvita 3.

Konfliktwerte: 70/50/10/70.

Auffällig ist bei ihm, dass seine Werte trotz des massiven Konflikts so gut sind - er wirkt aber auch schon äusserlich wie ein Turbo, der über enorm hohe Energiepotentiale verfügt.

Erfolg: Nach einem guten Vierteljahr kontinuierlicher Einnahme von Chavita 1 und Emvita 3 war die Nebenhodenentzündung abgeheilt, und die Kopfschmerzen tauchten nur noch in Extremsituationen auf. (Beachten Sie auch hier die oben- unten- Kopplung!! Die Blockade sitzt im Beckenbereich, „ausbaden" muss u.a. der Kopfbereich).

Ingrid, 45 Jahre alt,
kam zu mir, weil bei ihr Myome (gutartige Tumoren der Gebärmutter) entdeckt worden waren, sie sich aber nicht operieren lassen wollte. Sie war von erheblichem Übergewicht, und sagte von sich, sie sei eher ruhig und verfüge über wenig Selbstwertgefühl.

Personenwerte: 90/20/90/60

Interpretation: Auffällig ist der niedrige Emotionalwert- wie bei einer Depression, zusammen mit dem hohen Kausalwert Hinweis auf einen „Segen" oder „aktive Schutzengel", also guten Kontakt zur spirituellen Ebene - was sie wusste und bejahte.

Blockade im 1. Chakra (passt zu den Myomen - die Gebärmutter gehört zu den Organen des Chakra 1).

Konfliktwerte: 50/100/10/70

Kommentar: Im Konflikt steckt ihre gesamte emotionale Schwingungsfähigkeit (100%) - kein Wunder, dass sie keinen Zugang zu ihrem Selbstwert hat - und sich hinter Speckschichten versteckt!

Erfolg: Vier Monate Therapie mit Chavita 1 und Emvita 3 brachten die Myome vollständig zum Verschwinden. Ingrid berichtete, sie können sich jetzt besser gegen ihre Kollegen behaupten - und sie habe 6 Kilo abgenommen, ohne die geringste Diät!

Extrem selbstbeherrscht (Thema von Emvita 4)

Leitsymptome: extrem selbstbeherrscht, Sadomasochismus, destruktive Aggressivität, Gefühle nicht zulassen durch Vernichten von Gefühlen, Perversionen, Alexithymie.

Andrea, 30 Jahre alt,
kam auf Anraten eines Rutengängers zu mir. Vom Aspekt wirkte die zierliche Frau wie eine 17jährige, kam auch in Begleitung ihrer Mutter, was den Eindruck von „Unreife" noch verstärkte.

Sie habe seit sechs Jahren ein chronisches Problem mit der Blase, diagnostiziert als **„interstitielle Cystitis"**, und äussere sich als ständige Schmerzen in der Blase, mit Blutbeimengungen zum Urin. Ausserdem sei sie so **schwach und müde**, dass sie keine längeren Strecken ohne Hilfe gehen könne, und sich häufig hinlegen müsse. Dennoch studierte sie klassische chinesische Medizin, weil sie - der Hilflosigkeit der Ärzte wegen - einen Weg suche, um sich selbst zu helfen.
Sie liege seit 25 Jahren auf dem gleichen Schlafplatz, den der Rutengänger als belastet erkannt habe, und vor vier Wochen umgestellt habe. Seither schlafe sie besser, sie würde sich aber sonst eher schlechter fühlen.

Personenwerte: 20/40/90/20 - das Vollbild einer körperlich-seelischen Erschöpfung von jemandem, der nur noch im Kopf lebt.

Ich fand den Konflikt Emvita 18 (hastig) im 5. Chakra, mit Werten von 20/70/10/20.

Sie hatte also einen ziemlich grossen Räuber guter Laune, der aber nur wenig widerstandskräftig war. Sie verneinte, dass sie hastig sei, sie könne sich sehr gut ausdrücken, habe keine Schwierigkeiten, ihre Meinung zu sagen - und überhaupt habe sie keine seelischen Konflikte, sondern sie habe es an der Blase!! Soviel Widerstand bei einer chronischen Krankheit und ein solch relativ kleiner Konflikt motiviert mich regelmässig, nach dem charakterbildenden Zentralkonflikt zu fahnden.

Bei ihr fand ich Emvita 4 mit **Konfliktwerten** von 90/20/10/70 - also ein extremer körperlicher Energieräuber (vital 90%) mit hoher karmischer Belastung (kausal 70%).

Auf meine Nachfrage erfuhr ich, dass der Vater der Patientin gestorben war, als sie 8 Jahre alt war. Seither lebte sie mit der Mutter, deren ganze Sorge der Tochter galt.
Sie hatte keine sexuelle Beziehung - alle Männer sind entweder Ausbeuter oder schwul, und darauf will ich mich nicht einlassen - so die Worte dieser „Schizoiden", sie absolvierte ihr Studium mit Bravour und enormer Selbstdisziplin, war ansonsten jedoch „blind für ihre eigenen Gefühle". Die Symptome der Blase brachten den Mangel an gesunden Wurzeln zum Ausdruck. Der frühe Verlust des Vaters und die zu enge Anbindung an die überbehütende Mutter taten ein Übriges dazu, dass sie ihren eigenen Weg bisher nicht gehen konnte.

Ich verordnete ihr Emvita 4 und Chavita 1, zunächst so, dass sie die Fläschchen für zwei Wochen mit sich herumtragen sollte - „ich kann gar nichts einnehmen, ich reagiere auf alles allergisch", hatte sie mich gewarnt, danach in ansteigender Dosierung bis zur Regeldosis.

Erfolg nach sechs Wochen: Ihr Therapeut berichtete, sie habe überhaupt nicht mehr über die Blase geklagt, auch fühle sie sich um mindestens 50% gebessert, glaube nicht mehr ständig, dass sie sterben müsse. Die Mutter sei wieder berufstätig und mehr mit sich selbst befasst, sodass auch das Umfeld einer Selbstentfaltung günstiger gesonnen sei.
Dabei habe sie die Tropfen noch nicht einmal in der vollen Dosis eingenommen, weil sie diesbezüglich immer noch etwas besorgt sei.

Daniela, 45 Jahre
kannte ich schon viele Jahre, sie war eine gepflegte Angestellte, ledig, schlank,mit trockener Haut und einer leicht gebeugten, schlechten Haltung. Sie kam nur dann zu mir, sagte sie, wenn es ihr sehr schlecht gehe, weinte dann sofort im Sprechzimmer, noch bevor ich sie ansprach. Sie selbst sagte, sie rede nicht gerne über sich, davor habe sie **Angst.** Sie habe auch Angst vor allen aussergewöhnlichen Belastungen und ungewohnten Situationen, sowohl beruflich als auch privat.

1995 hatte ich als Bachblüten „Agrimony" und „Heather" bei ihr getestet, d.h. die Qual und innere Unruhe versteckte sie hinter einer scheinbar fröhlichen Fassade, bis sie nicht mehr kann. Ausserdem hatte sie immer noch die Bedürftigkeit eines Kleinkindes.
Damals hatte mich das gewundert, den Grund fand ich erst durch die Testung mit dem Reba-Gerät heraus. Ich fand eine Energieschwäche des 1.Chakras (Thema Erdung) durch den Konflikt des Emvita 4.
Im Gespräch mit der Patientin kam folgendes zum Bewusstsein.
Die Mutter hatte aus ihrer 1. Ehe schon zwei Kinder, bevor sie den Vater von Daniela kennenlernte. Sie erinnerte, dass sich die Eltern ständig gestritten haben, und dass sie selbst, der Herz-Erkrankung der Mutter wegen, sehr früh in die Verantwortung für Haushalt und die Geschwister „geworfen" worden sei.

Sie meinte, sie könne wohl sehr vieles, habe aber nichts richtig gelernt, weil sie nie die Zeit gehabt habe, in Dinge hineinzuwachsen. Der Vater sei gestorben, als sie 15 Jahre alt war.

Das Emvita 4 paßt zu ihrer Frühstörung. Durch die ungewollte Schwangerschaft, mit der der Vater die Mutter um was auch immer (Freiheit, Jugend, andere Pläne?) betrogen hat, ist Daniela von allem Anfang an belastet worden. Zusätzlich erfuhr sie durch die Rolle als Muttersatz, die sie innerhalb der Familie spielen mußte, Belastungen, die ihrem Alter nicht angemessen waren. Ihre eigenen Gefühle konnte sie nicht mehr fühlen, sie hatte zu arbeiten, musste sich zusammenreissen und funktionieren, was sie über lange Jahre tat. Nur selten brach die Fassade ein, meist im Herbst dekompensierte sie depressiv. Nach der ersten Testung und Gabe von Emvita 4 ging es ihr nach eigenen Aussagen ein halbes Jahr sehr gut. Danach testete ich sie wieder.

Diesmal fand ich Emvita 9 („Explodieren"), ein Gefühl von lang aufgestauter Wut, die hinter der Selbstbeherrschung verborgen war. Neben der Verordnung von Emvita 9 empfahl ich ihr, in relativ ungefährlichen Situationen einfach öfter einmal „nein" zu sagen oder ihren Zorn zum Ausdruck zu bringen. Darauf erwiderte sie spontan:"Was werden dann die Leute sagen!?"
Sie hatte also immer noch den Wunsch in sich, lieb und angepasst zu sein, damit sie gemocht wird. Auch im Rahmen dieser Konsultation knüllte sie ihr Taschentuch und weinte, noch bevor ich sie ansprach. Weitere zwei Monate später sah ich sie wieder. Gleich auf Anhieb merkte ich, daß sich bei der Patientin etwas geändert hatte. Sie erzählte, wie sie sich fühlte, und weinte nicht!! Sie sagte, sie schlafe viel besser, sei nicht mehr so traurig, ärgere sich aber über vieles. Sie konnte jetzt aber den Ärger spüren, und liess ihn zu.

Beim Test reagierten alle ihre Chakren ausgeglichen, als Konflikt zeigte sich nur noch Emvita 11 („Hungrig nach guten Gefühlen").
Endlich, kann man sagen, war sie in der Lage, zu erkennen, wieviel Süsse des Lebens sie sich bisher versagt hatte und spürte ihren Hunger danach, sich gut zu fühlen anstatt zu leiden.

<u>Paul, 55 Jahre alt</u>
wirkte wie ein Alt-Hippie, interessierte sich für die „Psychosomatische Energetik" und wollte die Methode kennenlernen. Er vertrieb beruflich medizinische Alternativgeräte und war auf der Suche nach weiteren Produkten. Deshalb war er neugierig, als er im „Health Center" von uns gehört hatte. Meinen Wunsch nach irgendwelchen Symptomen oder anamnestischen Hinweisen, die ihn plagten, lehnte er ab. Ich solle ihm sagen, was ihm fehlt - nicht umgekehrt, er wolle mich testen, ob die Methode wirklich so gut sei.

Personenwerte: 30/ 60/ 70/ 40.

Konfliktwerte: 80/70/10/50. Ich eröffnete ihm, dass er eigentlich bei den geringen Vitalwerten von 30% oft relativ schlapp sein müsste und vorschnell ermüdet. Dazu sei als Konflikt „extrem selbstdiszipliniert" zu finden. Beides stimme genau, er sei total verblüfft. Er habe eine Freundin, in die er total verliebt sei, die aber in der Tschechoslowakei und damit 12 Flugstunden entfernt wohne, so dass er sich ständig am Riemen reissen muss, nicht hinzufahren. Auch eine andere Frau in Amerika sei sehr an ihm interessiert, aber er wolle sie nicht ins Unglück stürzen, indem er sie als Partnerin nehme. Meine Nachfrage, was er damit meine, wurde ausweichend beantwortet. Mehr konnte ich nicht von ihm erfahren, ausser dass er immer wieder seine Überraschung über das Testergebnis äusserte. Ich versuchte vorsichtig, ihm das „Sadomasochistische" dieses Konflikts zu veranschaulichen, indem er in seiner paradoxen Masche die Leute vor den Kopf stiess, die es gut mit ihm meinten: mich als Therapeutin brüskierte er, indem er meine Hilfsangebote zurückwies und mir meine Arbeit richtig schwer machte, weil er anfangs nichts von sich verriet - und bei den beiden Frauen, die als Partnerinnen in Frage kommen, wird die selbstzerstörerische und ebenso andere Menschen schädigende und verletzende Komponente des Konflikts meines Erachtens besonders deutlich. Mich wunderte dann auch überhaupt nicht mehr, dass er am Schluss unserer Begegnung das Emvita 4 nicht nehmen wollte, weil er schon so klar komme und das ihm überreichte Rezept demonstrativ liegen liess.

Rita, 36 Jahre alt,
kam wegen **unerfüllten Kinderwunsches** zu mir. Sie hatte mehrere Fehlgeburten hinter sich, ausserdem litt sie an chronischen **Lendenwirbelsäulenproblemen** und an rheumatischen Beschwerden. Sie habe bereits fünf Jahre Psychoanalyse hinter sich, aber es gehe ihr nicht besser dadurch.

Personenwerte: 80/20/100/40 - das Vollbild einer somatisierten Depression, also einer eigentlich seelischen Ursache, die sich aber komplett im Körper äussert.

Konfliktwerte: 80/50/20/60

Interpretation: Dem Konflikt geht es körperlich und seelisch besser als der Patientin. Der Konflikt hindert die Patientin daran, ihr volles Potential auszuleben, weil er soviel ihrer Lebenskraft „verschluckt" hat (80% vital, 50% emotional). Der Konflikt ist die eigentliche Ursache hinter den Kreuzschmerzen und den diversen Operationen, die mit den Fehlgeburten notwendig geworden waren - allesamt im Beckenbereich, dem Sitz des Konflikts!
Rita kannte durch die Psychoanalyse das Thema „extrem selbstbeherrscht" in- und auswendig, es hatte aber nichts an Kraft verloren!

Erfolg: Nachdem sie schon 8 Wochen, bevor sie zu mir kam, ihren Bettplatz verstellt hatte, gestaltete sich die weitere Behandlung sehr einfach. Sie nahm Emvita 4 und Chavita 1 für ein Vierteljahr, keine weitere Zusatztherapie, und die Kreuzschmerzen verschwanden komplett.

Chakra-1- Störungen ohne zugeordnete Konflikte

Ich habe in der Praxis immer wieder auch Patienten getestet, bei denen zwar ein bestimmtes Chakra im Reba- Test ansprach, bei denen aber keiner der jeweils zugeordneten Konflikte gefunden werden konnte. Ganz offensichtlich gibt es also rein vegetative Energieblockaden ohne aktuellen Konflikt, das heisst, Krankheitsbilder, bei denen das segmentale Geschehen ganz deutlich im Vordergrund steht.

Nach meinem Eindruck gibt es daneben einen kleinen, harten Kern von Patienten, die pointiert gesagt „zu zu" sind - so dass wegen seelischer Verhärtung, Beherdung, Blockaden durch Gifte etc. eine Selbstheilung in der Form gar nicht stattfinden kann, dass sich Konflikte zeigen. Erst wenn solche Patienten deblockiert und gelockert sind, werden Emotionalmittel mit den zugrundeliegenden Konflikten testbar.

Auch hierfür ein paar Beispiele:

Gerd, geb.1932
berichtete, er habe einen **Herzinfarkt** erlitten, er stehe jedoch regelmässig in kardiologischer Nachbetreuung und fühle sich von dieser Seite wohl. Seit 1984 jedoch sei seine **Prostata** „problematisch", d.h. er habe vor allem nach längerem Sitzen und nachts eine erschwerte Miktion mit Nachträufeln, nicht aber im Stehen und während er arbeite. Mehrere Urologen und diverse Heilpraktiker hätten sich schon über seine Prostata hergemacht, mit mehreren Probeentnahmen, Blutsteigbildern u.ä.m., keiner habe sich aber auf eine genaue Diagnose einlassen wollen.
Im Gespräch wurde spürbar, wie sehr diese Unsicherheit den Patienten ängstigte, der ansonsten das Idealbild des „gestandenen Mannsbildes" verkörperte. Im Vorjahr waren bei ihm **Zahnherde** gefunden worden, die er jedoch, weil sie ihm keine Schmerzen machen, auch nicht hatte sanieren lassen.
Bei der Testung fand sich lediglich ein geschwächtes erstes Chakra, keine aktuellen Konflikte.

Der Patient erhielt von mir „Chavita 1" und die Empfehlung, die fraglichen Zahnherde doch behandeln zu lassen.

Anmerkung: Mir scheint dieser Patient ein typisches Beispiel für einen „Zu Zu"-Zustand durch Beherdung zu sein.

Manfred, geb.1943
arbeitete in einem therapeutischen Beruf, in dem er völlig aufging. Sein Beruf war sein Lebensinhalt, er hatte keine Partnerin, keine Kinder. Dafür arbeitete er oft bis spät in die Nacht. Ich testete ihn im Rahmen eines Seminars und fand das 1. Chakra blockiert. Auf meine Frage, ob er damit etwas anfangen könne, erwiderte er, ja, sehr wohl, er müsse eigentlich in der Klinik liegen, weil er eine stark **eitrige Prostataentzündung** habe. Sein Therapeut habe ihn jetzt anderweitig behandelt, da er unbedingt zum Seminar wollte.

Man sah also, dass die energetische Blockade in diesem Fall exakt dem symptomatischen Organ entsprach. Manfred entspricht als „harter einsamer Mann" dem Typus des „Eisenhannes", der emotional völlig blockiert ist, so dass Konflikte gar nicht ans Tageslicht kommen können.

Gary, geb.1928
litt im Gefolge einer **Prostataoperation** an einer hartnäckigen Reizblase mit Nachträufeln, Brennen, Nykturie von 5 bis 7 mal und anhaltendem Wundheitsgefühl im Beckenbereich.

Bei der Testung fand sich auch bei ihm eine energetische Blockade im 1. Chakra. Er bekam daraufhin für 8 Wochen „Chavita 1" verordnet. Schon nach einer Woche verspürte er eine deutliche Linderung seiner Beschwerden und konnte wieder durchschlafen.

Er hatte daneben keine anderen Medikamente eingenommen.

Samantha, 43 Jahre alt,
hatte eine Beziehung beendet und litt an einem hartnäckigen Fersensporn, der sie zu mir führte.

Personenwerte: 30/80/100/50

Blockaden: Geopathie, Chakra 1, kein testbarer Konflikt.

Therapie: Bettplatzumstellung, Gabe von Geovita und Chavita 1 für 10 Wochen (wegen der niedrigen Vitalwerte von 30% und des Fersensporns - materielles Strukturproblem - für so lange). Beim Nachtest waren keine Beschwerden durch den Fersensporn mehr vorhanden.

Teil 2: Das Unterbauch-Chakra und seine Konflikte

Das 2. Chakra liegt topographisch unterhalb des Nabels. Es wird funktionell der vegetativen Steuerung der Nebenniere und der Bauchorgane zugeordnet. Damit verknüpft sind alle Vorgänge, die durch das Adrenalin, unser Stresshormon, beeinflusst werden, wie auch die Abwehrkräfte mit dem Zentralhormon Cortison, die Vorgänge des Mineralhaushalts und der Wasserausscheidung.
Die Kraft des 2. Chakra´s korrespondiert mit dem, was Graf Dürckheim das „Hara" nennt, d.h. wenn ein Mensch ganz in seiner Kraft ist, in sich ruht und ausgeglichen ist.
Das zweite Chakra hat aber auch Beziehung zum „Fight or Flight" , d.h. zum Sellye-schen **Stressmodell** mit entweder **Flucht** oder **Kampf** - also all das, was unsere Vorfahren an Verhaltensweisen brauchten, wenn sie einem Mammut oder einem Feind begegneten.
In unserer heutigen, stressreichen Zeit, besteht häufig weder die Möglichkeit zur Flucht noch zum Kampf, d.h. die aktivierte Energie bleibt im Körper stekken und kann dort sehr leicht zu einer vegetativen Irritation, speziell im Unterbauch - Chakra, führen.
Ungelöste Konflikte zu diesen Themen, die nicht ausagiert werden können, finden ihre Anhaftung am Unterbauch - Chakra und können entsprechende Symptome machen.

Entwicklungsgeschichtlich beschäftigt sich ein Kind vor allem in der Zeit von 7 Jahren bis 14 Jahren mit der Bändigung seiner Chakra- 2- Energien, wenn es lernen muss, einerseits in der Schule still zu sitzen, andererseits sich aber gerne und häufig bewegen soll und möchte, wo es erfährt, daß es eine eigene Persönlichkeit entwickeln soll, diese aber gleichzeitig den vorhandenen Autoritäten unterordnen muss. Dabei kann das Kind nicht immer den Konflikten nach dem Muster „Kämpfe oder flieh" ausweichen, viele Schwierigkeiten können nicht ausgedrückt werden, und äussern sich dann eben auf der Körperebene, und dies durchaus nicht nur zwischen 7 und 14 Jahren.

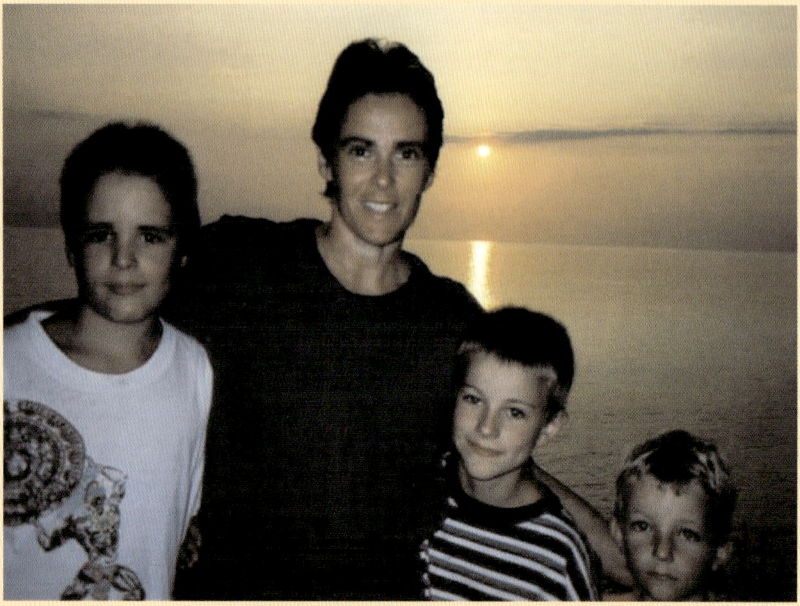

(unsere Söhne befinden sich auf diesem Bild in unterschiedlichen Stadien ihrer Chakra-2-Entwicklung, d.h. der älteste ist 12, der mittlere 10 und der jüngste 7 Jahre alt)

Reizdarm
Colitis ulcerosa
Morbus Crohn
Pyelonephritis
Hochdruck
Obstipation
Chron.Diarrhö
Appendicitis Nierensteine
Nierenkoliken

Auffällige Blässe
Ungeduld
Trotz
Neid
Wutausbrüche
Reizbarkeit
Nervosität
Erröten
„Schulbauchweh"
Nabelkoliken

Die Symptome einer Chakra- 2- Störung können sein:

Zum 2.Chakra gehören als zugeordnete Konflikte die Themen der Emvitae® 5 bis 7, die sich äussern als:

- hektische,hyperkinetische Symptome - Emvita® 5

- **Durchhalten und somatisierte Ängste - Emvita® 6**
- **Vermeintliche Stärke und Arroganz - Emvita® 7**

Aus dem zuvor Gesagten wird klar, dass die energetischen Aufgaben eines ungestörten zweiten Chakra die sind, die Vitalenergie des ersten Chakra in geordnete Bahnen zu bringen und dafür zu sorgen, dass die Basisenergie dem System in all seinen Organen zur Verfügung steht. Dadurch wird eine ungestörte Funktion der Organe - auch unter Stress oder in bedrohlichen Situationen - gewährleistet.

Geschieht diese Energieverteilung nicht geordnet, so können „Über"-funktionen auftreten - ein Zuviel an Aktion, ähnlich einer zu sehr aufgezogenen Tanzpuppe, was dann sehr hektisch und nervös wirkt. Solche Menschen begegnen uns als die typischen total gehetzten Managertypen , ständig mit der Agenda unter dem Arm und dem Handy in der Hand, eine andere Sorte sind die äusserlich ganz gefasst Erscheinenden, die aber, kaum angesprochen, einen logorrhoischen Schwall über den Therapeuten ergiessen und kaum mehr zu stoppen sind.

Wenn die Organe dagegen mit zuwenig Energie versorgt werden, kann das System mit einer Angstreaktion antworten: Angst macht eng - eine Reaktion auf diese Unterversorgung, die sich vor allem an den Bauchorganen, aber nicht nur da, auswirkt und für Schmerz, Beklemmungsgefühle, Erschöpfung, bis hin zur Todesangst, sorgt. Der Organismus spürt, dass er „zu wenig" bekommt, kann dies nur nicht als energetisches Phänomen deuten, so dass hier die Organsprache das Wort übernehmen muss. Solche Menschen sind häufig ganz tapfere „Kämpfernaturen", die mit Fieber noch ins Büro gehen oder mit Gipsbein Auto fahren, weil sie schliesslich ihre Pflicht erfüllen wollen. Ihre Symptome können von Darmkrämpfen, Durchfall bis zur Colitis reichen - die sie aber oft nicht einmal als Krankheit gelten lassen, sondern mehr oder weniger nur als lästiges Übel. Der Wechsel von Unter - und Überversorgung schließlich führt zu einer Empfindlichkeit, die viel von „Himmelhochjauchzend, zu Tode betrübt" hat, d.h. das System wird einem abrupten Wechsel des Energieflusses unterworfen, ohne adäquat darauf reagieren zu können, es weiß also nie ganz genau, was als nächstes passieren wird.

So kann sich ein Mensch in der einen Minute stark und kräftig fühlen, um in der nächsten Minute eine plötzliche Müdigkeit und Erschöpfung zu verspüren. Dieses Wechselbad, völlig unvorhersehbar, kann ihn dann entweder **trotzig** machen (auf dieses System ist ja wirklich kein Verlass) oder er versteckt sich hinter **Arroganz** (ich tue ganz cool und überlegen und lasse mich gar nicht auf irgendeine Kraftprobe ein, bei der ich unterliegen könnte).

Solche Menschen geraten leicht in einen Zustand chronischer Überforderung, weil sie sich für stärker halten, als sie wirklich sind. Oft beenden sie ihre Daueraktivität erst, wenn der Körper „nicht mehr mitspielt" und sie wirklich zusammenbrechen. Das energetische Oberthema des zweiten Chakra ist in jedem Falle die adäquate Entwicklung von Mut und Kraft in der Auseinandersetzung mit bedrohlichen Situationen.

Ich möchte die Bedeutung dieser Zuordnungen wiederum anhand von Beispielen aus der Praxis illustrieren.

Hektisch (Thema von Emvita 5)

Leitsymptome: „hektisch", hyperkinetische Symptome, aufgeregt, nervös

Rita, 55 Jahre alt,
suchte mich auf, weil es sie schon seit längerem „kribblig mache", dass sie einen **Knoten in der Brust** spüre. Sie wirkte wirklich unruhig und getrieben auf mich, nervös und angespannt.

Personenwerte: 90/40/60/70 - passend zu einem emotionalen Erschöpfungszustand bei hoher spiritueller Entwicklung. Das passte auch zu ihren heilerischen Fähigkeiten.
Der Konflikt Emvita 5 testete mit 20/50/20/50 als mittelgrosser emotionaler Energieräuber mit erheblichem Widerstand (50%).
Bei der körperlichen Untersuchung fand ich bei ihr einen ca. pflaumengrossen Tumor im oberen äusseren Quadranten, der schon vom Aspekt und vom Tastbefund eindeutig ein Krebsknoten war - was sich bei der späteren Mammographie denn auch bestätigte.

Kommentar: Gute energetische Testwerte im Vitalbereich sind nicht gleichbedeutend mit vollständiger Gesundheit im Körperlichen, wie dieser Fall eindrücklich zeigt.

Rita hatte als Heilerin von Hause aus so hohe Energiewerte, dass trotz des Krebses immer noch 90% auf der vitalen Ebene übrigblieben; das wäre viel für einen „Normalmenschen", war für sie aber wenig, denn ich schätze, dass sie ohne den Tumor sicher 150% bis 180% vitale Energie gehabt hätte.

Man sieht also, dass es auf die individuelle Verfassung ankommt - und dass eine energetische Testung die übliche körperliche Anamnese und Befunderhebung nicht ersetzen kann!!!

Rosi, 35 Jahre alt,
litt seit Monaten an heftigen Kreuzschmerzen als Folge eines **Bandscheibenvorfalls.** Ausserdem leide sie bei jeder Menstruation an heftigsten **Schwindelgefühlen** und Übelkeit, die sie jeweils ein bis zwei Tage arbeitsunfähig machen. Zur Familienvorgeschichte erwähnte sie, dass sie das einzige Kind ihrer Eltern sei, dass sich der Vater immer einen Sohn gewünscht habe. Die Eltern waren seit langem geschieden, sie lebte mit der Mutter, und kam auch für deren Unterhalt auf, da der Vater sich „abgesetzt" hatte.

Personenwerte: 40/ 30/ 30/ 60 .

Interpretation: Sowohl körperlich als auch seelisch sehr erschöpft, geistig völlig ausgelaugt, das Denken und Konzentrieren muss schwer fallen. Dagegen grosse spirituelle Offenheit.
Der blockierende **Konflikt** im 2. Chakra, Emvita 5, testete 50/ 20/ 10/ 50.
Bei der Besprechung des Konfliktinhaltes weinte sie und meinte, ja, sie stehe immer unter Druck, einerseits sich und die Mutter finanziell über Wasser halten zu müssen, andererseits in dem Bewusstsein zu leben, dass der Vater sie nie geliebt habe. Seine Anerkennung habe sie nur über Spitzenleistungen erlangen können. Ich verschrieb ihr Chavita 2 und Emvita 5 - was die Kreuzschmerzen innerhalb von 6 Wochen abklingen liess, und die Menstruationsübelkeit etwas verbesserte.

Bemerkung: Auffällig sind in ihrem Fall die äusserst niedrigen Mentalwerte, die nicht zu der klugen jungen Frau passen. Die Werte sind jedoch durch den langanhaltenden Schmerz (körperlich wie seelisch) erklärbar, der das Mentalbewusstsein einengt.

Beim Nachtest nach drei Monaten zeigte sich ein anderes Bild:
Ihre **Personenwerte** lagen jetzt bei 30/80/80/30, der ursprüngliche Konflikt war nicht mehr testbar.

An Symptomen klagte sie Menstruationsmigräne und einen unklaren Schmerz im Herzbereich. Nun fand sich ein **Konflikt** im ersten Chakra (zugehörig zu den Organen Gebärmutter und Eierstöcke) , Emvita 1 (Selbstständigkeit, sich gut genug fühlen) mit 50/30/20/30.

Rosi nähert sich also wieder ein Stück dem zentralen Thema ihres Selbstwertes als Frau, und der Konflikt spiegelt ihr, dass sie sich eben nicht „gut genug" fühlt, um vor den strengen Augen des Vaters bestehen zu können. Weitere Aspekte, die sich damit mischen, sind ein von ihr geplanter Berufswechsel, sowie die Auseinandersetzung mit ihrem latenten Kinderwunsch - den sie jedoch der beruflichen Karriere opfert.
Ich verordnete ihr Chavita 1 und Emvita 1, was ihre Vitalität auf 100 % anhob.

Ottmar, 33 Jahre alt,
hatte vor einigen Monaten einen **Ohnmachtsanfall mit Vorhofflimmern** erlitten, und war seither in ständiger Sorge um seinen Gesundheitszustand. Er hatte alle möglichen schulmedizinischen Untersuchungen durchführen lassen, die aber sämtlich ohne greifbaren Befund geblieben waren. Er hatte vor lauter Schreck aufgehört, zu rauchen, litt aber immer noch an gelegentlichem Schwindel und Übelkeit, sowie **Angstattacken.** Sein Vater war früh gestorben, desgleichen zwei Schwestern an Herz- und Lungenerkrankungen. Auch seine Mutter hatte einen Herzinfarkt erlitten, diesen jedoch überlebt. Als junger Vater von zwei Kindern waren seine Befürchtungen ohne weiteres nachvollziehbar.

Personenwerte: 30/60/90/50 - also alles andere als ein guter körperlicher Zustand (30%), auch die emotionale Seite mit 60% liess einiges zu wünschen übrig.
Als Blockaden fand ich eine Geopathie durch den gesamten Körper(!!!) und eine Blockade im zweiten Chakra durch den Konflikt Emvita 5.
Der **Konflikt testete mit** 30/30/20/30 als gut zu bewältigendes Problem.

Daher verordnete ich ihm die Kombination aus Chavita 2 und Emvita 5, was seine Vitalwerte auf 90% bringen müsste - den Rest erledigt sicherlich die Bettplatzumstellung auf eine störfreie Zone.

P.S: Zentralkonflikt und Lebensthema in seinem Fall war das Thema „Panik" (Emvita 16) im Herzchakra, was wiederum sehr gut zur Familiengeschichte passte, jedoch aktuell nicht zur Behandlung anstand.

Helga, 40 Jahre alt

War mit sechs Geschwistern aufgewachsen, und ihre Mutter hatte nie Zeit gehabt, mit ihr zu schmusen, was sie sehr vermisste. Ihr Ehemann war hingegen von der Mutter immer verwöhnt worden, und erwartete das auch jetzt von ihr. Seit ihrer Eheschliessung fühlte sie sich **depressiv.** Sie war fünfmal schwanger geworden, hatte jedoch drei Fehl- und Totgeburten erlitten. Ihre Tochter litt an Mukoviscidose, der jüngere Sohn - den sie eigentlich nicht mehr gewollt hatte - war gesund. Sie selbst war seit Jugendtagen eine **„süchtige" Raucherin.** Sie meinte, sie sei an allem schuld, und ordne sich dem dominanten Ehemann zu sehr unter; andererseits habe dieser ihr Selbstwertgefühl untergraben.

Personenwerte: 40/40/90/50

Interpretation: körperlich und seelisch erschöpft, mental normal, überdurchschnittlich hohe Kausalwerte als Ausdruck ihrer Gläubigkeit.

Blockaden: Geopathie vom Becken bis zum Kopf - damit vegetative Blockierung aller lebenswichtigen Organe!
Chakra 2 mit Emvita 5, **Konfliktwerte:** 60/60/10/40
Dem Konflikt geht es derzeit vital und emotional besser als der Patientin!

Therapie: Umstellung des Bettes auf einen ungestörten Platz, Einnahme von Emvita 5 und Chavita 2 für 10 Wochen, was im Test die Energiewerte der Patientin auf 100/100/100/60 anheben müsste.

Erfolg: Helga verlor ihre depressive Stimmung vollständig, sie konnte sich von der Haltung"Immer-bin-ich-für-alles-verantwortlich" innerlich distanzieren, sie schaffte es, deutlich weniger zu rauchen, und sich daran zu freuen.

P.S: Helgas Zentralkonflikt lag ebenfalls im 2. Chakra, mit dem Thema „somatisierte Ängste". Dieser wurde behandelt, nachdem es ihr energetisch gut ging.

Beatrice, 63 Jahre alt,
eine sehr schlanke, gepflegte Frau mit dem Charme und der Umtriebigkeit eines jungen Mädchens, kam zu mir, weil sie an **häufigen Infekten** litt. Jüngst habe sie eine Magen-**Darmgrippe** hinter sich gebracht, ausserdem habe sie ständig Beschwerden in den Knien, könne sich nicht entspannen und fühle sich nervös. Letzteres konnte ich problemlos bestätigen, war sie doch während des Gespräches ständig dabei, sich zu räuspern und zu hüsteln, wirkte **getrieben** und „unter Dampf". Auch Gestik und Mimik waren immer in Bewegung, sich ruhig auf die Untersuchungsliege zu legen, war für sie schon eine Leistung.

Personenwerte: 60/80/100/10 - in der Tat war ihre körperliche Energie reduziert (vital 60%). Ursache war eine Blockade des 2. Chakra mit dem Konflikt Emvita 5, der mit 80/60/10/70 als grosser und hartnäckiger **Konflikt** testete, eventuell sogar ihr Lebensthema.

Therapie: Chavita 2 und Emvita 5, je 2 x 12 Tropfen täglich, für 15 Wochen.
Erfolg: Keine Infekte mehr, deutliche vegetative Beruhigung.

Jenny, 5 Jahre alt,
ein zartes Mädchen, das noch kleiner und zerbrechlicher als dem Alter entspricht, auf mich wirkte, wurde mir von der Mutter vorgestellt, weil sie ständig **bettnässe.** Der zwei Jahre ältere Bruder habe dieses Problem auch gehabt, aber seit er in einem anderen Zimmer schlafe, habe es sich gelegt.

Beim Testen waren Jennys Vitalwerte bei 30%, ihre Emotionalwerte bei 20%. So wirkte sie auch, wie halbtot, verängstigt und sehr still. Ich fand eine **geopathische Belastung** bei ihr, ausserdem den Konflikt „hektisch" im zweiten Chakra. Also ein Stressproblem - fehlende Entspannung - keinen Mut und keine Kraft!!

Der **Konflikt** war mit 10/100/20/60 ein „dickes Ding" - was ich der Mutter begreiflich zu machen versuchte. Sie meinte, ja, bei ihnen ginge es immer hektisch zu; und dass Jennys Schlafplatz umgestellt werden müsse, empfand sie zwar als lästig, aber machbar.
In diesem Fall wurde mir wieder einmal eindringlich vor Augen geführt, dass Kinder im Energiefeld der Eltern leben - und wenn die Mutter schon so ein „Nervöses Hemd" ist, wie könnte da das Kind zur Ruhe kommen.

Die **Enuresis** werte ich als Symptom dieser Daueranspannung, und gab Jenny die Tropfen auch mit den Worten:"Das sind Deine Powertropfen" - worauf sie über das ganze Gesichtchen strahlte.

Marc, 27 Jahre alt,
litt nach traumatischen Kindheitserlebnissen seit 15 Jahren an einem **Reizdarm** mit Wechsel von Verstopfung und Durchfall, an ziehenden Schmerzen der linken Darmseite, an Krämpfen und diversen **Nahrungsmittelempfindlichkeiten.** Zudem litt er an chronischem körperlichen Unbehagen, an hypochondrischen Ängsten, **Alpträumen** und Entscheidungsschwäche. Er hatte schon diverse Psychotherapien, Familientherapie, Aufstellungen nach Hellinger, Hypnose, Akupunktur etc. hinter sich gebracht - leider hatte sich an seinen Beschwerden nicht viel verändert.

Personenwerte: 30/30/100/50

Interpretation: schwere körperliche und seelische Erschöpfung bei voller geistiger Leistungsfähigkeit, guter „Schutzengel" (kausal 50%, damit deutlich höher als sein Emotionalwert)

Blockaden: Chakra 2 mit Emvita 5

Konfliktwerte: 80/60/30/40

Therapie: Ich verordnete ihm Chavita 2 und Emvita 5 in der Regeldosierung für 10 Wochen.

Es ist auffällig, dass es trotz der zahlreichen Therapien dem Konflikt vital und emotional immer noch deutlich „besser ging" als dem Patienten - dass also die Therapien zwar Marc`s Bewusstheit für sein Thema erhöhen konnten (immerhin mental 30%), dass aber der Konflikt nichts von seiner Energie aufgegeben hatte.

Erfolg: Die Reizdarmbeschwerden waren nach 5 Wochen bereits verschwunden, Angst und Alpträume wurden weniger, Marc wurde klarer und geordneter und wirkte deutlich entlastet.

Klaus, 40 Jahre alt,
kam wegen Schlafstörungen und immer wiederkehrender **Beckenblockierungen** zu mir. Er hatte vom Orthopäden Einlagen für seine Schuhe verordnet bekommen, die er jedoch nicht nehmen wollte. Er meinte, weder Chirotherapie noch Einlagen lösten sein Problem auf Dauer.

Personenwerte: 60/90/100/30

Interpretation: Körperlich leicht erniedrigte Energiewerte, ansonsten guter energetischer Zustand.

Blockaden: Geopathie von den Füssen bis zum Oberbauch! Zudem vegetative Blockade Chakra 2 durch den Konflikt Emvita 5.

Konfliktwerte: 30/40/10/20

Therapie: Durch Auflegen der Ampullen von Chavita 2 und Emvita 5 war die Beinlängendifferenz sofort ausgeglichen und die Beckenbeweglichkeit deutlich höher!

Das bedeutet, dass die Beinlängendifferenz funktioneller Natur ist, und nicht anatomisch bedingt. Klaus hatte also recht, die Einlagen nicht tragen zu wollen, denn die Ursache seines Symptoms war energetischer Art.

Erfolg: Eine sofortige Bettplatzumstellung, zusammen mit der Gabe der Tropfen für 5 Wochen, behob nicht nur die Schlafstörungen, sondern auch die orthopädischen Probleme auf Dauer.

Babette, 36 Jahre alt,
litt seit der letzten Schwangerschaft an rezidivierenden **Kreuzschmerzen** im LWS- Bereich, teils mit Ausstrahlung in das linke Bein. Weil sie ihr jüngstes Kind noch stillte, wollte sie keine Schmerzmittel nehmen, sondern suchte nach anderen Lösungen.

Sie hatte dieses LWS-Problem schon jahrelang gehabt, es war aber immer nur in besonderen Belastungssituationen aufgetreten (beim langen Tragen der Kinder, in der Spätschwangerschaft, bei Umzügen etc).

Personenwerte: 50/90/90/60

Interpretation: rein körperlicher Energieverlust, ansonsten sehr guter energetischer Zustand einer spirituell hochentwickelten Frau (kausal 60%).
Blockade: Chakra 2 mit Konflikt Emvita 5 - passt lokalisatorisch hervorragend zur LWS, während sie nach aussen keinesfalls hektisch oder nervös wirkte, im Gegenteil!
Aber so ist es häufig, der Konflikt wird vom Bewusstsein oft überkompensiert!

Konfliktwerte: 20/40/20/40

Kein übermässig grosser Konflikt, aber doch gut für 10 Wochen Therapie - was ich ihr auch mitteilte.

Erfolg: Bereits eine Woche nach Einnahme von Chavita 2 und Emvita 5 war sie komplett schmerzfrei - was sie dazu bewog, nach drei Wochen die Tropfen abzusetzen. Daraufhin kehrte der Schmerz vierzehn Tage später wieder zurück - eine erneute Einnahme der Tropfen für weitere sieben Wochen brachte ihn endgültig zum Verschwinden.

P.S: Der Zentralkonflikt der Dame war „Misstrauen" (Emvita 25) im 7. Chakra - vielleicht musste sie deshalb die Therapie unterbrechen, um sich zu überzeugen, dass sie wirklich „etwas taugte".

<u>Gerda, 40 Jahre alt,</u>
litt seit 20 Jahren an **Colitis ulcerosa,** einer entzündlichen Darmerkrankung, mit blutigen Durchfällen, Darmkrämpfen und Schmerzen. Vor zwei Monaten war ihr ausserdem wegen **Myomen** die Gebärmutter entfernt worden.
Weil alle konventionellen Medikamente bei ihr nicht anschlugen, wollte sie eine „alternative" Therapie versuchen.

Personenwerte: 20/30/40/50

Interpretation: Bei solchen Werten kann man eigentlich nur noch „herzlich Beileid" wünschen, denn sie ist körperlich völlig am Boden - und das bei einem anstrengenden Schichtberuf! -, seelisch ebenfalls ausgelaugt, und mental kaum mehr in der Lage, sich zu konzentrieren - fast wie ein Huhn ohne Kopf! Einzig ihre grosse spirituelle Offenheit (kausal 50%) spendet ihr Energie.

Darauf angesprochen, bejahte Gerda meine Interpretation, ja, genauso fühle sie sich!

Blockaden waren zum einen eine **Geopathie von den Füssen bis zum Nabel!!** - und in dieser Zone lag sie bereits acht Jahre, daneben die vegetative Blockierung von Chakra 2 (genau die Region des Dickdarms) und der Konflikt Emvita 5.

Konfliktwerte: 30/50/10/10 - ein eher kleiner Konflikt, aber auch die Geopathie darf als Energieräuber nicht ausser acht gelassen werden!

Therapie: Durch Auflegen der Ampullen von Geovita, Chavita 2 und Emvita 5 gingen ihre Energiewerte hoch auf 100/90/70 - weshalb ich ihr genau diese drei Medikamente verordnete.

Dadurch werden die Energiewerte zwar noch nicht „optimal", aber ich richte mich bei der Verordnung immer nach der Weisheit des Körpers, der genau weiss, was er möchte und was nicht. Ganz sicher hat Gerda noch andere „energieräuberische" Konflikte in ihrem Energiefeld, aber die sind im Moment nicht „dran", und daher begnüge ich mich mit der Empfehlung, den **Schlafplatz sofort umzustellen** und die Tropfen einzunehmen.

Erfolg: Gerda hatte nach 5 Wochen keine Durchfälle mehr und konnte auch wieder schlafen - dieses Symptom hatte sie anfänglich gar nicht erwähnt (Menschen gewöhnen sich an vieles, und nehmen die Unterschiede häufig erst in der Rückschau wahr).

Durchhalten (Thema von Emvita 6)

Leitsymptome: Durchhalten, selbstbeherrscht sein wollen trotz Gefühl der Hilflosigkeit, somatisierte Ängste

Jane, 42 Jahre alt,
litt seit längerem an **Schlafstörungen** und an Schmerzen und rezidivierenden **Blockierungen des Ileosakralgelenkes.** Sie war Therapeutin, fand unsere Methode faszinierend, hatte sich jedoch immer noch nicht dazu durchringen können, mit einem Testsatz denn auch selbst zu arbeiten.

Personenwerte: 70/70/90/40 - besser als bei „wirklichen" Patienten.

Ihre Blockaden waren zum einen eine geopathische Belastung !!(Schuster hat die schlechtesten Schuhe) sowie das 2. Chakra mit Emvita 6.

Konfliktwerte: 70/20/20/60 - ein ziemlich grosser vitaler Energieräuber, mit grosser unbewusster Verwurzelung (kausal 60%), ausserdem fand ich bei ihr noch den Zentralkonflikt Emvita 20 im 6. Chakra.

Diese beiden Konflikte lassen erkennen, dass es sich bei Jane um eine „Hysterika" handelt. Sie hat ständig viele Pläne, die sie gerne angehen möchte, nur mit der Verwirklichung hapert es dann immer. Auch kommt sie mit ihrem Geld offenbar nicht zurecht, denn bisher konnte sie sich den Testsatz noch nicht leisten.
Der Zentralkonflikt macht auch klar, dass sie „eigentlich" nur immer um sich selbst zirkuliert, und nicht wirklich neue Impulse von aussen möchte.
Der aktuelle Konflikt im Unterbauch bzw. unteren Rücken „passt" von der Lokalisation sehr gut zu den ISG-Beschwerden, während die geopathische Belastung sich vor allem durch die Schlafstörungen bemerkbar macht.

Erfolg: In diesem Falle konnte ich keinen Erfolg erzielen, denn auch die benötigten Medikamente konnte sie sich wegen Geldmangels nicht „leisten".

Lisa, 38 Jahre alt,
wünscht sich seit Jahren vergeblich ein Baby. Ausser einem Fibrom am linken Eierstock und einer geringgradigen Dysplasie am Muttermund bestehen keine Auffälligkeiten.

Personenwerte: 50/60/95/60 Eine geopathische Belastung (siehe dort) wurde ausgeschlossen, im Test fand sich jedoch das zweite Chakra blockiert durch den Konflikt Emvita 6.

Konfliktwerte: 50/70/80/30.

Kommentar: Es wundert nicht, dass Lisa sich erschöpft fühlt (vital 50%), auch emotional ist sie etwas reduziert (60%). Der Konflikt offenbart aber mehrere interessante Aspekte. Er nimmt recht viel Vitalität (50%), noch mehr gute Laune (70%) - und er ist der Patientin äusserst bewusst (80%) - demnach charakterbildend eingestanzt.

Sie ist auch von ihrem ganzen Wesen ausgesprochen ängstlich und besorgt, leicht aus der Fassung zu bringen und unsicher.
Wenn man sich vor Augen hält, dass das 2. Chakra „Mut und Kraft" zum Oberthema hat, so erscheint der unerfüllte Kinderwunsch hier in einem ganz anderen Licht. Vielleicht fürchtet sie sich vor der Verantwortung, vielleicht hatte sie selbst eine konfliktreiche Kindheit, vielleicht plagen sie Ängste bezüglich einer Behinderung des Kindes, angesichts ihres fortgeschrittenen Alters?
Solche Ängste können massiven Stress im Körper auslösen, und damit die empfindlichen Hormonachsen stören. Der Konflikt wird derzeit behandelt, das Ergebnis bleibt abzuwarten.

In einem solchen Fall halte ich künstliche Befruchtungsmassnahmen für völlig abwegig, weil damit der Wille der Seele völlig übergangen wird - und das rächt sich früher oder später.

<u>Carol, 54 Jahre alt</u>
War eine spirituell aufgeschlossene, freundliche Frau, die trotz früher Verwitwung ihr Leben als reich aund ausgefüllt betrachtete.
Sie wollte sich weiterentwickeln, und kam deshalb zur Testung.

Personenwerte: 100/30/80/70, also volle Vitalität, emotionales Energiedefizit, mentale Normalwerte und hohe Kausalwerte (70%).

Bemerkung: Immer dann, wenn die Kausalwerte eines Klienten deutlich höher sind als seine Emotionalwerte - in der gleichen Sitzung - kann man daraus schliessen, dass derjenige entweder schon viel an seiner seelisch-geistigen Weiterentwicklung gearbeitet hat, oder aber den „Segen" höherer Mächte geniesst.

Ihre Energieblockade lag im 2. Chakra mit dem Konflikt Emvita 6.

Konfliktwerte: 50/30/20/10

Man kann hier sehr schön sehen, dass ein Konflikt mit grosser vitaler Ladung sich nicht notwendigerweise auf der Vitalebene des Patienten niederzuschlagen braucht. Der Konflikt hat die Möglichkeit, zwischen der Vital- und Emotionalebene des Patienten zu „shiften"; d.h. er kann sich körperlich auswirken oder aber direkt emotional.

Daher empfiehlt es sich bei der Therapie auch immer, die körperliche und vegetative Achse mit dem passenden Chavita mitzubehandeln.

<u>Lisbeth, 65 Jahre alt,</u>
litt seit einigen Monaten an therapieresistenten **Schmerzen in der unteren Wirbelsäule** mit Ausstrahlung in die Hüfte und den Oberschenkel. Die Schmerzen hielten sie vom Schlafen ab, trotzten jeder Behandlung und seien ihr ausserordentlich lästig. Sie konnte, als sonst sehr vitale und sportliche Person, kaum noch Treppen gehen, an ihre Morgengymnastik sei gar nicht zu denken.

Personenwerte: 80/30/20/40, mit dem Konflikt Emvita 6.

Konfliktwerte: 80/20/30/20.

Interpretation: Lisbeth ist ein klassischer Fall von Somatisierung. Ihre Energiewerte zeigen ein erhebliches Defizit im emotionalen Energiebereich (nur noch 30%), während sie „eigentlich" nur über etwas Körperliches klagt. Der Konflikt hingegen hat eine hohe vitale Ladung (80%), was besser zu den Beschwerden passt. Man kann daraus rückschliessen, dass ihr das emotionale Defizit nicht bewusst ist, dass sie dafür aber den Körper sprechen lässt.

Erfolg: Nach fünf Wochen Behandlung mit Emvita 6 ist der Konflikt nicht mehr zu testen - sie kann durchschlafen, und ihr Kreuzweh ist verschwunden.

Beim Nachtest sind ihre Personenwerte bei 60/60/80/50, als Konflikt zeigt sich Emvita 28 (falsch denken) im 7. Chakra.

Konfliktwerte: 100/80/30/70 - ein Riesenkonflikt!!!

Im Gespräch wird auch klar, was Lisbeth eigentlich umtreibt. Sie fühlt sich alt, verbraucht und unnütz, und sie sieht keinen Sinn mehr in ihrem Leben („warum hüpf ich eigentlich noch herum?") Ihr wird klar, dass sie den tieferen Sinn des Lebens bezweifelt, in der Tiefe ihres Herzens keinen festen Glauben hat, und, anstatt auf ihre eigene innere Stimme zu hören, viel zu sehr in festgefügten Konventionen gelebt hat.
Dankbar nimmt sie meinen Vorschlag an, ihre Denkweisen doch einmal daran zu messen, ob sie ihr gemäss sind, oder ob sie sich nicht doch in weiten Teilen überlebt haben.
Zur Unterstützung dieses Prozesses verordne ich ihr Emvita 28 und Chavita 7.

<u>Sandra, 48 Jahre,</u>
eine Kollegin, rief mich völlig verzweifelt an, nachdem bei ihr ein **Mamma-Carzinom** festgestellt und vor kurzem operiert worden war. Sie habe ein Grading 3, also eine relativ schlechte Prognose trotz kleinen Tumors, weil dieser Tumor undifferenziert gewachsen sei. Man habe ihr eine Chemotherapie empfohlen (CMF-Schema), die derzeit laufe. Jetzt wolle sie aber auch selbst aktiv etwas tun.

Und sie tat schon viel: Sie hatte ihre Ernährung komplett auf „gesund" umgestellt, behandlete sich mit Mistel, mit Vitaminen und Enzymen, mit Thymuspräparaten und machte Sport.

Personenwerte: 70/30/70/40, also ein überwiegend emotionales Problem.

Sie sagte auch, sie fühle sich körperlich fit, nur die Bedrohung durch die Krebserkrankung belaste sie sehr. Ich fand bei ihr eine **Geopathie durch den gesamten Körper!!!**, zusätzlich den Konflikt Emvita 6 im zweiten Chakra.

Konfliktwerte: 50/30/10/20 - ein gut zu bewältigendes Problem.

Ich empfahl ihr also die Sanierung des Schlafplatzes, was auch gelang, und verordnete ihr Chavita 2 und Emvita 6.

Neugieriger Mensch, der ich bin, testete ich auch noch ihren Zentralkonflikt - das empfiehlt sich bei allen schweren Erkrankungen - und mit Emvita 15 (verängstigt) im 4. Chakra wurde ich fündig.
Der Konflikt testete 50/10/50/80 - also ein Lebensthema (Kausalwert deutlich über 50), das von der Lokalisation im Brustbereich perfekt zum Brustkrebs passte, und von der Thematik her den aktuellen Konflikt (somatisierte Ängste) ebenso perfekt wiederspiegelte.

Ich empfahl ihr, nach der Behandlung des aktuellen Konflikts langfristig den Zentralkonflikt anzugehen. Im Gespräch meinte sie noch, sie sei „eigentlich" ihr Leben lang kein ängstlicher Mensch gewesen, sondern eher forsch und zupackend.
Ja, das ist exakt die Art, wie unsere Persönlichkeit mit solch tiefsitzenden Ängsten umgeht - sie werden kompensiert, mit sehr viel Power und Energie, um sie dadurch in Schach zu halten.

Erfolg: Nach einem Jahr sah ich sie wieder - Sandra wirkte sehr frisch und munter, sie hatte all meine Empfehlungen umgesetzt, war fit, trieb Sport, fühlte sich wohl, hatte keinerlei Hinweis auf Fortschreiten der Tumorerkankung. Ihre Energiewerte waren hervorragend (80/80/100/60), und sie hatte gelernt, die verborgenen Ängste in ihr Leben zu integrieren, gleichzeitig aber über sie hinauszuwachsen.

Regina, 47 Jahre alt,
litt seit vielen Jahren an **innerlicher Unruhe** und **Durchschlafstörungen.** Körperlicher Schwachpunkt waren ihre **Rückenverspannungen,** die jeder Therapie trotzten.In der Familie waren der Vater und eine Schwester früh gestorben, und sie war seit jeher diejenige, die sich um die Mutter kümmerte.

Personenwerte: 80/50/80/30 - also lediglich im emotionalen Bereich reduziert.

Ursache war Emvita 6 mit **Konfliktwerten** von 70/40/40/20.

Durch die Kombination von Chavita 2 und Emvita 6 testete der Emotionalwert mit 100%.

Bei der Besprechung der Ergebnisse war ihr spontan klar, dass sie ihre Ängste und Befürchtungen - auch jetzt mit der zunehmend pflegebedürftigeren Mutter - komplett in den Körper verschoben hatte. Damit waren die Ängste „weg von der Bildfläche", machten sich jedoch in Form der somatischen Rückenschmerzen ständig bemerkbar.

Erfolg: Nach fünf Wochen Therapie konnte sie durchschlafen, hatte keine Rückenschmerzen mehr und wirkte deutlich ruhiger.

Nestor, 37 Jahre alt,
war leitender Direktor einer grossen Firma. Seit mehr als zehn Jahren litt er an wiederkehrenden **Hörstürzen,** mit **Ohrgeräuschen** und **Schwindel.** Dies beeinträchtigte ihn natürlich erheblich in seiner Berufsausübung, denn als Kommunikationsmensch war er auf Konferenzen, Telefonate und Gespräche angewiesen.
Er hatte vor Jahren schon die gesamte schulmedizinische Diagnostik inclusive Kernspintomographie durchführen lassen, alles ohne greifbaren Befund.

Personenwerte: 40/80/80/70, was darauf hinweist, dass er körperlich erschöpft ist, auf allen anderen Leveln ist seine Energie weitgehend ungestört.

Als **Konflikt** fand sich Emvita 6 mit Werten von 60/70/30/70, also ein gewaltiger Energieräuber mit grossem Widerstand!!
Auch in diesem Fall ist wieder der Zusammenhang zwischen Chakra und Symptom sehr schön zu sehen: Das 2. Chakra gehört energetisch zu Niere und Nebenniere, auch zu unserem Umgang mit Stress. Aus der Akupunktur ist andererseits der Zusammenhang zwischen Niere und Ohr gut bekannt. Ein Symptom wie der Hörsturz kann also segmental sehr wohl zum 2. Chakra gehören, und nicht, wie man vielleicht annehmen könnte, zum 6. Chakra!!

Der Hintergrund dieses Falles war, dass der Patient sich permanent überforderte, weil er sich für den ganzen Betrieb verantwortlich fühlte, immer präsent war, und stets Stärke und Zuversicht ausstrahlen wollte. Seine nicht eingestandenen Ängste manifestierten sich über das Hören - seine Ohren „klappten immer dann zu", wenn es seiner Seele zuviel wurde.

Erfolg: Er konnte das sehr leicht einsehen, änderte sein Verhalten, und war innerhalb weniger Wochen mit Chavita 2 und Emvita 6 wieder hergestellt.

Julie, 2 Jahre alt,
litt schon seit Geburt unter **therapieresistenter Verstopfung.** Alle 5 Tage bekam sie Durchfall, anschliessend war die Verstopfung wieder da. Sie wurde schon ein Jahr mit diversen Homöopathika behandelt, ohne jeden Erfolg.
Auffällig war an ihr, dass sie sich sehr an die Mutter klammerte, wenig expansiv war, wie andere Kinder ihres Alters, insgesamt einen ängstlichen Eindruck machte.
Die Mutter bestätigte auch, dass sie nur ungern auf eigenen Beinen stände, und lieber getragen werde.

Personenwerte: 30/50/90/50

Interpretation: Solch niedrige Vital- und Emotionalwerte sind bei einem Kind noch bedrohlicher als bei einem Erwachsenen, denn Kinder haben in der Regel auf allen Ebenen „volle Batterien" - haben sie es nicht, geht es ihnen wirklich schlecht.

Konfliktwerte: 30/30/20/40

Der Hintergrund war, dass die Mutter während der Schwangerschaft an Plazentainsuffizienz gelitten hatte, d.h. die Durchblutung zum Baby war schlecht. Sie musste viel liegen, und hatte ständig **Angst,** sie könne ihr Baby verlieren. In die Zeit der Schwangerschaft fiel auch der Unfalltod des Bruders der Mutter, sodass auch dadurch Ängste auf das werdende Kind übertragen wurden. In Form der Verstopfung zeigten sich jetzt diese gespeicherten Ängste bei Julie.

Erfolg: Sie erhielt Chavita 2 und Emvita 6 in der Kinderdosis von 2 mal 4 Tropfen täglich, und nach fünf Wochen war die Verstopfung einer normalen Verdauung gewichen. Verblüffender für die Mutter war jedoch, dass Julie sich jetzt weg von ihr traute - sie wollte plötzlich alleine die Welt entdecken!

Rosi, 55 Jahre alt,
litt seit Kindheit an **Asthma.** Ihre Mutter hatte sie alleine grossgezogen, war jedoch arm und frustriert gewesen. Rosi wurde wegen Lappalien häufig geschlagen oder in den Keller gesperrt, wo sie Todesängste ausstand und sich alleingelassen fühlte. Sie sei schon als Kind immer krank und in ihrer Entwicklung verzögert gewesen.
Vor Jahren sei ihr Ehemann gestorben, und sie habe sich aus Angst vor dem Alleinsein zu schnell wieder an einen neuen Partner gebunden.

Personenwerte: 60/50/90/60

Interpretation: Sowohl körperlich als auch seelisch ist Rosi reduziert, während sie sich mit Willenskraft (Mentalwert 90%) und mit göttlicher Hilfe (kausal 60% - höher als ihr eigener Emotionalwert von 50%) aufrechterhält.

Konfliktwerte: 80/80/30/70 - ein massiver Konflikt, dem es deutlich besser geht als Rosi.

Ich bin verblüfft, dass durch Auflegen beider Ampullen auf ihren Bauch ihre Vitalität und emotionale Befindlichkeit beide auf 100% ansteigen - ein Zeichen, dass ihr Körper den Konflikt zusammen mit der vegetativen Stabilisierung behandeln will.

Erfolg: Rosi hat die Medikamente vier Monate lang täglich eingenommen - aber sie hat trotz des Herbstes keinen einzigen Infekt bekommen, und auch keine Asthmaanfälle.

Viola, 35 Jahre alt,
litt seit vielen Jahren an einer ausgeprägten **Angsterkrankung.** Neben Verlustangst und Existenzangst hatte sie Angst vor dem Autofahren, Angst, loszulassen und Angst vor allen neuen Situationen. Sie erwähnte, dass ihre Mutter Alkoholikerin gewesen sei, kommentierte die Situation aber nicht weiter.

Personenwerte: 40/50/90/10

Interpretation: Viola war körperlich und seelisch angegriffen, ihr Kopf (und damit das Ego oder die Willenskraft) funktionierte gut.

Konfliktwerte: 30/60/30/60

Der Konflikt war ein grosser emotionaler Energieräuber, über den sie schon einiges wusste (mental 30%), der aber sehr tief in ihrem Unterbewussten verankert war (60% kausal). Ich denke, dass sie seit frühester Kindheit gelernt hat, dass sie wegen der Unzuverlässigkeit der Mutter auf sich allein gestellt war, und dass sie sich Angst nicht „erlauben" konnte.
Irgendwann war ihre Verteidugungsbastion jedoch zusammengebrochen, und sie wurde von allen möglichen Ängsten förmlich überschwemmt.

Erfolg: Durch Gabe von Chavita 2, Emvita 6 und den positiven Lösungssatz (siehe dort) konnte Viola nach einem Vierteljahr angstfrei autofahren und traute sich auch an neue Situationen.

P.S: Ihr Zentralkonflikt (Emvita 14 im Herzchakra, „eingeschlossen, Zwänge") dokumentiert noch einmal deutlich ihr Grundgefühl dem Leben gegenüber. Dieser Zentralkonflikt, oder das Lebensthema, wie ich es lieber nenne, wird behandelt werden, sobald sie energetisch gut balanciert ist - denn den Zentralkonflikt anzugehen, ist schwere Seelenarbeit, und erfordert gute energetische Polster.

Eva, 48 Jahre alt,
war wegen eines **Bandscheibenvorfalls** im Lendenbereich seit über einem Jahr arbeitsunfähig. Neben wiederkehrenden **Nierenbeckenentzündungen** litt sie an ständiger Müdigkeit und unklaren Erschöpfungszuständen.

Personenwerte: 40/30/90/20
Interpretation: Solch niedrige Werte im vitalen und emotionalen Bereich machen eine chronische Erschöpfung und Müdigkeit nur zu verständlich.

Konfliktwerte: 60/80/20/80

Dagegen ging es ihrem Konflikt (ihrem Lebensthema) wie der Made im Speck - er hatte hervorragende Werte, und hätte diese ohne Testung auch sicher gerne behalten.
Die Lokalisation des Konflikts und die Lokalisation der Beschwerden (Niere, LWS) passte hervorragend, und das Thema „durchhalten, nur keine Schwäche zeigen, alles in den Körper verlagern" verstand Eva nur zu gut - so hatte sie sich seit Kindertagen verhalten

Therapie und Erfolg: Ich machte Eva klar, dass sie diesen Konflikt mindestens vier Monate behandeln müsse. Da Zentral-Konflikte des 2. und 6. Chakra zum Charakterbild des Hysterikers gehören, für den nur hier und heute zählen, und für den Konsequenz nichts ist, was zu seinen hervorstechendsten Merkmalen gehört, war es nötig, sie so klar darauf hinzuweisen. Schon nach zwei Wochen wollte sie nachgetestet werden (wieder diese charaktertypische Ungeduld), weil sie meinte, es ginge ihr schon viel besser.

Nach drei Monaten waren die Kreuzschmerzen auf ein Mass zurückgegangen, das es ihr erlaubte, ohne Schmerzmittel den ganzen Tag auf den Beinen zu sein. Blasen- oder Nierenbeckenentzündungen traten in der ganzen Zeit keine mehr auf, obwohl die Behandlung in die kalte Jahreszeit fiel.

Vermeintliche Stärke (Thema von Emvita 7)

Leitsymptome: Vermeintliche Stärke, Arroganz, trotzig , schnippisch, heimlich unterlegen

Hartmut, 50 Jahre alt,
hatte sich in den letzten Jahren zunehmend für spirituelle Themen interessiert und sich geschäftlich selbstständig gemacht. Der wirtschaftliche und private Erfolg wollte sich jedoch nicht in dem Masse einstellen, wie er es sich erträumt hatte. Daher wollte er von mir getestet werden, um mehr Klarheit zu bekommen.

Personenwerte: 70/60/100/40 - im emotionalen Bereich etwas reduziert, sonst ordentlich.

Konfliktwerte: 70/20/40/70 - erheblicher vitaler Energieräuber, ziemlich bewusst (mental 40%), aber sehr widerstandskräftig (kausal 70%).

Im Therapietest erhöhte die Gabe von Emvita 7 und Chavita 2 den Emotionalwert auf 100%, weswegen ich diese beiden Tropfen auch verschrieb.
Im Gespräch wurde klar, dass Hartmut sich beruflich ständig verausgabte, sich wenig Ruhe und Erholung gönnte, sozusagen immer „im 5. Gang unterwegs" war. Dieser Raubbau an seinen Ressourcen führte natürlich zu seelischer und körperlicher Erschöpfung.

Erfolg: Da er noch keine festumrissenen körperlichen Symptome hatte, gelang es ihm mit der Medikation leichter, den Weg zurück zum Wohlbefinden zu gehen.

Chrissie, geb.1961
ist als Therapeutin tätig, und kam, weil sie sich für die Methode interessierte. Sie war eine schlanke, vital wirkende Frau, sehr redselig, unterschwellig argwöhnisch und machte auf mich spontan den Eindruck eines **„Koryphäenkillers"**. Sie berichtete, sie habe in der Pubertät eine Hepatitis durchgemacht, eine Endometriose sei bekannt, sie habe Unterleibskrämpfe und **Schmerzen im Kreuzbeinbereich,** dabei oft Kopfschmerzen, überhaupt stimme der **Hormonhaushalt** nicht. Dies beunruhige sie, denn sie habe zweimal durch Kaiserschnitt entbunden, wolle aber nochmal schwanger werden, um das Erlebnis einer normalen Geburt nicht zu verpassen. Überhaupt meinte sie, dass die Sectiones überflüssig gewesen seien, man habe sie gegen ihren Willen dazu gedrängt. Fast nebenher erwähnte sie, dass ihr Sohn ein massives Drogenproblem habe.

Personenwerte: 30/90/80/20, d.h., die Patientin war massiv in ihrer Vitalität beeinträchtigt, während sie seelisch völlig ausgeglichen zu sein schien. Das wunderte mich angesichts der realen Probleme in der Familie.

Es fanden sich Blockaden im 2. und 6. Chakra (im übrigen eine häufige Kombination) mit den Emvitas 7 („vermeintliche Stärke") und als weiteren Konflikt Emvita 23 („angespannt").

Das leuchtete ihr ein, sie sagte jedoch, dass ihr bisher keine Art von körperbezogener Therapie geholfen habe, sie mache ja schon ganz viel. Ihr Körper würde ihr aber nicht gefallen und sie fühle sich in ihm auch nicht heimisch.

Mein Eindruck von ihr war, dass alle Symptome von einer ungeheuren Widersprüchlichkeit gekennzeichnet waren, so wie auch sie allen Therapieversuchen widersprach. Sie schien aus ihrer „schwierigen Art" eine Art von Lustgewinn zu beziehen, der jegliches therapeutische Engagement konterkarierte.

Erfolg: Trotz meiner Bitte um Rückmeldung hörte ich nichts mehr von ihr.

Manuel, 65 Jahre alt,
kam als Begleiter eines Patienten aus dem Ausland, und wollte sich testen lassen, „weil er jetzt schon einmal da sei". Er sei eigentlich immer gesund gewesen, ausser einer Gallenoperation sei nie etwas ernsthaftes gewesen. Gestern jedoch sei er auf seine rechte Hand gestürzt, und die Wunde habe sogar genäht werden müssen.

Personenwerte: 80/80/100/30 - erwartungsgemäss gut für jemanden, der sich „eigentlich" gesund fühlt.

Die Blockade lag im 2. Chakra mit dem Konflikt Emvita 7, der 20/40/10/20 testete.

Kein grosser Konflikt, keine grosse Beeinträchtigung der Lebensenergie - und doch schimmerte bei diesem Herrn das Bedürfnis durch, mir gegenüber noch stabiler und robuster zu erscheinen, als er es ohnehin schon war.

Jan, 65 Jahre alt,
hatte diverse **Magengeschwüre** gehabt, und nehme ständig Säureblocker ein. Vor Jahren sei bei einem Unfall sein rechter Fuss verletzt worden, der ihn immer noch gelegentlich schmerze. Kürzlich habe sein Hausarzt die **Zuckerkrankheit (Diabetes mellitus)** bei ihm festgestellt. Er fühle sich abends sehr müde und ausgelaugt, was aber auch daran liegen könne, dass er den Zustand des „Rentnerdaseins" nach einem Leben als Selbstständiger noch nicht gewöhnt sei.

Personenwerte: 50/70/100/40

Interpretation: Er war körperlich wirklich nur noch „auf zwei Töpfen" anstelle auf vieren, ansonsten ordentlich.

Ich fand keine Geopathie, jedoch die vegetative Blockade im 2. Chakra mit dem Konflikt Emvita 7.

Konfliktwerte: 80/30/10/80

Dieser Konflikt war ein massiver körperlicher Energieräuber, mit enormer unbewusster Verankerung, also sehr hartnäckig. Von den Werten her könnte man meinen, es handle sich um den Zentralkonflikt - der war aber Emvita 11 (hungrig nach guten Gefühlen) im Oberbauch.

Therapie: Ich verordnete Jan für 20 Wochen die Medikamente (Chavita 2 und Emvita 7), um ihn körperlich aus dem vegetativen Dauerstress herauszubringen. (Die Nebenniere produziert ja nicht nur Adrenalin als Stresshormon, sondern auch Cortison als Entzündungshemmer - und Wirkstoff, der den Blutzukkerspiegel anhebt!!!). Dadurch verschwanden die chronischen Magenschmerzen, der Diabetes wurde besser einstellbar, und er fühlte sich nicht mehr müde.

Im zweiten Schritt wurde die Behandlung des „Lebensthemas" angegangen, der „Hunger nach guten Gefühlen" - die eigentliche Ursache hinter dem Auftreten der Zuckerkrankheit.

Der Oberbauch ist die Region, die mit dem Thema Verdauung zu tun hat, mit der Bauchspeicheldrüse als Zentralorgan - und diese vegetativ zu harmonisieren, war unser Ziel.

Chakra - 2 - Störungen ohne zugeordnete Konflikte

Jutta, geb.1950
testete ich im Rahmen eines Seminars mit dem Reba- Testgerät. Ich fand bei ihr gute Energiewerte, lediglich eine geringe Einschränkung auf der Vitalebene. Von den Chakren sprach nur das 2. Chakra an, jedoch keiner der zugeordneten Konflikte. Als ich schon glaubte, falsch getestet zu haben - sowas kommt vor, dessen sollte man sich bewusst sein - sagte eine der anderen Seminarteilnehmerinnen: „Schaut mal, sie hat ja eine **Beinlängendifferenz**!"

Daraufhin wurde Jutta einer chirotherapeutischen Behandlung nach Dorn unterzogen, um das blockierte Ileosakralgelenk, das die Beinlängendifferenz nach sich gezogen hatte, zu deblockieren. Nach dieser Manipulation testete ich sie nach, und wirklich, jetzt war auch das 2. Chakra energetisch ausgeglichen. Ich empfahl ihr dennoch zur Stabilisierung des Effekts die Einnahme von „Chavita 2" für drei bis vier Wochen.

Anmerkung: Auch dies ein gutes Beispiel dafür, nicht zu sehr zu „psychosomatisieren!". Es gibt noch mehr als nur seelische Konflikte! Hier als Beispiel eine mechanische „Somatose".

Zusammenfassung von Chakra 1 und 2

Die Themen von Chakra 1 und 2 sind entwicklungsgeschichtlich der Kindheit und frühen Jugend zuzuordnen, der Zeit also, in der man normalerweise eine ziemlich stabile Vorstellung von sich als „Ich" oder „Selbst" entwickelt.
Man weiss, was man gerne tut und was nicht, hat auch schon ziemlich genaue Vorstellungen vom eigenen Geschmack, begreift sich als Individuum und als eigenständiges Wesen.
Man weiss zudem, dass man einem bestimmten Volk zugehört, in einem bestimmten Land, einer Region und Gemeinde lebt, kennt die wichtigsten Mitglieder der Familie und fühlt sich mit ihnen verbunden und solidarisch.
Man hat ausserdem begriffen, dass man in der Geschwisterreihe eine bestimmte Position innehat, die mit bestimmten Rollenerwartungen oder Zuschreibungen einhergeht.

In der Schule hat man neben Wissen auch einen bestimmten Platz innerhalb der Klassengemeinschaft erworben.

Es geht also in einem übergeordneten Sinn im 1. und 2. Chakra um die Entwicklung von Vertrauen zu sich selbst, Selbstwertgefühl und Eigenliebe.

Teil 3: Das Oberbauch-Chakra und seine Konflikte

Das dritte Chakra gehört von der Organzuordnung zur Bauchspeicheldrüse, von der vegetativen Steuerung zum Solarplexus und liegt zwischen den beiden Unterkanten der Rippenbögen.
Es steht traditionell für all das, was ein Organismus im eigentlichen, aber auch im übertragenen Sinne **„verdauen"** muss.

Da sind zunächst die Nahrungsmittel, die als artfremde Eiweisse, Kohlenhydrate und Fette mit allen Begleitstoffen in das eigene System **integriert** werden müssen, um sinnvoll in „Eigenes" umgebaut und eingebaut werden zu können und damit dem Körper nützlich zu sein. Gleichzeitig sollten Stoffe, die nicht nützlich, oder gar schädlich sind, vom Körper wieder ausgeschieden werden - es geht also auch ums Loslassen. Lernt der Körper diese Aufgaben nicht oder nicht richtig, so sind zahlreiche Allergien oder Nahrungsmittelunverträglichkeiten die körperliche Folge. Seelisch hat man aber etwas anderes nicht oder nicht richtig „verdaut".
Auch im übertragenen Sinne geht es um die **Assimilation** von Fremdem.

Stellt man sich den reifenden Organismus vor, dessen Chakra-3- Entwicklungszeit in die Spanne zwischen üblicherweise 14 und 21 Jahren fällt, so ist dies die Zeit ständigen Lernens als Neuerwerb von Wissen, das - zunächst noch fremd - bald zum eigenen Schatz gehört, weiterverwendet und variiert wird. Nicht alles, was wir in der Schule lernen, brauchen wir auch im späteren Leben - vieles ist unnötig, und wird vergessen, wichtige Fähigkeiten behalten wir aber gerne.
Wir lernen in dieser Phase also auch zu **unterscheiden** zwischen wichtig und unwichtig, zwischen Freund und Feind, zwischen nützlich und schädlich.

Daneben fällt in diese Zeit die erste ernsthafte Auseinandersetzung mit dem anderen Geschlecht, in dieser Zeit ereignen sich die ersten Flirts, die ersten erotischen Beziehungen, die ersten Enttäuschungen und das Unverständnis, mit diesen anderen, der eigenen Wahrnehmung oft so fremden Verhaltens - und Empfindensweisen umzugehen.

Zum 3. Chakra gehören als zugeordnete Konflikte die Themen der Emvitae® 8 - 11, die zum Inhalt haben:

- Isoliert - Emvita® 8
- Explodieren - Emvita® 9
- Mehr Habenwollen - Emvita® 10
- Hungrig nach guten Gefühlen - Emvita® 11

Die unterschiedlichen Gefühle, die hier angesprochen sind, lassen sich gut unter einen Hut bringen, wenn man sie als Temperamentsunterschiede betrachtet, mit denen sich die verschiedenen Charaktere an das Thema „Enttäuschungen zu verdauen" heranmachen.

Die erste Gruppe traut sich nicht, herzhaft ins Leben „reinzubeissen" und **isolieren** sich so vom Fluss der Energie, was aber auch dazu führt, dass sie ganz heimlich unglücklich sind über die nicht genutzten Gelegenheiten.

Die nächsten sind schon deutlich aktiver in der Art, auf Neues zuzugehen, sie sind jedoch extrem empfindlich, wenn nicht gleich alles so läuft, wie sie es wollen. Sie werden schnell ärgerlich und **zornig** und neigen dann eher zur Zerstörung, als noch einen weiteren Versuch zu unternehmen nach der Devise „Trial and Error". (Man könnte auch neudeutsch formulieren: die Frustrationstoleranz ist noch nicht sehr ausgeprägt). So bleiben diese Menschen oft im Zorn stecken, z.B. über eine unglückliche Liebe, anstatt diese als Erfahrung zu verdauen und einen neuen Versuch zu wagen.

Das genau lebt eine weitere Gruppe jedoch bis zum Extrem. Sie wollen ständig mehr von allem, wollen alles ausprobieren und werden ständig von ihren Trieben getrieben. Über dieser Konsummentalität vergessen sie, darüber nachzudenken, ob all das, was sie haben oder **haben wollen,** auch zu ihnen passt und von ihnen verwertet werden kann. In diesen Kontext fallen auch alle Triebverschiebungen - Menschen, die Sex mit Liebe verwechseln, die aus Frust „fressen", die besinnungslos arbeiten, sich betrinken, um abzuschalten, all dies, ohne sich je ernsthaft zu fragen, ob ihr System solches Verhalten „verdauen" kann. Mehr Habenwollen kann relativ häufig und gerade bei seelisch sonst sehr weit Entwickelten auch sehr sublim versteckt sein, etwa als spirituelle „Sucht" und „Mehr Habenwollen"! Es geht hier um eine Mélange von Zufriedenheit und Stimmigkeit, in der Tiefe um einen Machtkampf, der auf tiefer Frustration beruht.

Die vierte Gruppe erinnert mehr an einen, der vor gefülltem Kühlschrank **verhungert,** weil nichts, was ihm angeboten wird, seinen Hunger wirklich stillt und ihn zufrieden macht.

Immer ist derjenige auf der Suche, innerlich ruhelos und unausgefüllt, teils sucht er über das Essen die Leere zu füllen, die er innerlich fühlt, teils verweigert er dem Körper Nahrung. Das Verdauen und Verwerten, d.h. die kreative Weiterentwicklung, ist dabei auf jeden Fall gestört. So kann es sein, dass wir dieses Konfliktthema sowohl bei jemandem mit Übergewicht als auch bei jemandem mit Anorexie finden, bei Menschen mit Magenschmerzen genauso wie bei Diabetikern. Generell kann man sagen, dass die seelischen Themen des Oberbauchs wegen ihrer zentralen Bedeutung für das Überleben (ohne Nahrung gehen wir zugrunde) ausserordentlich häufig anzutreffen sind.

Wenn man sich manche Kulturen, vor allem Amerika, genau ansieht, so fällt auf, dass es nirgendwo auf der Welt soviele extrem übergewichtige Menschen gibt wie dort - während es auch nirgendwo soviele Möglichkeiten gibt, seinen Hunger, zumindest den körperlichen, zu stillen, wie in Amerika. Die Fülle der Nahrungsangebote, selbst in Einkaufszentren für Bekleidung, ist überwältigend.

Aber wie steht es mit der Qualität der angebotenen Nahrung?

Für mich schmeckte es überall fad, verpackt, einheitlich „junk-food“ - viel süss, viel fett, aber wenig Vitamine (die gibt es extra in Form von Vitaminpillen....). Erschreckender fand ich noch den Mangel an guter geistiger oder seelischer Nahrung in einem Land, dessen oberste Devise „making money“ ist....

Ich denke, es gibt einen Zusammenhang zwischen den Ernährungsproblemen und den sozialen Problemen dort, und der Art, wie das ganze Leben dort betrachtet wird.

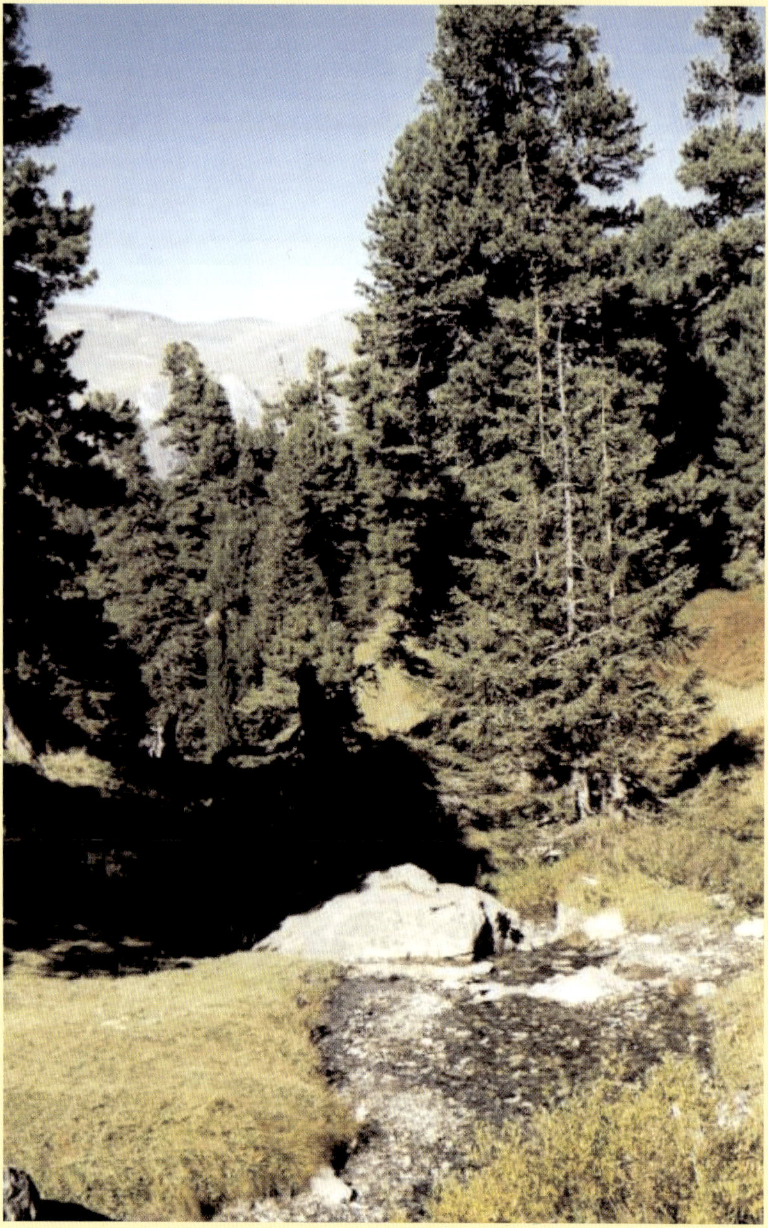

(wie der Fluß auf diesem Bild muss sich auch die Seele ihren eigenen Weg suchen und auswählen, was sie mitnimmt und was sie liegenlässt)

Symptome eines gestörten 3. Chakra können sein:

- Diabetes mellitus
- Ulkus ventriculi
- Ulkus duodeni
- Gallensteine
- Hepatitis
- Pankreatitis, Pankreasinsuffizienz
- Leberzirrhose
- Nahrungsmittelunverträglichkeit
- Druck im Oberbauch
- Völlegefühl
- Übelkeit
- Chronische Gastritis

- Bulimie
- Anorexie
- Übergewicht
- Alkoholsucht
- Lethargie
- Antriebslosigkeit
- Tobsuchtsanfälle
- Jähzorn
- Depression
- Gier
- Machthunger

Wir brauchen uns nur das ständig zunehmende Heer an Allergikern oder alle Menschen anzusehen, die diverseste Unverträglichkeiten haben, sowie die enorme Zunahme von Gewalt und Depression in Schulen, am Arbeitsplatz und in den Familien, um unschwer zu erkennen, in welch vielfältiger Form ungelöste Chakra-3-Konflikte auch in unserem Land vorhanden sind.

Wer zwischen sich und seiner Umwelt nicht differenzieren kann, wird sich leicht von Pollen, Hausstaub, Nahrungsmitteln usw. bedroht fühlen. Meine Erfahrung geht mittlerweile dahin, dass ich einen deutlichen Rückgang der allergischen Symptome sehe, wenn der dahintergelegene seelische Konflikt aufgelöst wurde!

Dabei ist interessanterweise die Allergie entwicklungsgeschichtlich keineswegs ein Zuwenig an Schutz und Aggression, sondern im Gegenteil ein Zuviel davon: bei „Primitiven" mit ihrer Unmenge an immunologischen Stressoren gibt es praktisch keine Allergie! Ihr Immunsystem hat „Besseres" zu tun als in einer zivilisatorischen „Luxusverwahrlosung" imaginäre Feinde in Form von Pollen etc. zu erschaffen....

Wer nur ein unklares Bild seines „Selbst" hat, wird auch häufiger aggressiv auf andere zugehen und wird versuchen, seine Selbstbehauptung mit Gewalt durchzusetzen.

Praxisbeispiele dazu:

Isoliert (Thema von Emvita 8)

Leitsymptome: isoliert, interesselos, stumpf, versteckt etwas unglücklich, Faulheit, lethargisch, antrieblos

Elsa, 48 Jahre alt,
litt seit Jahren an einer **chronischen Hepatitis C.** Sie vertrug ihre chemischen Medikamente sehr schlecht und suchte nach einer Alternative. Die Hepatits C war Folge einer Bluttransfusion, die sie bekam, weil sie nach einem unerkannten intrauterinen Kindstod vor 20 Jahren einen septischen Schock erlitten hatte. Elsa war eine zierliche Frau mit leicht gelblichem Hautkolorit, wirkte vorgealtert und eingefallen. Sie klagte über häufige Müdigkeit, sie könne manchmal schlecht essen, ihr sei häufig übel, und durch die Medikamente fühle sie sich noch viel schlechter als ohne.

Personenwerte: 60/60/80/30, - vital und emotional reduziert, jedoch nicht übermässig.

Ihr chemisches Medikament Interferon reduzierte im Test jedoch ihre Vitalität auf 20%, das Ribaverin beliess die Vitalität bei 60%, verbesserte sie aber nicht. Damit war klar, warum sie sich mit dieser Medikation subjektiv nicht wohl fühlte - sie half ihr energetisch in keinster Weise!!
Ich fand eine Blockade im 2. Chakra mit dem Konflikt Emvita 5 (hektisch, nervös), der Werte von 20/10/40/30 hatte.
Zusätzlich untersuchte ich ihren Zentralkonflikt - und der war Emvita 8!

Konfliktwerte: 60/80/20/90 - das war schon sehr viel eher eine Erklärung für ihren schlechten Zustand - und der Konflikt passte auch vom Segment her zur Leber!! Das Konfliktthema passte aber auch zu der immer noch lebendigen Trauer um das damalige Kind. Elsa hatte sich in ihr inneres seelisches Schnekkenhaus zurückgezogen, hatte den Verlust nie mehr thematisiert - zumal sie ein lebendes Kind hatte - aber innerlich frass dieser Kummer weiterhin an ihr. Sie verstand dieses Thema sofort.

Therapeutisch verordnete ich ihr Chavita 3 und Emvita 8, womit im Test alle ihre Energielevel auf 100% angehoben wurden!

Anja, 25 Jahre alt,
kam wegen einer unklaren **Hauterkrankung** zu mir. Sie mache sich grosse Sorgen, ob dies nicht etwas Chronisches sein könne, sie untersuche ihre Haut täglich auf neue Veränderungen, und sei völlig verzweifelt. Schon beim Gedanken daran, dass diese Sache nicht mehr weggehe, fühle sie sich verunstaltet. Verschiedene Hautärzte hätten sich auf keine einheitliche Diagnose festlegen können, was sie zusätzlich irritiere, und sie wolle jetzt einfach Klarheit haben.

Personenwerte: 100/20/70/40, also einzig im emotionalen Bereich eine massive Beeinträchtigung.

Ihr aktueller Konflikt Emvita 24 (Unbehagen) mit Werten von 30/40/20/40 konnte den emotionalen „Energieverlust" nicht ausreichend erklären.

Daher untersuchte ich ihren Zentralkonflikt: Emvita 8 !

Konfliktwerte: 30/80/10/20 war!!

Das passte zum Symptom - denn Hauterkrankungen haben häufig etwas sozial Isolierendes an sich, denn sie werden mit Ansteckungsgefahr gleichgesetzt, das passte aber auch noch zu anderen Hintergründen, von denen sie primär nichts erzählt hatte. Sie litt nämlich auch noch an unklaren Allergien - die ich gehäuft dem 3. Chakra zuordnen kann. Sie hatte darüberhinaus mehrere Jahre lang an Schmerzen im Oberbauch gelitten, für die keine diagnostische Begründung gefunden werden konnte. Sie meinte jedoch, das habe mit der schwierigen Beziehung zu ihrem Vater zusammengehangen. Dieser habe sie als Mädchen nie akzeptiert, habe immer den Bruder vorgezogen, und sie nie gemocht. Aufgrund dieser Zusammenhänge entschloss ich mich, bei ihr den Zentralkonflikt anstelle des aktuellen Konflikts zu behandeln, denn der Zentralkonflikt hatte all ihre emotionale Energie gespeichert.

Der Therapietest bestätigte dies auch, er ergab Energiewerte von 100/100/100/70 bei Behandlung mit Chavita 3 und Emvita 8.

Erfolg: Anja verlor nicht nur ihre Symptome an der Haut, sie schaffte es sogar, mehr aus dem Haus zu gehen, und sich mit jungen Menschen ihres Alters zu treffen.

Mona, 28 Jahre alt,
hatte vor drei Monaten einen Sohn geboren, den sie stillte. Sie fühlte sich sehr schwach und **gestresst**, weil das Kind nicht durchschlafe, und nachts sehr viel weine und dann getragen werden wolle. Sie sei mit den Nerven am Ende, und fühle sich als schlechte Mutter, weil das Kind so viel quengle.

Personenwerte: 20/40/100/30

Interpretation: Diese junge Mutter ist körperlich wirklich am Ende (vital 20%), aber auch psychisch ist sie sehr angeschlagen (emotional 40%), sie hält sich nur mit Willenskraft aufrecht (mental 100%). Ursache war zum einen eine Geopathie im Unter- und Oberbauch - damit eine vegetative Blockade sowohl der Niere als auch der Leber, der beiden grossen Ausscheidungs- und Entgiftungsorgane, und den Konflikt Emvita 8.

Konfliktwerte: 90/50/10/20 - also ein maximaler vitaler Energieräuber, und seelisch ein mittelschweres Problem.

Therapie und Erfolg: Zunächst und als erstes bat ich sie, ihr Bett an einen neutralen Platz zu verschieben. Aus der Erfahrung weiss ich, dass Kinder, vor allem Säuglinge, die nicht schlafen, wegen der Geopathie nicht schlafen **können,** eher, als dass sie aus purer Bosheit nicht schlafen **wollen!** Kein Kind bringt in dem Alter vorsätzlich seine Mutter an den Rand einer Wochenbettdepression, viel häufiger ist es so, dass dieser Störfaktor einfach nicht bedacht und folgedessen auch nicht beseitigt wird.

Ich verordnete ihr Geovita, Chavita 3 und Emvita 8 und hörte nach sechs Wochen von ihrer Mutter, dass sowohl sie als auch der Knabe bestens gediehen - kein Wort mehr von Schlafstörungen oder Erschöpfung. Der Konflikt zeigte aber auch, dass sie sich an die relative soziale Isolation, die ein Säugling für die junge Mutter mit sich bringt - zusammen mit der neuen Wohnsituation, nach dem Umzug in die grössere Wohnung - erst gewöhnen musste, um sie dann zu überwinden. Dieser Schritt von der jungen Frau zur Mutter (lebenslang!!) muss seelisch als Herausforderung erst einmal bewältigt werden.

Dies gehört zu den grossen lebensgeschichtlichen Krisen, wie auch Pubertät, Wechseljahre, Todesfälle in der Familie etc.

Katharina, 50 Jahre alt,
Bei ihr, einer extrem sensiblen Heilerin in einem äusserlich robusten Körper, fand sich als Konflikt Emvita 8 . Auf Anhieb scheint das Mittel nicht recht einzuleuchten. Sie berichtete aber, sie habe schon oft in ihrem Leben Situationen erlebt, wo sie sich „abgeseilt" habe, sobald es „um die Wurst" ging. So habe sie noch nie einen sterbenden Patienten bis zum Tod begleitet.

Bei der Nachtestung 6 Wochen später fand ich im Reba-Test Energiewerte von 40% vital und 100% emotional. Als Konflikt Emvita 20 („Selbstgenügsamkeit") im 6. Chakra. Auch dieser Konflikt hat mit Isolation zu tun, nur auf einer höheren Ebene. Ich erklärte ihr, dass es ein Mittel ist für Menschen, die in sich selber kreisen, oder sich in sich selber zurückgezogen haben.

Später am Abend erzählte sie, ihr sei schlagartig klar geworden, dass sie, seit sie im Alter von 14 Jahren zufällig in einem Schrank ihre eigene Adoptionsurkunde gefunden habe, mit niemandem aus der Familie darüber gesprochen habe, sie habe dieses Wissen vor allen verheimlicht. Sie sei seither „wunschlos" geworden, habe sich nicht mehr getraut, irgendetwas zu wollen.

Oft fühle sie sich wie eine Kugel, rund, in sich geschlossen, aber von aussen nicht angreifbar.

Ein halbes Jahr später sah ich sie wieder. Sie berichtete, es ginge ihr sehr gut, sie habe durch die Einnahme der Mittel viele ihrer emotionalen Probleme lösen können, ihre heilerischen Fähigkeiten haben sich noch enorm gesteigert.

Betty, 33 Jahre alt,
befand sich nach der Trennung von ihrem langjährigen Freund in einer **Lebenskrise.** Sie sei enorm ehrgeizig, wolle sich beruflich verändern, aber sie wisse nicht, was ihr Spass mache, und was sie eigentlich tun solle. Sie fühle sich zu **erschöpft,** um etwas Neues zu beginnen.

Personenwerte: 70/30/100/80

Interpretation: Körperlich geht es ihr gar nicht so schlecht, aber emotional ist sie ausgelaugt, und fühlt sich deshalb so mies. Zudem ist sie eine spirituell extrem offene Person (kausal 80%), die alle Einflüsse der Umwelt „ohne Schutzfilter" in sich aufnimmt.

Ein hoher Kausalwert ist daher Segen und Fluch in einem - einerseits erhalten wir Schutz und Führung durch höhere geistige Mächte, andererseits sind wir den negativen Schwingungen der Umwelt in weit stärkerem Masse ausgesetzt als ein Mensch mit niedrigen Kausalwerten. (Der hat dann allerdings damit zu kämpfen, dass er das Leben häufig als sinnlos erlebt).

Konfliktwerte: 60/60/30/60

Der Konflikt war ein recht kräftiger Energieräuber, sowohl vital als auch emotional, der zudem mit 30% Bewusstheit schon einige Male in ihrem Leben aufgetaucht war, mit 60% kausaler Verankerung jedoch ziemlich widerstandskräftig war.

Therapie und Erfolg: Ich verordnete ihr je drei Flaschen Chavita 3 und Emvita 8 - für eine Behandlung von 15 Wochen. In dieser Zeit entschloss sich Betty, nun doch einen sozialen Beruf zu ergreifen, der sie mit mehr Menschen zusammenbrachte - auch das Teil der Bearbeitung des Konfliktthemas „isoliert sein oder sich wenigstens so fühlen".
Mit einer neuen Beziehung wollte sie sich noch Zeit lassen, bis sie die alte „verdaut" hatte.

Ria, 48 Jahre alt,
hatte eine **Tumorerkrankung im Kopf** erfolgreich überstanden, und wollte mit der Methode an die Hintergründe ihrer Krankheit gelangen. Sie litt unter **Asthma bronchiale,** hatte aber erst kürzlich das Rauchen aufgegeben - wohl auch im Zusammenhang mit ihrem Projekt „mehr Gesundheit verwirklichen". Da sie ebenfalls therapeutisch tätig war, wollte sie schnellstmöglich wieder arbeitsfähig werden.

Personenwerte: 70/60/100/90

Interpretation: Am auffälligsten ist ihr extrem hoher Kausalwert, was ich ihr auch so sage. Sie lächelte und meinte, ja, das wisse sie, dass sie „eine Bataillon fitter Schutzengel" um sich habe, sonst hätte sie ihre Tumoroperation nicht so gut überstanden.
Emotional und vital können ihre Werte noch verbessert werden - so, wer sind die Energieräuber?

Konfliktwerte: 70/70/10/50

Mit diesem doch recht massiven Konflikt konnte sie viel anfangen. Sie habe einen Beruf, der sie mit vielen Menschen in Kontakt bringe, aber sie sei eben immer nur in ihrer professionellen Rolle gefragt, nicht so sehr als Mensch - da fühle sie sich relativ alleine.

Weil es bei ihr um die Behandlung einer Tumorerkrankung ging, testete ich noch den Zentralkonflikt, das Lebensthema: Dieses war „Schock, tiefgefrorene Gefühle", dem Hals zugeordnet .

Therapie und Erfolg: Zunächst behandelte ich Ria mit Chavita 3 und Emvita 8 für 10 Wochen - profan ausgedrückt, um ihre Entgiftungsfabrik „Leber" wieder ungestört arbeiten zu lassen (3. Chakra war blockiert durch den Konflikt). Anschliessend bearbeitete sie ihren Zentralkonflikt für weitere vier Monate am Stück. Bereits nach acht Wochen konnte sie wieder arbeiten, fühlte sich gut und belastbar, alle seitherigen Nachsorgeuntersuchungen zeigten keinerlei Hinweis für Neuauftreten eines Tumors oder Metastasierung.

Explodieren (Thema von Emvita 9)

Leitsymptome: Explodieren, extrem gestaut, Zerstörungswut, absichtlich böse sein wollen, Jähzorn, Tobsuchtsanfälle

<u>Rita, 40 Jahre alt,</u>
erzählte, es habe in den letzten Jahren sehr viel Belastung gegeben, u.a. habe sie ihre Mutter bis zu deren Tod gepflegt, jetzt fühle sie sich ausgelaugt, erschöpft, **kraftlos.** Sie habe häufige **Magendarmbeschwerden** und **Allergien.** Sie war eine äusserlich sehr sanfte Frau, die mit leiser, freundlicher Stimme sprach. Sie wolle eigentlich nur sich einmal um sich kümmern können, es habe zu viele Veränderungen in ihrem Leben gegeben.

Personenwerte: 20/ 0/ 80/ 0, also vital und emotional völlig am Boden. Ja, so fühle sie sich auch, wie ein lebender Zombie, nichts mache mehr Freude, sie sei nur noch müde. Betroffen war Chakra 3, als Konflikt fand ich Emvita 9.

Konfliktwerte: 100/ 100/ 10/ 20.

Die gestaute Wut, die sich bei ihr hinter einem sehr sanften, hilfsbereiten Wesen verbarg, hatte sie in eine schwerste Erschöpfungsdepression getrieben, die mithilfe von „Emvita 9" und „Chavita 3" schon innerhalb von 14 Tagen deutlich gebessert war.

Anmerkung: Wie bei etlichen Depressiven fand sich auch hier eine Art Skorpionsprinzip, den aggressiven Stachel gegen sich selbst zu wenden, einerseits um es allen Recht zu machen, anderseits um nicht in einem Tobsuchtsanfall alles in Schutt und Asche zu legen...

Myra, 44 Jahre alt,
hatte sich gegen grosse Widerstände ihrer Familie beruflich und privat verändert. Sie hatte sich damit zwar „verwirklicht", bezahlte jedoch körperlich in Form von **Reizdarmbeschwerden, Fettunverträglichkeit** und häufigem **Spannungskopfschmerz,** seelisch in Form von Trauer über den Zwist mit der Familie, und den Verlust ihres sozialen Umfelds, an dem sie sehr gehangen hatte.

Personenwerte: 80/50/100/70, mit dem Konflikt Emvita 9.

Konfliktwerte: 90/100/20/100, also ein massiver Energieräuber- und ihr Lebensthema, aktiviert durch die lebensgeschichtlichen Umstände!

Im Gespräch konnte sie erkennen, dass es nicht Trauer war, was sie spürte, sondern Wut! Da sie sich nicht erlaubte, diese zu äussern, und gegen die als ungerecht empfundene Behandlung vonseiten ihrer Familie aufzubegehren, wendete sich diese Wut gegen sie - und sie musste in einem doppelten Sinne büssen.

Erfolg: Durch die Behandlung mit Emvita 9 und Chavita 3 änderte sich Myra in den Wochen danach dramatisch. Sie schrieb ihrer Familie klärende Briefe, machte ihren eigenen Standpunkt deutlich und klar, ging auch in Konfrontation mit ihrem neuen Umfeld. Dies machte sie zwar kurzfristig, nach eigenen Aussagen, kratzbürstig und fast unausstehlich, bewirkte aber, dass sie ihre Kopfschmerzen völlig verlor, das Essen wieder besser vertrug, und auch in ihrem Darm Ruhe einkehrte.

Nach drei Monaten Therapie sagte sie: „Anfangs war es wie barfuss durch die Hölle, aber jetzt fühle ich mich wirklich friedlicher in mir und mit mir - und die anderen merken das auch."

Anita, 28 Jahre alt,
litt seit fast zwei Jahren an **neuralgischen Schmerzen des Gesichtes,** für die keine Erklärung gefunden werden konnte. Ausserdem fühlte sie sich **ständig erschöpft** und müde, brauche viel Schlaf, habe immer **kalte Hände und Füsse,** und das alles, obwohl sie früher sehr viel Sport gemacht habe und immer fit gewesen war.
Als Auslöser der Beschwerden erinnerte sie eine Virusinfektion am Auge, sie sah aber keinen Zusammenhang mit der Schwangerschaft und der Stillzeit ihres inzwischen knapp einjährigen Kindes. Sie hatte ein naturgesundes Gebiss, keine Operationen, in der Anamnese lediglich Pfeifer`sches Drüsenfieber als Kind und seit vier Jahren einen **Heuschnupfen.**

Personenwerte: 30/30/70/30 mit Blockaden im 2. Chakra durch den Konflikt Emvita 5 (hektisch, nervös, vegetative Daueranspannung). Der **Konflikt** hatte Werte von 20/30/20/30, konnte demnach den schlechten Zustand der Patientin nicht hinreichend erklären.

Ihr Zentralkonflikt war Emvita 17 im 5. Chakra, was sie als „Zwanghafte" auswies. Den Zentralkonflikt behandelte ich aber vorderhand nicht.

Beim zweiten Test nach 10 Wochen: **Personenwerte:** 30/50/90/20 für eine junge Frau nach wie vor wirklich jammerwürdig, und entsprachen dem Bild einer psychophysischen Erschöpfung mit reaktiv-depressiven Zügen. (vital 30%, emotional 50%). Als Blockaden fand ich diesmal das 3. Chakra mit dem Konflikt Emvita 9.

Konfliktwerte: 40/60/10/40 - ein mittelgrosses Problem - schwer genug, um sie energetisch zu reduzieren, aber da musste noch etwas anderes im Spiel sein.

Also testete ich Mineralien und Spurenelemente, und die Phytotherapeutika.

Dabei erhöhte Kupfer ihren Vitalwert auf 60%, Zink beliess ihn bei 30%, Fischöl erniedrigte ihre Vitalität sogar auf 10% und Johanniskraut war der Volltreffer mit einer Erhöhung auf 100%. Mit Emvita 9 wurde die Vitalität auf 80% gesteigert.

Erfolg: Als logische Folge dieser Testergebnisse verordnete ich ihr Johanniskraut, Emvita 9 und Kupfer- was die Neuralgie und die Erschöpfung innerhalb von zwei Monaten beseitigte.

Gisela, 55 Jahre alt,
litt seit dreissig Jahren an chronischen **Kreuzschmerzen**, die jeder Behandlung trotzten. Vor zwei Jahren hatte sie sich von ihrem Ehemann getrennt, seither lebte sie mit ihrer Tochter alleine im Haus, hatte jedoch eine schlechte Beziehung zu dieser Tochter - kurz, die Atmosphäre war gespannt.

Personenwerte: 70/50/80/40

Interpretation: Der seelische Dauerstress äussert sich sowohl in den reduzierten Emotional- als auch Mentalwerten, während sie körperlich gar nicht so schlecht dran ist.

Konfliktwerte: 80/50/40/50 - eine ziemlich heftige Wut, die ihr Energie abzieht, die ihr ausgesprochen bewusst ist, die aber immer noch 50% kausalen Widerstand hat.

Erfolg: Gisela nahm Chavita 3 und Emvita 9 für 15 Wochen ein, und ihr Leben änderte sich dramatisch. Sie setzte ihre Tochter vor die Tür „wenn Du schon nicht mit mir sprichst, und kein gutes Wort für mich hast, kannst Du Dich auch völlig um Dich selbst kümmern....", sie wechselte die Schlösser in ihrem Hause aus, damit auch der Exmann nicht mehr kommen und gehen konnte, wie es ihm passte - und was sie am meisten verblüffte: Ihre Kreuzschmerzen verschwanden!

Susi, 35 Jahre alt,
litt seit 2 Jahren an einer **Multiplen Sklerose (MS)**, die trotz Behandlung mit Cortison und Chemotherapie weiter fortschritt. Sie war chronisch müde, alle „wachmachenden" Medikamente machten sie nur noch müder. Sie hatte Störungen des Bewegungsablaufes, und leichte Störungen der Schrift, ihre Sprache war etwas verlangsamt. Sie kam auf Anraten ihrer Familie zu mir, und war zunächst äusserst skeptisch.

Personenwerte: 60/60/30/20

Interpretation: Neben der leichten Beeinträchtigung der Energie auf der vitalen und emotionalen Ebene ist es vor allem der extrem niedrige Mentalwert, der mich beunruhigt. Bei einem solchen Wert (30%) muss „das Denken weh tun", d.h. Konzentration und Wachsein bedeutet eine unendliche Anstrengung. Das kann Susi nur bestätigen.

Blockaden: Eine **Geopathie** von Kopf bis Fuss ist das erste, was ich finde. In dieser Zone lag Susi die letzten acht Jahre, was den Ausbruch der MS sicher begünstigt hat! Was mich wirklich erschütterte, war, dass bereits ein Rutengänger ihr Schlafzimmer untersucht hatte - und zu den exakt gleichen Ergebnissen gekommen war. Nur hatte sie ihren Schlafplatz nicht gewechselt, weil sie nicht an solchen „Humbug“ glaubte. Ihr aktueller Konflikt war Emvita 1 (sich nicht gut genug fühlen) im Beckenchakra, mit Werten von 20/40/20/20. Ein solch kleiner Konflikt konnte für mich nicht die Ursache für eine solch massive Erkrankung wie MS sein. Also testete ich ihren Zentralkonflikt: Emvita 9 „explodieren, gestaute Wut“

Konfliktwerte: 90/50/10/80

Ich legte ihr die Ampullen von Geovita, Chavita 3 und Emvita 9 auf, um zu sehen, welchen therapeutischen Erfolg ich mit der Kombination zu erwarten hätte. Daraufhin gingen ihre Werte auf 90/100/100 - also wieder volles emotionales und mentales Potential!!

Erfolg: Nach vier Monaten Behandlung mit den drei Mitteln erhielt ich folgende Rückmeldung von ihrer Familie - Susi sei sehr unangenehm geworden, rege sich über vieles auf, und werde laut und wütend. Es sei schwierig, mit ihr auszukommen. Andererseits seien die Entzündungsherde im Gehirn deutlich zurückgegangen und vernarbt, ihre Konzentrationsfähigkeit sei deutlich besser, sie sei auch nicht mehr so müde.
Ihre Sprache sei klarer geworden, ihre Beweglichkeit sei gebessert, sie habe die chemischen Medikamente nicht mehr gebraucht.

Emma, 55 Jahre alt,
eine sanfte, freundliche Frau, litt seit einem halben Jahr an einem **Juckreiz** der Schulter, zusammen mit **Gefühlsstörungen** im Zeigefinger. Sie war wegen einer Dupuytren`schen Kontraktur an beiden Händen bereits operiert worden, hatte immer wieder Blockierungen der BWS und konnte nicht einschlafen, weil sie offenbar im Kopf nicht abschalten konnte.

Personenwerte: 70/30/100/90

Das Vollbild einer Depression, dabei noch gute vitale Werte, und eine überdurchschnittliche Offenheit des Kausalkörpers.

Konfliktwerte: 80/90/30/70 - eine unglaublich grosse Wut hatte ihr den Grossteil ihrer Energie geraubt. Nun waren auch ihre Symptome besser verstehbar. Die Dupuytren`sche Kontraktur wird in der Medizin mit Lebererkerankungen in Verbindung gebracht (Leber = 3. Chakra, Sitz der „Wut"), und die Schulter ist mit der Lokalisation im 5. Chakra die energetische Verbindung zum 3. Chakra. (oben- unten- Koppelung).

Erfolg: Emma konnte im Gespräch einerseits die Zusammenhänge klar durchschauen, andererseits war sie sehr dankbar, dass sie sich ihre Symptome nicht nur „einbildete". Durch die Behandlung verschwanden die Kribbelschmerzen in den Fingern und der Juckreiz vollständig. (Man kann darüber spekulieren, was sie sonst noch so juckte, und was sie kribbelig machte - was sie sich aber aufgrund ihrer sanften „Fassade" zunächst nicht zu äussern wagte. Sie wurde mutiger und aufmüpfiger durch die Therapie, was sie wiederum besser schlafen liess, denn das entlastete ihren Kopf.

Mehr Habenwollen (Thema von Emvita 10)

Leitsymptome: unersättlich gierig, ständig unzufrieden, vereinnahmend, machtbesessen, diktatorisch, rücksichtslos, Triebhaftigkeit, aggressiv, Mehr Habenwollen

<u>Gila, 33 Jahre alt,</u>
litt an immer wiederkehrenden **Blockierungen der Brustwirbelsäule.** Sie könne Gymnastik machen, sich chirotherapeutisch behandeln lassen, alles helfe nicht. Das sei zwar nicht beängstigend, aber der permanente unterschwellige Schmerz gehe ihr eben auf die Nerven, und sie wollte sich testen lassen.

Personenwerte: 30/30/100/20 - das ist weit mehr als nur Blockierungen - nämlich das Vollbild einer psychophysischen Erschöpfung, was sie auf Nachfrage auch bestätigte. Hierbei zeigt sich, dass die meisten Menschen sich auch an relativ schlechte Werte adaptieren, und sie von sich aus gar nicht mehr zur Sprache bringen. Die vegetative Blockade war das 3. Chakra - also auch der Sitz der Brustwirbelsäule.

Konfliktwerte: 40/40/20/20 - mittelgross (vital und emotional je 40%), aber nicht mehr hartnäckig (kausal nur 20%).

Die Verordnung von Chavita 3 und Emvita 10 wird laut Test die Vitalität auf 80% anheben. Das Konfliktthema war ihr sehr vertraut, denn sie häufte seit Jahren Wissen über Wissen an, wollte auf allen Fachgebieten ihres Berufes beschlagen sein und überforderte sich dabei regelmässig.

Erfolg: Nach nur fünf Wochen Einnahme der Tropfen klagte sie nicht mehr über die Wirbelsäule.

Wilhelm, 68 Jahre alt,
litt nach der überraschenden Trennung von seiner Frau, mit der er lange verheiratet gewesen war, an **Schlaflosigkeit, Appetit-und Lustlosigkeit,** dem Gefühl, seine Arbeit mache keinen Spass mehr, und die Welt sei grau in grau. Kurz, er zeigte alle Symptome einer klassischen reaktiven Depression. Auf der körperlichen Seite klagte er über diverse **Knochenschmerzen, Gelenkarthrosen,** ein „schwaches Herz" bei Z.n. Herzinfarkt, **Verstopfung,** Mundtrockenheit und häufige Augenentzündungen.

Personenwerte: 60/30/100/50, also eine echte Depression und auch eine körperliche Beeinträchtigung, während sein Mentalapparat problemlos arbeitete, und auch sein tiefes Unterbewusstsein ungewöhnlich offen war. Die Energieblockade sass im 3. Chakra mit dem Konflikt „Emvita 10".

Konfliktwerte: 30/30/10/10 - ein ziemlich kleiner Konflikt mit wenig Widerstandskraft. Im Konfliktthema kam jedoch schön zum Ausdruck, dass Wilhelm sich für seinen bevorstehenden Lebensabend „mehr versprochen hatte", als das Leben jetzt für ihn bereit hielt. Er wollte seine Arbeit mit der damit verknüpften Anerkennung, ein schönes Heim, genügend Geld für ein sorgloses Leben, seine junge Frau, die ihn vergöttert - und jetzt diese Blamage..... Er fühlte sich zutiefst gedemütigt und beschämt, und es war ihm deutlich anzumerken, dass er in der für ihn ungewohnten Situation der Macht- und Ratlosigkeit völlig gelähmt war.
Die Kombination von Chavita 3 und Emvita 10 testete mit 80% für den Emotional- und Vitalwert, weswegen ich mich entschloss, zunächst nur diese beiden und ein Johanniskrautpräparat zu geben, und den weiteren Verlauf abzuwarten.

Erfolg: Er meldete sich nicht mehr bei mir, ich hörte aber über einen Freund von ihm, dass er sich wohler fühle.

Maria, 70 Jahre alt,
litt seit ca.20 Jahren, nach **Entfernung der Gallenblase** wegen Steinen, an einer ängstlich-agitierten Depression, an **Hochdruckattacken** ,v.a. nach Aufregungen, an rezidivierenden Divertikulitisschüben bei **Divertikulose** und **Reizdarm.** Es fiel auf, dass Maria immer dann besonders ärgerlich über ihre Symptome war, wenn sie entweder besonders gut gegessen hat, d.h. sich ein orales Bedürfnis befriedigt hat, oder wenn sie wieder einmal zu intensiv geputzt hat, was ja mehr den analen Trieben nach Freud entspricht. Auffällig war weiter, dass sie häufig kam, um sich speziell den Bauch untersuchen zu lassen, da sie befürchtete, hinter den Schmerzen, Krämpfen und Blähungen stecke am Ende doch eine Krebserkrankung. Durch die Untersuchung und die Behandlungen verschwand die Angst dann sehr schnell, jedoch hielt der Effekt und die Zufriedenheit nie lange an. Bei der Testung sprach das 3. Chakra an, und als Konflikt „Emvita 10".

Bei Maria steckte also hinter dem zwanghaften Bedürfnis nach ständiger medizinischer Diagnostik und Therapie das „Mehr haben wollen." Durch die Behandlung mit „Emvita 10" sank ihre Besuchsfrequenz bei mir deutlich, auch wirkte sie bei weitem nicht mehr so angstvoll.

Sanna, 10 Jahre alt,
hatte als gesunde Schwester eines epilepsiekranken Mädchens jahrelang im Schatten der Schwester gestanden. In letzter Zeit wurde sie zunehmend **„zickig"** und anspruchsvoll, wollte beispielsweise von der Mutter zur Schule gefahren werden, obwohl die Schule auch zu Fuss innerhalb von 10 Minuten zu erreichen war. Beim Einkaufen verlangte sie stets nach neuen Spielsachen - und ihre Mutter, die der Erkrankung der Schwester wegen ohnehin ein permanent schlechtes Gewissen ihr gegenüber hatte, gab immer wieder nach.

Personenwerte: 60/100/100/60

Interpretation: Sanna geht es „eigentlich" gut, nur vital ist sie nicht ganz auf der Höhe.

Kinder äussern nie Müdigkeit oder Erschöpfung, wenn es ihnen vital nicht gut geht, sie werden eher unleidlich und „schwer erziehbar".

Konfliktwerte: 50/60/20/80

Ein aktiver Zentralkonflikt! Sannas Konflikt brachte zum Ausdruck, worum es in der familiären Situation ging: Sie wollte mehr - vom Leben, mehr Qualität, nicht unbedingt mehr Quantität! Durch die Erkrankung der Schwester waren häufig gemeinsame Unternehmungen wie Schwimmen oder Eislaufen verschoben worden, auch hatte die Mutter kaum Zeit, mit ihr zu kuscheln, weil die Schwester ständig Anfälle gehabt hatte - all dies hatte an Sannas Vitalität und guter Laune gezehrt.
Ich besprach den Konflikt mit der Mutter, gab der Tochter nur die Tropfen als „Powertropfen" und thematisierte den Konflikt dem Mädchen gegenüber nicht.

Erfolg: Durch die Behandlung - und sicher auch dadurch, dass die Mutter das Thema bewusst bearbeiten konnte - verschwand Sannas Anspruchshaltung weitgehend. Sie wurde ausgeglichener, und auch zu ihrer Schwester freundlicher.

<u>Christian, 5 Jahre alt,</u>
war von einem Nervenarzt als als **ADS-Kind (Aufmerksamkeitsdefizitsyndrom)** und **Epilepsie**kranker diagnostiziert worden. Seine Mutter erzählte, er habe erst sehr spät laufen und reden gelernt, sei sehr schüchtern und wolle nicht mit anderen Kindern spielen. Das Kind wirkte auf mich wie ein Dreijähriger, er konnte mich kaum direkt ansehen, wollte immer zur Mutter auf den Schoss, war motorisch ungeschickt und unsicher.

Personenwerte: 60/50 - bei solch kleinen Kindern verzichte ich häufig auf die Testung der Mental- und Kausalwerte, denn die wichtigsten Beeinträchtigungen liegen auf der Vital- oder Emotionalebene.

Als Blockade fand ich eine **Geopathie** durch den ganzen Körper - kein Wunder, konnte er sich nicht richtig entwickeln!

Konflikt: Sein Konflikt war Emvita 10, der bei Behandlung, zusammen mit Chavita 3, den Vitalwert auf 100% und den Emotionalwert auf 90% anheben müsste.

Erfolg: Christian erhielt beide Tropfen in der Kinderdosis von 2 mal 4 Tropfen pro Tag, für zehn Wochen. Von seiner Mutter erhielt ich nach dieser Zeit einen begeisterten Anruf: Christian sei so mutig geworden, er habe Fahrradfahren gelernt, er spiele jetzt gerne mit den anderen Kindern, rede wie ein Buch, könne sich alleine die Hemden knöpfen, und die Schuhe binden. Seit der Umstellung des Schlafplatzes wache er morgens fröhlich auf, habe keine „Zuckungen" mehr, und wolle auch viel vorgelesen bekommen. Offenbar könne er sich besser konzentrieren, denn er kenne viele Buchseiten schon auswendig und bestehe auf exaktem Vorlesen.

Sie werde ganz sicher auf eine Therapie mit „Ritalin" bei ihrem Sohn verzichten!

P.S: Sein Lebensthema war übrigens Emvita 2 (Mangel an Zentrierung) im Beckenchakra - was ich so werte, dass er noch gar nicht ganz in seiner Mitte angekommen ist, und noch nicht wirklich hier auf der Erde Wurzeln geschlagen hat. Dieses Thema, wie auch das aktuelle, besprach ich wiederum ausschliesslich mit der Mutter, nicht mit dem Kind!

Hungrig (Thema von Emvita 11)

Leitsymptome: im Innersten unzufrieden, hungrig nach guten Gefühlen, Süchte, Anorexie, Bulimie

Lisbeth, 9 Jahre alt,
litt an multiplen vegetativen Fehlsteuerungen mit **Schlafstörungen, Ängsten, Unruhe, Bauchschmerzen.**

Sie selbst hatte bei der Testung Energiewerte von 60%Vitalität und 50% Emotionalität. Das 3. Chakra fand sich blockiert durch den Konflikt Emvita 11, der mit 30% Vitalität und 50% Emotionalität doch recht stark war, und viel von Lisbeths Lebensenergie wegnahm. Ursache hierfür war die schwierige familiäre Situation, in der Lisbeth lebte. Ihre Eltern stritten sich ständig, sie als sensibles Kind litt darunter, sodass der Konfliktinhalt als ihr „Hunger nach guten Gefühlen in der Familie" gedeutet werden darf.

Erfolg: Nach fünf Wochen Behandlung schlief sie gut und klagte keine Bauchschmerzen mehr.

Karina, 70 Jahre alt,
hatte in jungen Jahren den Ehemann verloren, und zog ihre beiden Kinder alleine gross. Sie selbst litt seit vielen Jahren an einem ausgeprägten **metabolischen Syndrom, sprich Hochdruck, Diabetes, Übergewicht und Fettstoffwechselstörung.** Daneben hatte sie eine **chronische Bronchitis** und **degenerative Gelenkerscheinungen.** Ihre **depressive Grundstimmung** führte in weiten Teilen des Jahres dazu, dass sie ihren Haushalt komplett verwahrlosen ließ und nichts geregelt bekam. Auffällig war ausserdem, dass sie nichts wegwerfen konnte, egal, ob es alte Marmeladengläser oder Zeitschriften waren. Sie musste alles horten, obwohl sie wusste, dass dieses Verhalten das Chaos in ihrer Wohnung nur noch verstärkte. Dabei war sie eine sicherlich überdurchschnittlich intelligente und patente Frau, die blitzschnell Zusammenhänge durchschaute und auch nicht auf den Mund gefallen war, nur sich selbst kam sie nicht bei.

Personenwerte: 30/30/100/50

Konfliktwerte: 50/50/10/50 - als Ausdruck ihres inneren Hungers nach Leben; kein Wunder bei soviel ungelebtem Leben, bedauerlicherweise stillte sie ihren „Lebens - Hunger" nur immer am Kühlschrank. Obwohl sie wusste, dass sie mit ihrer Ess-sucht ihre Gesamtprognose merklich verschlechterte, war sie nicht in der Lage, ihr Verhalten zu ändern. Im Kopf hatte sie oft grosse Pläne, die sie aber in der Realität nicht umsetzte.

Erfolg: Nach Gabe von „Emvita 11" und „Chavita 3" für drei Monate gelang es ihr aber doch, 10 Kilo abzunehmen, ihre Stimmung hellte sich merklich auf, und sie ging auch wieder mehr unter Menschen.

Maja, geb. 1952,
war von Beruf technische Zeichnerin. Sie kam zu mir, nachdem im Jahr zuvor ihre Mutter an Tuberkulose und ihr Ehemann an einem Schlaganfall verstorben waren.

Sie klagte über eingeschlafene Hände, **rheumatische Schmerzen** im ganzen Körper sowie **Reizdarmbeschwerden.** Im Blut fand sich ein positiver Rheumafaktor. Neben einer Behandlung mit Mistel für die Halswirbelsäule wurde die Patientin angewiesen, deutlich mehr zu trinken. (um die Ausscheidung von Schlacken über die Niere und den Darm anzuregen)

Bei der Reba-Testung fand ich eine **Geopathie,** eine Schwächung des 3. Chakra sowie als Konflikt Emvita 11. Die beiden testete ich gelegentlich gleichzeitig. Im Falle von Maja erklärte ich mir das durch das Trauererlebnis, das sie nötigte, jetzt erst recht mehr vom noch verbliebenen Leben haben zu wollen. Gleichzeitig war sie durch den Verlust verstört und wirklich hungrig nach guten Gefühlen, die sich jedoch nach Tod von Partner und Mutter nicht so ohne weiteres einstellen wollten. Personenwerte: 20/30/100/40 Ich verordnete der Patientin Fluctin (ein chemisches Antidepressivum), weil sie in einem wirklich sehr reduzierten Allgemeinzustand war. Dazu bekam sie „Emvita 11", die Geopathie wurde saniert, d.h. das Bett an einen anderen Platz verstellt.

Nach mehr als einem Jahr sah ich sie, einer Erkältung wegen, wieder.
Ich fragte sie, wie es ihr ginge, und sie erwiderte, es sei ihr die ganze Zeit glänzend gegangen. Sie habe keine Depressionen mehr und finde ihr Leben wieder schön und lebenswert.

Anmerkung: Gerade therapieresistente Beschwerden im jüngeren Alter sollten uns an Geopathien denken lassen. Sowohl die Wirbelsäule als auch Reizdarm und Rheuma normalisierten sich bei Maja ohne spezifische Therapie lediglich durch die Umstellung des Bettplatzes.

<u>Bettina, geb.1952,</u>
war eine sehr freundlich wirkende, leptosome, fast anorektische Lehrerin, die vor Monaten gestürzt war und sich den Ellbogen gebrochen hatte. Nach 8 Wochen Gips resultierte eine totale **Muskelatrophie** und **Bewegungseinschränkung.** Weder mit Krankengymnastik noch sonstigen Methoden bisher großer Progress. Dies empfand sie umso störender, als sie demnächst eine Stelle mit mehr Verantwortung antreten möchte. Durch die Krankheit sei sie an ihre Grenzen gekommen, erlebe derzeit **berufliches Mobbing,** und wolle wissen, was da wirklich dahintersteckt. Sie war kinderlos verheiratet, sie sei glücklich mit ihrem Mann und liebe ihren Beruf.

Personenwerte: 30/ 70/ 100/ 0.

Konfliktwerte: 70/ 30/ 50/ 20.

Die Patientin wusste schon vor der Testung, welches Emvita zu ihr passte, offensichtlich brauchte sie nur noch die Bestätigung von mir, dass sie sich dieses Problem näher anschauen musste. Typisch auch dazu ihre Aussage, sie könne in letzter Zeit wieder nicht richtig essen. Auch das gute Essen gehörte zu den guten Dingen im Leben, nach denen sie hungrig war, die sie sich jedoch nicht gönnen konnte oder gönnen durfte. Die Erkrankung, die sie zu mehr Ruhe zwang, sowie das belastende berufliche Umfeld hatten den Konflikt aktiviert.

Erfolg: Durch die Gabe von „Emvita 11" und „Chavita 3" kehrte ihr Appetit zurück und sie machte gute Reha- Fortschritte bezüglich der Beweglichkeit ihres Armes.

Nach vier Monaten bekam ich eine Rückmeldung von ihr. Sie habe fast die komplette Beweglichkeit ihres Armes wiedererlangt, darüberhinaus sei sie viel durchsetzungsfähiger geworden.

Teresa, 22 Jahre alt,
litt seit Jahren an einer ausgeprägten **Klaustrophobie**, die es ihr unmöglich machte, alleine in geschlossenen Räumen zu sein. Sie wollte nicht mit dem Aufzug fahren, ein Studium war nicht möglich, weil Hörsäle eben auch verschlossen werden, Flugreisen und andere Unternehmungen waren komplett unmöglich. In Anwesenheit einer Kontaktperson konnte sie ihre Ängste - mit viel gutem Zureden - einigermassen in Schach halten.

Personenwerte: 40/ 30/ 20/ 80 - das Bild einer totalen Reduktion des „Alltagsverstandes" (mental 20%!!) mit physischer (vital 40%) und gefühlsmässiger (emotional 30%) Erschöpfung, bei grosser seelischer Offenheit (kausal 80%!!).

Konfliktwerte: 50/ 70/ 20/ 80, demnach ein hoch emotional geladener Konflikt mit einer enormen Wiederholungskraft. Im Test liess die Kombination aus Emvita 11 und Chavita 3 ihre Emotionalwerte auf 90% ansteigen.

Die Phobie verhinderte bei dieser jungen Frau jedwedes Bedürfnis nach Expansion und reduzierte ihren Bewegungskreis erheblich - was wiederum das „Programm" des Konfliktes voll erfüllte - sie im Status der Hungrigen zu halten, ihr jedoch die Sattheit und Zufriedenheit zu verwehren. Dass sie die ganze Situation zutiefst frustrierte, ist nur zu verständlich - war sie doch permanent auf die Fürsorge und Anwesenheit von Hilfspersonen angewiesen.

Erfolg: Da der Konflikt Teresas „Lebensthema" war, dauerte die Behandlung ein halbes Jahr. Anschliessend war sie jedoch in der Lage, alleine wegzugehen, eine Ausbildung zu beginnen, und ihr Leben zu leben.

Roswitha, 70 Jahre alt,
war ihr Leben lang eine sportliche und aktive Frau gewesen. Seit 15 Jahren plagte sie eine zunehmende **Arthrose in den Beinen,** zusammen mit einem dramatischen **Übergewicht,** das sich diätetisch nicht reduzieren liess. Durch den frühen Tod ihres Ehemannes hatte sie ihre Kinder alleine grossgezogen, daneben den Haushalt erledigt und ihren Beruf ausgefüllt. Für Privatleben und eigene Vergnügungen sei nie Zeit gewesen, sie habe aber alles gerne gemacht und es sei ihr leicht von der Hand gegangen.

Personenwerte: 50/70/100/40 zeigen auch eine mehr körperliche Energieschwäche.

Konfliktwerte: 80/60/40/10 - zwar gross, jedoch reif zur Auflösung (kausale Kraft nur noch 10%). Ich verordnete ihr noch Chavita 3 dazu, da diese Kobination im Test die Vitalität auf 100% angehoben hatte.

Erfolg: Innerhalb von fünf Wochen verlor sie 6 Kilo - ohne Diät!

Elise, 73 Jahre alt,
hatte ebenfalls den Ehemann verloren, und litt zunehmend unter Einsamkeit. Körperlich machte ihr Kreuzweh zu schaffen, auch eine Hüft-und Kniearthrose verringerte ihre Beweglichkeit.

Personenwerte: 70/60/80/60 - überwiegend im emotionalen Bereich reduziert, sonst sehr gut für ihr Alter.

Konfliktwerte: 40/30/20/30, und das Thema war für Elise klar. Es ging darum, nicht mehr nur an andere zu denken, sondern ihre Energie dafür einzusetzen, dass sie sich wohl fühlte.

Erfolg: Mit den Medikamenten gelangte sie zu dem Entschluss, sich eine Pflegerin in ihr grosses Haus zu holen, damit sie versorgt war - und angenehme Gesellschaft hatte.

Linda, 54 Jahre alt,
war Tänzerin und Yogalehrerin, allerdings ohne feste Anstellung. Durch eine Scheidung war sie nicht besonders begütert, sondern lebte bei einem Freund in dessen Haus, als eine Mischung von Wohngemeinschaft, Mittel gegen Einsamkeit und abhängiger Liebesbeziehung. Sie wollte gerne mehr aus ihrem Leben machen, besuchte fortgesetzt Fortbildungskurse, aber nichts klappte so wirklich.

Personenwerte: 60/60/90/30

Interpretation: Sie war sowohl körperlich als auch seelisch nicht topfit, und auch mit ihrer spirituellen Entwicklung und Offenheit war es nicht weit her (sie war mir von ihrem Freund als „spirituell äusserst sensibel" angepriesen worden!)

Konfliktwerte: 50/30/20/20

Erfolg: Eine Kombination von Chavita 3, Emvita 11 und Hypericum (Johanniskraut, ein bewährtes Naturheilmittel gegen Depression und Nervenschmerzen oder Verletzungen) brachte ihre Vital- und Emotionalwerte auf 100%. Dadurch bekam Linda mehr „Kontur", und fühlte sich besser, sie änderte aber nichts an ihrem Status innerhalb der „Partnerschaft".

P.S: Ihr Zentralkonflikt war „Haben über Sein stellen" im 7. Chakra, dem Kronenchakra. Dabei geht es um die generelle Ausrichtung im Leben, und offenbar war Linda die materielle Sicherheit, die sie im Haus ihres Freundes genoss, mehr wert als eine eigene Weiterentwicklung - mit all ihren Risiken.

Chakra- 3- Blockaden ohne seelischen Konflikt

Barbara, 47 Jahre alt,
kam zu einem unserer Seminare, um die Methode zu erlernen.

Personenwerte: 50/70/100/30 sowie eine Blockade des 3. Chakra.

Allerdings testete keiner der Konflikte, die dem 3. Chakra zugeordnet werden. Beim Gespräch mit ihr kam heraus, dass sie eine **Lackvergiftung** erlitten hatte, und ihre Leber derzeit durch einen **Virusinfekt** zusätzlich noch geschwächt war.

Die Leber gehört als Organ zum 3. Chakra, mit all den Entgiftungsaufgaben, die sie im Körper hat. Von daher passte der Befund, und die reduzierten Werte auf der Ebene der körperlichen Vitalität spiegelten genau dies wider.

Teil 4: Das Herz-Chakra

Das 4. Chakra, das seinen Sitz im Bereich des Thymus hat, in Herzhöhe hinter dem Brustbein, und von der vegetativen Steuerung zum Plexus cardiacus gehört, steht für die Entwicklung der **Herzenswärme** oder der Liebe zu anderen, im weitesten Sinne zur gesamten Menschheit, was in christlich geprägten Bildern durch das „Herz Jesu" zum Ausdruck kommt, das heisst ein voll entwickeltes 4. Chakra ist offen für die Liebe von anderen Menschen und gibt Liebe auch grosszügig an andere Menschen weiter. Das vierte Chakra wird von vielen esoterischen Schulen als das eigentlich höchste Energiezentrum angesehen, in dem die **„Seelenmitte"** des Menschen liegt. Psychodynamisch öffnet sich der Mensch durch das 4.Chakra emotional nach aussen - er entwickelt hier seine **„emotionale Intelligenz"**. Bei der Entwicklung des 4. Chakras geht es ganz wesentlich um Vertrauen - Vertrauen zu sich selbst, Vertrauen zu anderen (wie kann ich einen Menschen lieben, wenn ich ihm nicht vorbehaltlos vertraue?) und **Vertrauen ins Leben** (nur, wenn ich die Erde als einen potentiell freundlichen Ort wahrnehme, werde ich den Impuls verspüren, Kinder in die Welt zu setzen, um mit ihnen diese Schönheit und **Freude** gemeinsam zu erleben.)

Von den Entwicklungsphasen des Menschen liegt die grosse Zeit des 4. Chakras zwischen 21 und 28 Jahren, in einer Zeit also, in der traditionell eine Familie gegründet wird, und die Liebe des Paares zueinander sich in gemeinsamen Kindern „materialisiert". In diesen Kontext passt auch der Satz, den Antoine de St. Éxupery den kleinen Prinzen sagen lässt: „Man sieht nur mit dem Herzen gut"!

Im 4. Chakra liegt aber auch der Thymus - als zentrale endokrine Drüse unseres Immunsystems und der Infektabwehr, wie auch die Lunge und die Bronchien. Das 4. Chakra hat kein anderes Chakra, mit dem es korrespondiert, sondern es steht alleine und im Zentrum des Körpers. Nicht zufällig liegen die wichtigsten Organe (Herz, Lunge, Thymus) genau hier - ein Versagen eines dieser Organe ist stets lebensbedrohlich. Wir haben es im Herzchakra also mit den grössten Ängsten zu tun, die einem Menschen widerfahren können.

Zum 4. Chakra gehören als Konflikte die Themen der Emvitae® 12 bis 16

- die geistige Überanstrengung - Emvita® 12
- zurückgezogen - Emvita® 13
- eingeschlossen und Zwänge - Emvita® 14
- verängstigt - Emvita® 15
- Panikattacken - Emvita® 16

Der gemeinsame Nenner dieser Emotionalmittel erschliesst sich einem mit Sicherheit nicht auf den ersten Blick, ich muss gestehen, dass ich selbst sehr lange darüber gebrütet habe, was Panik, Angst und Zwang mit einem so liebevollen Chakra zu tun haben könnten.

Das Schlüsselwort lautet Vertrauen !

Ein Mensch, dem es an liebevollem Vertrauen zu seinem Gegenüber mangelt, kann entweder über jede Äusserung dieses Gegenüber ewig grübeln, jedes Wort auf die Goldwaage legen und sich **geistig völlig erschöpfen,** da er bei aller Anstrengung doch nicht „zwischen den Zeilen" zu lesen vermag. Er hat geheime Vorbehalte und möchte über den Verstand alles filtern und kontrollieren, was natürlich nicht gelingen kann; oder aber (und dies stellt Variante zwei dar) er fühlt sich grundsätzlich verletzt und von aller Welt missverstanden, **zieht sich in sich selbst zurück** und beschäftigt sich fortan nur noch mit sich selbst. Dieses Desinteresse an der Aussen- und Umwelt lässt den Menschen zwar ungeschoren, verhindert aber gleichzeitig seine Weiterentwicklung, da es ihn von Wachstumsimpulsen von aussen abschottet.

Der Rückzug kann so weit führen, dass man die Tür hinter sich fast endgültig zuschliesst, mit der Folge der totalen Eingeschlossenheit. Dass einem dies die Luft zum Atmen nehmen kann und dadurch das eigene Verhalten merkwürdige - um nicht zu sagen - zwanghafte Blüten treiben kann, liegt schon fast auf der Hand.

Die nicht ganz so extreme Verhaltensweise ist jedoch auch eine Spielart des fehlenden Vertrauens, nämlich die Angst, das schreckliche Gefühl, das häufig im Hintergrund der Liebe mitschwingt als Angst vor dem Verlassenwerden - was unzählige Romanautoren und die Schlagerindustrie reich gemacht hat - und was ein ungestörtes Schwingen der Chakra-Energie unmöglich macht. Die Angst übertönt stets die Freude an der Liebe und trübt sie.

Zu **Panikattacken** bis hin zu Todesangst kann es kommen, wenn wirklich oder vorgeblich das Vertrauen enttäuscht wird oder ein anderer einem „das Herz bricht". Ein solcher Mensch wird von schrecklichen Wellen negativer Gefühle überrollt, so dass es ihm unmöglich erscheint, je wieder Fuss zu fassen und seine Mitte zu finden.

Wenn das Vertrauen fehlt, fehlt auch oft die Hoffnung, das eigene Leben könne sich doch noch zum Guten wenden und wahrhaft glücklich werden.

Nikotinabusus
Herzneurose
Hyperventilationstetanie
Panikerkrankung
Legasthenie
Autismus
Zwangserkrankungen
Depression
Liebeskummer
Phobien
Ängste
Kältegefühl in der Brust

Druckgefühl auf der Brust
Stenokardie, Angina pectoris
Atemnot
Mastopathie, Mastodynie
Bronchitis
Asthma bronchiale
Lungenemphysem
Lungenfibrose
Infektanfälligkeit
Brachialsyndrom
Handekzem
Schulterschmerz
Herzinfarkt,KHK

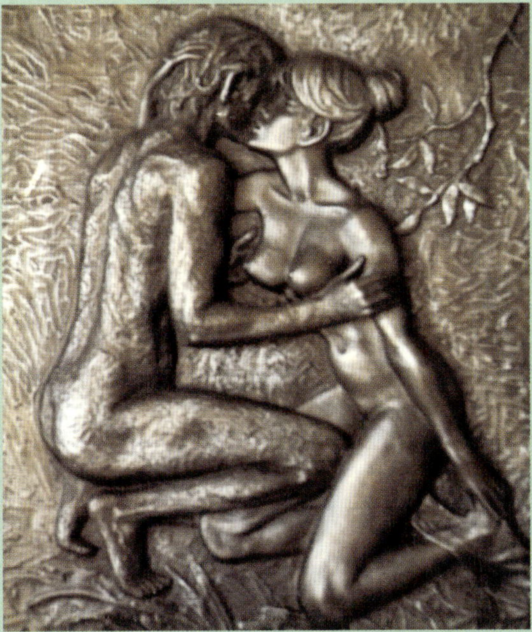

(dieses Paarbild passt für mich sehr gut zum Chakra-4- Thema Vertrauen)

Symptome eines gestörten 4. Chakras können sein
Einige Fälle aus der Praxis sollen die Vielfältigkeit von Symptomen erläutern helfen, die der Mangel an Vertrauen hervorbringen kann:

Geistig überanstrengt (Thema von Emvita 12)

Leitsymptome: geistig zu angestrengt, Mühe der ständigen Gedankensammlung, Denkschwäche, Legasthenie

Tabea, 8 Jahre alt,
war nach ihrer Einschulung plötzlich auffallend **müde und schlapp.** Sie wollte nicht mehr gerne Sport machen, war morgens unausgeschlafen, hatte graue Ringe unter den Augen und hatte ihre ganze Lebendigkeit verloren. Die Mutter und die Lehrer machten sich grosse Sorgen, denn sie wurde immer stiller und in sich gekehrter.

Personenwerte: 30/60/80/50 - vor allem der enorm erniedrigte Vitalwert war Erklärung genug für die Mattigkeit des Kindes.

Als Blockaden fand ich einerseits eine **massive Geopathie**, die fast den gesamten Körper durchzog, andererseits den Konflikt Emvita 12.

Konfliktwerte: 40/20/30/10 - ein recht kleiner Konflikt, passte jedoch zur Beobachtung der Mutter, dass sie ihre Aufgaben immer ganz genau und akkurat erledigen wolle, alles ganz genau nehme, und auch alles noch einmal kontrolliere - um ja keine Fehler zu machen. Das erschöpfte das Mädchen natürlich ungemein, denn sie konnte ja nie einmal ganz spontan sein. Der Konflikt, wie alle Konflikte des 4. Chakra, hatte den Mangel an Vertrauen zum Thema. Die Geopathie war jedoch der schlimmere Energieräuber, und wurde auch vorrangig, durch Änderung ihres Schlafplatzes, behandelt.

Erfolg: Nach fünf Wochen war der Spuk vorüber, Tabea schlief wieder gut und erwachte morgens erholt, sie spielte und lachte wieder gerne, und ihre Schulleistungen wurden wieder gut.

Barbara, 54 Jahre alt,
arbeitete als Arzthelferin bei einer Allergologin. Sie selbst litt an zahllosen **Allergien** auf Nahrungsmittel, Gräser, Bäume, Milben etc.

Zu ihrer Vorgeschichte erfuhr ich, dass ihre Mutter sich umgebracht hatte, als sie selbst 17 Jahre alt war - genau an dem Tag, als sie gegen den Willen der Mutter abends ausgegangen war. Ihre Tochter war drogenabhängig, weswegen sie die Erziehung ihrer Enkelin übernommen hatte. Hierbei fühlte sie sich häufig überfordert, zudem plagten sie finanzielle Probleme. Sie äusserte Angst vor allem Unbekannten, litt an **Panikattacken** und fühlte sich oft wie gelähmt.

Personenwerte: 70/40/90/30, was einer seelischen Beeinträchtigung entsprach.

Als Blockaden fand ich gleich zwei Konflikte im Herzchakra.

Konfliktwerte: Emvita 12 30/10/30/30, Emvita 16 (Panik) 70/60/40/80.

Im Test ergab sich, dass die Kombination von Chavita 4 und Emvita 16 ihre Emotionalwerte auf 100% anheben würde, weswegen ich ihr genau diese Kombination auch empfahl.

Kommentar: Die doppelte Schwächung des Herzchakra ist einerseits Ausdruck der alten Schocks, die „ihr zu Herzen gingen", andererseits macht diese Schwächung - mit der vegetativen Schwächung des Thymus als Abwehrdrüse - verstehbar, warum sie sich mit so zahlreichen Allergien herumschlagen muss. Mit Panik zu reagieren ist zudem ihr karmisches Lebensthema.

Erfolg: Die fünfmonatige Behandlung brachte Barbaras Panikattacken zum Verschwinden. Zeitgleich verlor sie die meisten ihrer Nahrungsallergien, und gewann wieder mehr Freude am Leben.

Marius, 27 Jahre alt,
litt an unklaren **Hautausschlägen,** vor allem im Sommer und bei Hitze, mehr aber noch an **Lustlosigkeit** bezüglich seines Berufes seit der Trennung von seiner langjährigen Freundin. Diese habe ihn einfach sitzenlassen, und sei mit einem anderen Mann auf und davon. Seither mache ihm nichts mehr richtig Spass, selbst beim Sport fühle er sich nicht mehr besonders wohl. Er mache seine Arbeit, aber mit dem Herzen sei er nicht dabei.

Personenwerte: 100/20/80/30. Diese Werte sprechen für eine massive emotionale Depression ohne vitale Beeinträchtigung - dies passt zu der Trauer über die gescheiterte Liebesbeziehung.

Konfliktwerte: 100/80/20/40.

Marius konnte einfach kein Vertrauen mehr zulassen, er wollte jede menschliche Begegnung mit dem Filter des „Verstandes" kontrollieren, was ihn ungeheuer viel Lebensfreude kostete. Ich verordnete ihm Chavita 4 und Emvita 12, zusätzlich für einige Wochen hochdosiertes Johanniskraut. Ausserdem schloss er sich einer Gesprächsgruppe für Männer an, um seine traumatischen Erfahrungen verbal aufzuarbeiten.

Erfolg: Bevor die Behandlung abgeschlossen werden konnte, verunglückte er tragischerweise mit dem Auto, und erlag seinen schweren Verletzungen.

<u>Ilse, 73 Jahre alt,</u>
ist eine rüstige Dame mit grossem Interesse an esoterischen und spirituellen Dingen. Körperlich und geistig gehe es ihr gut, meinte sie, sie wolle nur einmal sehen, ob sie an irgendeiner Stelle noch genauer hinschauen müsse, um sich weiterzuentwickeln.

Personenwerte: 90/90/100/100, also kaum zu überbieten.

Das Herzchakra zeigte sich dennoch blockiert durch den Konflikt Emvita 12.

Konfliktwerte: 100/50/10/100 - ein massiver vitaler Energieräuber, der sogut wie gar nicht in ihr Bewusstsein gekommen war (mental nur 10%), gleichzeitig mit einem Kausalwert von 100% ihr Lebensthema. - auf Nachfrage gab sie schon zu, dass sie sich oft müde fühle, hatte dies aber auf das Alter geschoben.

Als ich sie fragte, ob sie an Karma glaube, sagte sie:"Natürlich ist das ein karmisches Thema. Ich habe mich mein Leben lang bemüht, nur möglichst keine Fehler zu machen, ich musste immer alles unter Kontrolle haben, weil ich niemendem zugetraut habe, dass er es so gut kann wie ich!" Sie bekam von mir Emvita 12 und Atemübungen zur Öffnung des Herzchakras, und sie freute sich sehr, dass wir den verborgenen Energieräuber doch noch gefunden hatten.

Ulla, 50 Jahre alt,
litt seit 35 Jahren an einem hartnäckigen, immer wiederkehrenden **Herpes** in der Genitalregion. Sie sagte, der Herpes werde durch Stress, Wein oder Fleisch ausgelöst. Zum Thema Stress erwähnte sie, dass ihr Ehemann sie betrogen habe, dass sie auch eine strenge Erziehung genossen habe, und sich von ihrer Mutter nie wirklich geliebt gefühlt habe.

Personenwerte: 60/100/50/20

Interpretation: Auffällig ist, dass sie so einen deutlich erniedrigten Mentalwert hat, während es ihr emotional - entgegen ihrer Aussagen - sehr gut geht. Körperlich ist sie etwas reduziert, aber nicht extrem.

Konfliktwerte: 70/40/20/50

Ein recht massives Thema, vor allem vital, und mit 50% kausal auch recht hartnäckig.

Therapie und Erfolg: Durch Auflegen von Chavita 4 und Emvita 12 stiegen ihre Vitalwerte und ihre Mentalwerte auf jeweils 100%, weswegen ich ihr diese Kombination für 15 Wochen verordnete. Seither ist der Herpes nicht wieder aufgetreten - Beobachtungszeitraum 1 Jahr.

Toni, 65 Jahre alt,
litt von Zeit zu Zeit an **Nervenschmerzen in den Fingern.** Sonst gehe es ihm gut, meinte er, er sei nur neugierig auf die Methode.

Personenwerte: 100/40/80/30

Interpretation: Dass es ihm körperlich gut geht, darin stimme ich mit ihm überein, aber emotional geht es ihm nun doch nicht so gut. Häufig ist es aber so, dass Männer ihre wirkliche emotionale Befindlichkeit nicht wahrnehmen. Dies mache ich ihnen nicht zum Vorwurf, das ist meistens durch ihre Erziehung und Sozialisation bedingt (... ein Junge weint nicht... und solche Sprüche).

Ausser einer **Geopathie** vom Knie bis zum Nabel und einer weiteren vom Herz bis zum Hals, fand ich eine vegetative Blockade im Herzbereich. Segmental gehören die Arme und Hände zum Herzchakra, also auch alle Symptome an diesen Organen!

Konfliktwerte: 60/70/30/30

Ein ziemlich grosser Energieräuber, sowohl körperlich als auch seelisch, mit wenig kausalem Widerstand, daher reif zur Auflösung ohne besondere Mühe.

Erfolg: Nach zehn Wochen Behandlung mit Chavita 4 und Emvita 12 waren die Nervenschmerzen dauerhaft verschwunden, und Toni fühlte sich ringsrum wohl.

Miriam, 48 Jahre alt,
kam zu mir, weil sie meinte, irgendwas blockiere sie. Sie litt an einem **Knoten an der Schilddrüse,** der gelegentlich Unterfunktionen hervorrufe, zugleich habe sie eine **unreine Haut,** Myome, **Wechseljahrsbeschwerden** mit Hitzewallungen, und Ärger mit ihrem Vorgesetzten bei der Arbeit. Sie habe Angst vor zuviel Nähe, sei dann gehemmt beim freien Reden, und fühle sich unbehaglich.

Personenwerte: 20/100/100/70

Interpretation: Miriam war körperlich wirklich „am Ende", während sie emotional, mental und kausal Werte hatte, die kaum zu überbieten waren. Auch bei ihr fand ich den Konflikt Emvita 12, der die vegetative Funktion des 4. Chakras und damit die Funktion von Herz, Kreislauf, Immunsystem und Lunge blockierte. Wenn man sich das menschliche Energiesystem wie ein Rohr vorstellt, durch das Energie in die immer weiter oben gelegenen „Stockwerke" durchfliesst, wird auch klar, warum die Schilddrüse in eine Unterfunktion kommen kann, wenn die Etage darunter, nämlich der Herzbereich, energetisch „verstopft" ist. Dann kommt im Hals schlicht zuwenig Energie an.

Konfliktwerte: 100/50/30/70 - ein ganz massives Thema, und sehr widerstandskräftig.

Ihr Zentralkonflikt lag im 5. Chakra - also wieder im Bereich Hals und Schilddrüse, mit dem Thema „Schock". Zur Behandlung stand aber der aktuelle Konflikt an, denn dieser war gross genug!

Erfolg: Miriam verlor ihre Hitzewallungen vollständig, ihre Haut verbesserte sich deutlich (ungestörte Funktion des Immunsystems) und sie lernte, mehr aus dem Bauch heraus zu agieren. Sie passte sich weniger an, wurde dadurch aber geachteter als zuvor.

Zurückgezogen (Thema von Emvita 13)

Leitsymptome: waidwund, tief verletzt und zurückgezogen, desinteressiert, um sich selbst kreisend, autistisch selbstbezogen-selbstbezogen, ungute Regression, zurückgezogen

Madeleine, 48 Jahre alt,
litt seit ihrer Scheidung vor zehn Jahren an massiven **Beziehungsängsten,** die zu einem totalen sozialen Rückzug geführt haben. Sie, eine ehemals unternehmungslustige Frau, ging kaum noch aus, verrichtete ihren Beruf als pure Pflichterfüllung, um den Unterhalt für sich und ihren Sohn zu verdienen - aber meist freudlos und unterschwellig stets depressiv. In den Wintermonaten verfiel sie regelmässig in tiefe manifeste **Depressionen,** da sie Kälte und Dunkelheit schlecht vertrug. Körperlich litt sie an Kopf- und Kreuzschmerzen, an **Schlafstörungen** und häufigen kalten Füssen mit zahlreichen Blasenentzündungen.

Personenwerte: 50/40/80/40 - kurz, urlaubsreif (nur noch 50% vital) und knapp vor der Depression (emotional 40%).

Als Störfaktoren fanden sich einerseits eine **geopathische Belastung** vom Becken bis zu den Beinen (was sowohl die kalten Füsse als auch die Blasenentzündungen erklärt), andererseits eine Blockade des Herzchakras durch den Konflikt Emvita 13.

Konfliktwerte: 50/40/30/20 - und sie selbst sagte, dass sie wisse, dass sie aus ihrem „Schneckenhaus" herausmüsse, um wieder ein erfülltes Leben zu führen. Bei der therapeutischen Testung erhöhte die Medikation mit Chavita 4 und Emvita 13 ihre Emotionalwerte auf 80%, weswegen ich ihr beide verschrieb.

Erfolg: Mit den Medikamenten gelang es Madeleine, eine Flugreise zu unternehmen - etwas, was sie sich jahrelang nicht getraut hatte. Sie begann auch, Pläne für die Zeit zu schmieden, wenn ihr Sohn wegen seiner Ausbildung die gemeinsame Wohnung verlassen werde.

Linda, 55 Jahre alt,
befand sich in einer Phase der beruflichen Umorientierung, die sie seelisch sehr belastete. Sie fühlte sich **müde und erschöpft,** und wollte die tieferen Ursachen dafür erfahren.

Personenwerte: 70/40/90/70, also wirklich ein emotionales Problem (emotional 40%) bei einer spirituell sehr weit fortgeschrittenen Frau (kausal 70%).

Ihre Konflikte waren Emvita 13 (tief verletzt) und Emvita 18, dem 5. Chakra zugehörig (hastig, kann sich nicht klar ausdrücken).
Ihr wurde klar, dass sie sich zurückgezogen hatte, weil ihr diese gesamte Umwandlung zu sehr „zu Herzen gegangen war", dass sie es gleichzeitig nicht schaffte, klar zu äussern, was sie selbst eigentlich wollte, sozusagen immer um den heissen Brei herumredete, was sie enorm viel Kraft kostete.

Erfolg: Diese kurze verbale Klärung ermöglichte es Linda, innerhalb von drei Wochen einen Plan für ihr weiteres Vorgehen aufzustellen, und diesen auch konsequent umzusetzen.

Annemie, 53 Jahre alt,
litt seit einem Jahr an massiven **Zwangsgedanken,** die immer wieder um das Thema kreisten, sie werde ihren Partner umbringen. Sie hatte eine panische Angst vor Messern und spitzen Gegenständen. Sie berichtete auch, sie fürchte sich vor einer schwarzen Wolke, die sie zum Selbstmord treiben wolle.
Zur Vorgeschichte ist erwähnenswert, dass ihre einzige Tochter an Krebs erkrankt war - jedoch davon genas, und dass sie selbst sich nach langjähriger Ehe von ihrem Mann getrennt hatte - über die Gründe erzählte sie nichts. Seit einem Jahr sei sie in psychotherapeutischer Behandlung und bekomme chemische Medikamente, die sie aber gerne einmal absetzen wolle.

Personenwerte: 80/40/50/100

Interpretation: Annemie ist körperlich gut beieinander (80%), emotional sehr gedrückt (40%), mental erheblich reduziert (50%), was gut zu den Zwangsgedanken passt, wenn das ganze eigene Denken nur noch um ein Thema kreist! Zudem war sie spirituell weit geöffnet (100%) und konnte sich nicht gegen irgendwelche Ausseneinflüsse abschotten, salopp formuliert, ein Engel, der an der Welt verzweifelt.

Konfliktwerte: 70/80/20/70

Im Konflikt steckte also eine Riesenmenge Vitalität und gute Laune, er war zudem sehr widerholungsträchtig und resistent, testete aber beim Auflegen, zusammen mit Chavita 4 als das passende Medikament (hob die Energiewerte vital, emotional und kausal jeweils auf über 100%, d.h. bei 100% am Gerät immer noch keine Testreaktion bei der Patientin).

Erfolg: Sie nahm die Tropfen für 15 Wochen, und berichtete dann, dass die Zwangsgedanken und die Angst weitgehend weg seien. Wir unterhielten uns nicht über die Hintergründe ihrer Ehe oder ihrer Kindheit, die sicherlich ebenfalls Anlass zur Aufführung des Themas „tief verletzt" gewesen waren, sondern ich überliess es ihrer Seele selbst, im für sie angemessenen Tempo mit der Heilung voranzuschreiten.

Marius, 57 Jahre alt,
war selbstständiger Geschäftsmann. Vor einigen Jahren war bei ihm ein **Prostata- Krebs** festgestellt worden, den er aber nicht hatte operieren lassen. Kürzlich sei noch ein **Melanom an der Schulter** operiert worden. Er behandle sich selbst mit Thymusspritzen, nehme Hormontabletten, und es gehe ihm „eigentlich" gut.

Personenwerte: 30/100/100/40

Interpretation: Ja, eigentlich ging es ihm gut, wenn man einmal von der erheblichen vitalen Erschöpfung absieht, die er aber mit Willenskraft und Selbstdisziplin wegblendet.

Seine Blockaden waren einerseits eine **Geopathie** im Bereich von Becken und Unterbauch - genau dem Bereich, in dem auch sein Prostata-Krebs gewachsen war!! - andererseits eine vegetative Blockade im 4. Chakra, dem Ort seines Melanoms! Die Schulter gehört nämlich mit den Armen ebenfalls zum 4. Chakra - dagegen halfen ihm seine Thymusspritzen!

Konfliktwerte: 80/90/20/70

Ein wirklich massiver Energieräuber, der hier aktiv ist. Das erlebe ich im übrigen häufig, dass gerade Menschen, die vorgeben, eher „zufällig" zu mir zu kommen, massive Blockaden mitbringen, denen dringend abgeholfen werden muss. So auch in seinem Fall.

Therapie und Erfolg: Natürlich empfahl ich ihm die sofortige Bettplatzumstellung, flankiert von der Gabe von Geovita für fünf Wochen, sowie Chavita 4 und Emvita 13 für 15 Wochen.
Bei der Nachtestung waren seine Vitalwerte ebenfalls bei 100%, und er fühlte sich richtig wohl - und konnte nun auch wieder erholsam schlafen.

Eingeschlossen (Thema von Emvita 14)

Leitsymptome: eng und angespannt, Furcht verrückt zu werden, nicht aufatmen und durchatmen können, Zwänge, Eingeschlossen

Steffi, 33 Jahre alt,
hatte sich kürzlich für eine Ausbildung beworben, war jedoch an der Aufnahmeprüfung gescheitert. Sie war darüber sehr verzweifelt, und sah für sich derzeit keine vernünftige Perspektive. An körperlichen Symptomen klagte sie über ein **Druckgefühl im Oberbauch,** ein Rauschen im linken Ohr, **unreine Haut.** Es störe sie auch, dass sie jeden Morgen schon gegen 4 Uhr erwache, und dann nicht mehr schlafen könne. Durchschlafstörungen sind ja bekanntlich ein Kardinalzeichen für eine geopathische Belastung, und wirklich fand sich beim Test auch eine **Geopathie** vom Becken bis zum Oberbauch.

Personenwerte: 40/50/100/30, also stärker körperlich als seelisch beeinträchtigt.

Konfliktwerte: 60/30/30/20 - auch mehr körperlich als seelisch wirksam.

Steffi konnte sich gut wiedererkennen in einem Menschen, der sich eingeengt und eingezwängt fühlt, der keinen Ausgang sieht und darüber fast verzweifelt.

Erfolg: Ich empfahl ihr eine Bettplatzänderung und die Medikamente, und bereits nach sechs Wochen hatte sich ihre Haut, ihre Schlafqualität und ihr Oberbauch erheblich gebessert. Zeitgleich begann sie eine Arbeit in einem künstlerisch-kreativen Beruf, der ihr viel Freude bereitete.

Reimund, 50 Jahre alt,
litt an ständigen Erkältungen, und dem Gefühl, nie genug Luft zu bekommen. Er war kinderlos verheiratet, hatte vor kurzem seine langjährige Katze verloren, was ihn sehr bedrückte. Er fühlte sich **schlapp und müde**, ohne recht zu wissen, warum.

Personenwerte: 20/100/70/20, passend zu einer schweren vitalen Erschöpfung.

Konfliktwerte: 20/40/20/10.

Er bezeichnete sich selbst als Verstandesmensch, Gefühle zu zeigen, gar über den Tod des Haustieres zu trauern, war nicht seine Sache. Dies hatte ihm einen „Knoten" im Herzbereich beschert, was er auch sofort erkannte.

Erfolg: Nach fünf Wochen Behandlung war der Druck weg, die Erkältung war abgeklungen, und er blieb auch seither gesund.

Susi, 40 Jahre alt,
war eine rundliche, sehr offene und freundliche Person, die als Masseurin tätig war, und durch ein hartnäckiges **Handekzem** in der Ausübung ihres Berufes beeinträchtigt wurde.

Personenwerte: 80/ 90/ 100/ 50.

Ich scherzte noch mit ihr, dass wohl kaum je ein Patient mit solch guten Werten in die Praxis käme.Es fand sich aber doch ein blockiertes Herzchakra und der Konflikt Emvita 14.
Das Herzchakra gehört segmental zu den Armen und Händen, sodass ihr Symptom des Handekzems „passte".

Konfliktwerte: 60/ 40/ 20/ 50.

Ich sagte ihr, dass sie wohl ein Problem mit „Eingeschlossen sein" hätte. Daraufhin weinte sie und sagte, ja, als Kind sei sie schon oft ihrer Wildheit wegen in den Keller eingesperrt worden, und auch jetzt im Beruf habe sie oft den Eindruck, sie komme ihren Klienten nicht wirklich nahe, obwohl sie sie berühre.

Das Handekzem war also auf der seelischen Ebene Symptom und Schutzschicht in einem, die Heftigkeit des Konflikts brach aber emotional nicht auf, weil die Körperebene „einsprang" und weil Susi von Hause aus soviel Energie zum Kompensieren hatte.
An diesem Fall wird gut verstehbar, dass emotionale Probleme des zentral gelegenen 4.Chakra besonders gravierende Störungen machen - eben wegen der Lage im Seelenzentrum!

Erfolg: Nach zehn Wochen Behandlung war das Handekzem verschwunden, Susi änderte ihre Haarfarbe und wirkte auch sonst deutlich offener und klarer.

Lisa, 44 Jahre alt,
arbeitete ebenfalls in einem Sozialberuf. Sie litt seit fast zwanzig Jahren an Bulimie, war auf dem Sprung zu einer beruflichen Veränderung, und wollte deshalb nach sich schauen lassen.

Personenwerte: 70/60/90/50 gar nicht schlecht, es fand sich jedoch der Konflikt Emvita 14.

Konfliktwerte: 80/70/30/20 - ein grosser Energieräuber auf der vitalen und emotionalen Ebene!!

Das Thema Zwänge und eingeschlossen passte sehr gut zu ihr - und sie konnte sofort etwas damit anfangen.Der Bulimie wegen testete ich auch noch ihren Zentralkonflikt: Emvita 9 (explodieren) im dritten Chakra!
Nicht nur passt dieser Konflikt wunderbar zur Bulimie - wo man bestimmte Dinge nicht schlucken und verdauen will, und sie daher wieder erbricht - auch zu ihrem gesamten Leben passte das Thema: „Wie gehe ich konstruktiv mit Wut um" - und nicht autoaggressiv, wie sie es bisher mit der Bulimie getan hatte.

Therapie und Erfolg: Lisa behandelte zunächst für fünf Wochen ihren aktuellen Konflikt, anschliessend, „energetisch gestärkt", machte sie sich an ihren Zentralkonflikt, und behandelte diesen für mehrere Monate. Danach sagte sie, dass sie nicht mehr „fressen und dann kotzen" müsse, sondern jetzt den Leuten gleich sage, was ihr nicht passe. Damit sei sie zwar ungemütlicher geworden, aber eben auch gesünder - und das sah man ihr deutlich an!

Tessa, 40 Jahre alt

Fühlte sich **chronisch erschöpft und überfordert.** Sie hatte „wie unter Zwang" drei behinderte Kinder aus der Dritten Welt adoptiert, obwohl ihr Mann und sie nicht besonders vermögend waren, und sie nervlich immer schon eher schwächlich war.

Sie kam „eigentlich" zu mir, um eines ihrer Kinder testen zu lassen, aber aus einer Intuition heraus testete ich sie ebenfalls.

Personenwerte: 50/10/30/20

Interpretation: Nun, da hatte mich meine Intuition nicht getrogen - es ging ihr weit schlechter als ihrem Kind: Körperlich „auf Halbmast", seelisch total ausgelaugt, kaum in der Lage, mental den Alltaag zu bewältigen - kurz, ein Bild des Jammers.

Konfliktwerte: 30/60/10/90

Bingo, Ihr Zentralkonflikt und Lebensthema war aktiv!! Dieser extrem hartnäckige Konflikt, der sie gleichsam wie eine Marionette am Bändchen hatte, und sie zwang, sich gleich drei schwierige Kinder aufzuhalsen, und sie damit noch mehr „einzuschliessen in eine ausweglose Situation", wollte behandelt werden. Durch Auflegen der Ampullen von Chavita 4 und Emvita 14 stiegen ihre Werte auf 100/100/100.

Erfolg: Wenn auch die Medikamente nichts an ihrer Lebensituation ändern konnten, so bewirkten sie doch, dass Tessa nicht mehr so schnell „ausflippte", ihre Kinder liebevoller und geduldiger behandelte, nicht mehr so erschöpft und ausgelaugt war, was merklich zur Verbesserung der familiären Situation beitrug - denn so, wie man in den Wald hineinschreit, so schallt es heraus...

Nadja, 15 Jahre alt,

litt an ausgeprägter **Müdigkeit, Kopfschmerz, Darmkrämpfen,** Reizdarmbeschwerden, und seit ihrer Menarche mit 12 Jahren an einer starken und **schmerzhaften Regelblutung.** Sie hatte zahlreiche **Handwarzen** und Warzen an den Armen, für die sie sich sehr schämte. Ihre Mutter klagte, sie sei, mehr noch als in diesem Alter üblich, launisch und verschlossen, sie igle sich in ihrem Zimmer regelrecht ein.

Personenwerte: 60/40/90/20

Bei diesen Werten wunderten mich die Klagen und Beschwerden nicht mehr - denn 60% vital ist für einen Youngster wirklich wenig, und 40% emotional verhindert gute Laune garantiert.
Neben einer **Geopathie** im Beckenbereich (die für die schmerzhaften Regelblutungen und die Reizdarmbeschwerden verantwortlich zeichnet) fand sich eine vegetative Blockade im Herzbereich (die Kreislaufschwäche, Müdigkeit und Warzen begünstigte).

Konfliktwerte: 70/50/40/40

Der Konflikt war nicht nur ein massiver körperlicher und gefühlsmässiger Energieräuber, er war zudem schon sehr bewusst, mit 40% mental, was günstig ist für die bewusste Bearbeitung diese Themas.

Erfolg: Nadja nahm die Tropfen für 10 Wochen, und stellte zeitgleich ihr Bett um. Sie verlor ihre Müdigkeit und die Kopfschmerzen innerhalb von drei Wochen, die Blutung normalisierte sich innerhalb von zwei Monaten, und ihre Warzen verschwanden nach drei Monaten.
Sie begann, sich mit ihren Schulfreundinnen zu treffen, und war deutlich seltener in ihrem Zimmer als zuvor.

Verängstigt (Thema von Emvita 15)

Leitsymptome: unheimlich-schrecklich, alleingelassen, stark verängstigt, Phobien

Jolanda, geb. 1957,
kam zum Testen „einfach so" als Check. Auf meine Frage, ob sie sich krank fühle, verneinte sie zunächst. Dann präsentierte sie als Symptom einige **Pigmentflecken an der Lippe,** wobei nicht klar wurde, ob sie dahinter etwas Bösartiges vermutete. Ich testete sie in dem vagen Vorgefühl, dass deutlich mehr dahinterstecken könnte.

Personenwerte: 50/ 0/ 50/ 40

Interpretation: reduzierte Vitalität, emotional „total tot", Alltagsbewusstsein reduziert, wie bei chronischen Schmerzen oder sonstiger Einengung der alltäglichen Wahrnehmung. Als Blockade des Herzchakras fand sich Emvita 15.

Konfliktwerte: 0/ 60/ 0/ 60.

Damit war mir ein diagnostischer Volltreffer gelungen! Der Konflikt machte keine Beeinträchtigung der Vitalität, nahm jedoch 60% der emotionalen Kraft und guten Laune, er war überhaupt nicht bewusst, aber hochrepetitiv, ein grosses Thema für die Patientin.
Im Gespräch mit ihr wurde dann auch schnell der Hintergrund klar. Ihre Ehe befand sich seit langem in einer schweren Krise, die ihr - der Kinder wegen!! - zu Herzen geht. Ihre eigene Ängstlichkeit, siehe oben, konnte sie gar nicht spüren. Daher verlagerte sie ihre Angst und Besorgtheit auf die Kinder, so dass der Eindruck einer überprotektiven Mutter entstand. Jolanda selbst war als Einzelkind aufgewachsen. Beide Eltern waren berufstätig, die Grossmutter kümmerte sich grösstenteils um das Kind. Beruflich erlernte sie zunächst den Beruf der Krankenschwester, brach diese Ausbildung ab, wurde dann Erzieherin, jetzt seit Jahren Hausfrau. Auffällig ist der helfende Beruf für die hilflose Helferin! Sie konnte ihre Emotionen nicht zeigen, weder positiv noch negativ. Nach unserem Gespräch weinte die Patientin erstmals, solange ich sie kannte.

Erfolg: Mit den Tropfen lernte sie Schritt für Schritt, ihre Kinder eher loszulassen, sich selbst und ihre Bedürfnisse wahrzunehmen, und sich direkt mit ihrem Mann auseinanderzusetzen.

Martin, 55 Jahre alt,
arbeitete als Kollege in leitender Position, schickte uns einen „Hilferuf"- er habe über die Methode der „Psychosomatischen Energetik" gelesen, fände sie sehr interessant und wollte sich testen lassen. Sein Problem sei ein neuaufgetretener **Schwindel** und ein **Kribbeln in den Händen** wie bei einer Polyneuropathie, der ihn sehr belaste und störe, ausserdem fühle er sich seit zwei Jahren so **ausgelaugt und erschöpft,** dass er kaum noch Vorträge halten möge. Er wisse gar nicht , wo das herkommt.

Personenwerte: 20/30/50/30, katastrophal schlecht für jemanden, der in der Öffentlichkeit steht, und anderen Stärke vermitteln soll! Er sagte auch, nur mit zweimal täglich Tiefenentspannung und Spaziergängen im Wald könne er überhaupt seinen Alltag bewältigen.

Als Störungen fand sich eine **Geopathie vom 3. bis 7. Chakra,** die alle wichtigen Organe störte! Daneben eine Blockade im vierten Chakra durch Emvita 15.

Konfliktwerte: 20/100/20/10, also ein extrem emotional aufgeladener Konflikt (100%) mit Angst, die sich durch Erschöpfung und das Kribbel- und Lähmungsgefühl in den Händen somatisierte.

Er sagte auch, er fühle sich oft von seinen Mitarbeitern unverstanden und alleingelassen, wo offensichtlich die Chemie nicht stimmt - der Körper äusserte diesen Konflikt im Symptom des Schwindels. Bezeichnend für ihn war auch noch die Aussage, letztes Jahr sei seine Mutter im hohen Alter gestorben, nachdem sie ihr ganzes Leben lang herzleidend gewesen sei. Er habe immer alles für sie getan, er habe funktionieren müssen. Mir kam es so vor, als erlaube sich jetzt erstmals sein Körper, nicht mehr zu parieren, was sich sowohl in Symptomen körperlicher Art ausdrückte als auch in Angst. Oft ist es ja so, dass man die eigene Angst erfolgreich unterdrücken kann, solange man sich Sorgen und Ängste um einen anderen macht. Wenn sich der andere durch Tod, wie in Martins Fall, als „Angstobjekt" entzieht, kommt die Angst auf den Patienten zurück.

Erfolg: Nach einigen Wochen der Einnahme von „Emvita 15", „Chavita 4" und „Geovita" ging es ihm deutlich besser. Er hatte ausserdem seinen Bettplatz umgestellt.

Liliane, geb.1940,
war die Frau eines Unternehmers, der nach 15 Jahren Herzkrankheit verstarb. Sie pflegte darüberhinaus ihre kranke Mutter bis zu deren Tod. Seit Jahren litt sie an **Schlaflosigkeit,** an nervösen Magen-und Darmstörungen, an **Verspannungen der Rückenmuskulatur** mit rezidivierenden Wirbelblockaden. Sie war dennoch eine stets freundliche, zugewandte Person, die sich aber lieber von ihrer Familie ausnutzen liess, als sich zu wehren. Sie liebte lange Spaziergänge und Schwimmen, als sportlichen Ausgleich.

Personenwerte: 100/ 10/ 100/ 50 - klinisch eindeutig eine Depression - (10% emotional) bei voller Vitalität (100%), vollem geistigen Potential und grosser spiritueller Offenheit.

Konfliktwerte: 10/70/60/10.

Der Konflikt war schon sehr bewusst (60% mental), kaum mehr mit vitaler Energie geladen (10%) und durch seine geringe Wiederholungstendenz (10% kausal) reif zur Auflösung. Nach der Testung erfuhr ich von ihr, dass eine Hellseherin ihr kürzlich genau das gleiche gesagt habe, dass sie nämlich in kurzer Zeit wieder fit sei, sie müsse nur noch durch diese Phase der Verarbeitung von Tod und Angst hindurch. Dass sie sich neben der Trauer von Ehemann und Mutter alleingelassen fühlte, dass sie sich quasi via Tod davongeschlichen hatten, wurde ihr im Gespräch klar.
Nach einem dreiviertel Jahr kam sie zum **Nachtest.** Sie berichtete, es gehe ihr wirklich viel besser, nur in den letzten Wochen fühle sie sich durch allerlei familiären Ärger sehr belastet, darüberhinaus habe sie ein **Druckgefühl im Oberbauch** und nehme Pankreasenzyme als Verdauungshilfe. Sie sagte noch, dass sie seit dem Tod des Ehemanns gelegentlich **rauche,** was sie nie zuvor getan hatte.

Personenwerte: 100/ 95/ 100/60.

Ihren ursprünglichen Konflikt konnte ich nicht mehr testen, jedoch fand sich das 3. Chakra belastet (Oberbauch). Das erklärte auch ihre „Verdauungsstörungen". Als Konflikt fand ich Emvita 10 („mehr haben wollen").

Konfliktwerte: 30/ 30/ 50/ 50. Das Testmittel für den Konflikt ist ja bekanntlich Tabak in der Urtinktur. Bezeichnenderweise rauchte sie! Im Gespräch äusserte sie, dass sie ihre Ängste überwunden habe und jetzt wild entschlossen sei, noch etwas aus ihrem Leben zu machen. Ich empfahl ihr neben der Verordnung von „Chavita 3" und „Emvita 10", genau zu prüfen, welche ihrer Ideen ihr selber gut täten, was sie also gut verdauen könne. Dies leuchtete ihr sofort ein, ergänzend sagte sie noch, sie arbeite derzeit daran, sich nicht mehr über ihren Familienclan aufzuregen, ihre Wut zu zügeln und wirklich mehr nach sich selbst zu schauen.

Erfolg: Nach weiteren drei Monaten war sie rundum fröhlich und zufrieden mit sich und der Welt - ich fand keine vegetativen Blockaden und auch keine aktiven Konflikte mehr.

Hans, 57 Jahre alt,
hatte über Wochen an unerklärlichen **Herzrhythmusstörungen** gelitten, die ihn sehr beunruhigt hatten. Er war zudem einer üblen Hetzkampagne eines Familienangehörigen ausgeliefert gewesen, gegen die er sich nicht hatte zur Wehr setzen können.

Personenwerte: 60/70/100/50 -recht ordentlich.

Konfliktwerte: 50/20/10/20 - der Konflikt hatte doch einiges an Lebenskraft abgezogen.
Interessant war noch sein Zentralkonflikt, Emvita 17 im 5. Chakra (Schock, erstarrte Gefühle). Ihm wurde klar, dass er sich äussern muss und sich auch gegen die ungerechtfertigten Beschuldigungen zur Wehr setzen muss, um dauerhaft zu gesunden.

Erfolg: Innerhalb von sechs Wochen rief Hans einen „Familienrat" zusammen, bei dem er offen den Zwist ansprach, und sich wehrte. Danach waren seine Herzrhythmusstörungen verschwunden.

Ralf, 59 Jahre alt,
hatte vor einigen Monaten seinen besten Freund durch eine Krebserkrankung verloren. Ungefähr zeitgleich musste er erfahren, dass ihn ein Geschäftspartner, mit dem er 35 Jahre lang freundschaftlich verbunden gewesen war, betrogen und hintergangen hatte.

Personenwerte: 100/20/20/40.

Interpretation: Das passt zum Bild eines Geschäftsmannes, der, körperlich ausserordentlich vital, alle Konflikte auf die Emotionalebene verschiebt, was ihn aber auch mental beeinträchtigt. (Er dachte schliesslich jeden Tag über den Verlust des Freundes und über den geschäftlichen Betrug nach). Der Konflikt „verängstigt" - in der englischen Übersetzung „broken-hearted" bringt sein Dilemma hervorragend auf den Punkt.

Konfliktwerte: 70/50/10/90 - dies war sein Lebensthema, und war durch die lebensgeschichtlichen Ereignisse erneut aktiviert worden - obwohl körperlich noch keinerlei Symptome vorhanden waren.

Therapie: Ich empfahl ihm, diesen Konflikt mindestens ein halbes Jahr lang zu behandeln, um körperliche Folgen im Vorfeld abzublocken.

<u>Dana, 63 Jahre alt,</u>
litt seit Jahren an **Schlafstörungen** und **Migräne.** Vor zwei Jahren war bei ihr ein **Morbus Hodgkin** festgestellt worden (ein bösartiger Tumor der Lymphknoten im Brustbereich). Da sie keine Chemotherapie wollte, kam sie zu mir.

Personenwerte: 20/40/60/40

Interpretation: Schwere körperliche Erschöpfung, emotional relativ niedrige Werte, auch Konzentration und Merkfähigkeit sind beeinträchtigt.

Ihre Blockaden waren eine **Geopathie** vom Oberbauch bis zum Hals, die sowohl die Verdauung als auch die Entgiftung über die Leber blockierte, als auch das Immunsystem des Thymus und die Schilddrüse als „Meisterorgen des Stoffwechsels". Die Geopathie war zugleich Sitz ihrer Erkrankung!!

Konfliktwerte: 50/20/10/30

Ein mittelgrosser Konflikt, vor allem vital beeinträchtigend.

Therapie: Sofortige Bettplatzumstellung, Einnahme von Chavita 4 und Emvita 15 - worunter sie Kopfschmerz und Schlafstörungen innerhalb von fünf Wochen verlor.
Bezüglich der Nachuntersuchung des Hodgkin habe ich sie leider aus den Augen verloren.

<u>Jana, 56 Jahre alt,</u>
litt an zahlreichen Arthrosen, die ihr **Gelenk- und Rückenschmerzen** bereiteten. Sie fühlte sich beständig müde, und konnte trotz zahlreicher Hungerkuren ihr Gewicht nicht reduzieren.

Personenwerte: 30/20/90/40

Interpretation: Eine veritable psychophysische Erschöpfung, lediglich mit Willenskraft hielt sie sich aufrecht, und durch ihre Schutzengel (kausal 40% - deutlich höher als ihr Emotionalwert von 20%).

Ihre Blockaden waren eine **Geopathie vom Oberbauch bis zum Hals** - kein Wunder konnte sie nicht abnehmen, wenn alle Stoffwechselorgane vegetativ blokkiert sind! Die zusätzliche Konflikt- und Vegetativblockade war im 4. Chakra.

Konfliktwerte: 50/80/20/70 - ein grosser Konflikt von grosser Hartnäckigkeit.

Therapeutisch sprach Geovita, Chavita 4 und Emvita 15 an, alle drei zusammen erhöhten ihre Werte auf 100/100/100/60.

Erfolg: Geovita und Chavita 4 sind die beiden grössten „Energiespender in Tropfenform", über die wir verfügen. Sie bewirkten zusammen mit der Bettplatzumstellung (diese ist UNVERZICHTBAR!! für dauerhaften Erfolg) eine Gewichtsabnahme von 5 Kilo, eine deutliche Verringerung der Gelenkschmerzen und ein völliges Verschwinden der Müdigkeit.

Panik (Thema von Emvita 16)

Leitsymptome: es bricht mir das Herz, wie von einer schrecklichen Welle überrollt, Panikattacken, Todesangst

Peter, 38 Jahre alt,
litt seit seinem 13. Lebensjahr an **Diabetes mellitus**, und seit Jahren an **Asthma.** Er hatte eben seine Ausbildung als Heilpraktiker abgeschlossen, und zusammen mit seiner Frau eine Praxis gegründet.

Personenwerte: 30/30/50/70

Interpretation: Bei solch reduzierten Werten wunderte ich mich sehr, dass er nichts geklagt hatte, denn diese Werte passen zu einer extremen körperlichen und seelischen Erschöpfung, gepaart mit einer geistigen Schwäche, die Konzentration und Aufmerksamkeit deutlich erschwert. Auffällig war weiterhin seine grosse spirituelle Offenheit, die offenbar sein „Energiespender" war, sodass er den Energieverlust der anderen Ebenen gar nicht so gravierend wahrnahm.

Konfliktwerte: 40/60/20/60

Ein recht kräftiger Konflikt, vor allem emotional. Er erklärte für mich sehr gut das Asthma, und auch den Diabetes, denn der jugendliche Diabetes, der Insulin braucht, wird ja mittlerweile als „Infektionskrankheit" angesehen, hervorgerufen durch eine Schwäche des Immunsystems. (Thymus!! - 4. Chakra)

Erfolg: Peter nahm die Tropfen für 15 Wochen, und wendete hernach die Methode mit grossem Erfolg in seiner Praxis an. Sein eigener Erfolg - kein Asthma mehr, deutlich gesteigerte Vitalität und Lebensfreude - hatte ihn sehr motiviert.

Patrick, 58 Jahre alt,
ein jugendlich wirkender Unternehmer, litt seit einigen Jahren an einer chronischen, therapieresistenten **Nasennebenhöhlenentzündung,** mit **Beeinträchtigung der Riechfähigkeit,** einer ebenso therapieresistenten **Nagelmykose** und sporadischen **Asthmaanfällen.**

Zur Vorgeschichte war zu erfahren, dass er nach schwieriger Schwangerschaft als untergewichtige Frühgeburt zur Welt gekommen war, und in der Babyzeit einige Atemstillstände gehabt habe. In seiner Kindheit habe er einige Male Mittelohrentzündungen gehabt, ansonsten sind keine Erkrankungen erinnerlich. Das Klima in der Grossfamilie wird als zerstritten und gewalttätig geschildert, wobei die Gewalt nicht direkt ihm galt, sondern unter den Erwachsenen - auch tätlich - ausgetragen wurde. Der Vater starb früh an einem Herzinfarkt, die Mutter und seine Schwestern leben noch, das Verhältnis zu ihnen wird als schlecht beschrieben. Patrick selbst ist glücklich verheiratet, hat Kinder und Enkel, auch seine berufliche Tätigkeit macht ihm Spass. An Befunden ergab sich ein ausgeprägter Pilzbefall beider Grosszehennägel, das Gebiss war lückenhaft, die Zähne teils mit Amalgam gefüllt, teils mit Gold versorgt.

Personenwerte: 60/70/90/40 mit einem aktuellen Konflikt, der „körperlich überanstrengt" zum Thema hatte. Dieser Konflikt stand jedoch energetisch nicht zur Behandlung an. Stattdessen zeigte sich als behandlungsbedürftiger Konflikt das Thema „Panik".

Konfliktwerte: 50/80/20/90 - damit Patricks Zentralkonflikt und Lebensthema.

Das bejahte er auch spontan, und sagte, schon Kleinigkeiten könnten ihn in totale Panik versetzen, und jegliche Lebensfreude schwinden lassen.

Er hatte einen Haufen schulmedizinischer und homöopathischer Medikamente mitgebracht, die ich alle energetisch testete. Dabei zeigte sich, dass lediglich Bio-Reurella - ein Algenpräparat mit 90% gut testete, daneben Mutaflor mit 100%, Kanne Brottrunk mit 100% und ein homöopathisches Nasenspray mit 90%. Die Kombination aus Chavita 4 und Emvita 16 testete mit 80%.

Kommentar: Patrick muss auf zwei Schienen behandelt werden - einerseits per Amalgamsanierung, mit flankierender Entgiftung und Pilzbehandlung, danach Aufbau einer guten Darmflora, andererseits muss sein Zentralthema, die Panik, angegangen werden. Das 4. Chakra als Zentrum unseres Menschseins ist nicht nur der Dreh- und Angelpunkt für die Systeme Herz, Kreislauf und Lunge (Asthma!!), sondern triggert auch die Funktion des Thymus und unseres Abwehrsystems (chronische Infekte!!). Das Herz ist aber auch emotional unser Zentrum, in dem Vertrauen und Liebe entwickelt werden soll. Patricks Lebensgeschichte ist von allem Anfang von Bedrohung und Angst durchzogen - daher ist bei ihm die Entwicklung von „Urvertrauen" deutlich erschwert. Der genetische Schwachpunkt im 4. Chakra (siehe Herzinfarkt des Vaters) zusammen mit dem emotionalen Schwachpunkt haben dem Asthma den Weg gebahnt - die schlechte Flora an sämtlichen Schleimhäuten sorgt dafür, dass das Symptom aufrechterhalten wird. Das andere Symptom, der Verlust der Riechfähigkeit, weist wiederum den Bezug zum Basischakra, dem Sitz des frühkindlichen Urvertrauens. Das Basischakra hat ja seine Entsprechung im Riechhirn!!

Jorge, 52 Jahre alt,
hatte bei einem Unfall vor Jahren eine **Halswirbelfraktur** erlitten, die ihn querschnittsgelähmt gemacht hatte. Von dieser Lähmung war er jedoch vollständig genesen, und arbeitete seither als Heiler. Im Rahmen eines kollegialen Austausches testeten wir ihn.

Personenwerte: 90/70/100/90 auffallend gut, dennoch fanden wir bei ihm eine **geopathische Belastung,** die er aber offensichtlich gut kompensierte.
Zum zweiten fand sich eine Blockade im Herzchakra, durch den Konflikt Emvita 16.

Konfliktwerte: 80/70/30/80 als massiver Energieräuber, zugleich sein Lebensthema- ein karmisches Mitbringsel.

Jorge konnte bestätigen, dass die Panik, die ihn nach seinem Unfall erfasst hatte - in diesem hilflosen, gelähmten Zustand, nur eine Neuauflage einer viel älteren Panik war, die ihn schon sein ganzes Leben lang begleitete.

Eduard, geb. 1939,
berichtete, dass er seit über dreissig Jahren an **Angstzuständen** leide. Damals hätten sich seine Schwiegereltern, die er als „extrem und ungesund katholisch" schilderte, gegen seine Heirat mit ihrer Tochter ausgesprochen. Er habe die Tochter trotzdem geheiratet, habe seither aber Alpträume, „wie eine Strafe Gottes". Immer habe er Angst, es könne etwas Schlimmes passieren, in den Schwangerschaften seiner Frau habe er Angst vor missgebildeten Kindern gehabt. Die Ängste seien begleitet von allerlei körperlichen Begleiterscheinungen wie Durchfall, Schweissausbrüchen, Übelkeit, **Herzrasen,** auch **Zwangsgedanken** und Zwangshandlungen wie Waschzwang kämen vor. Seiner Symptome wegen sei er schon zweimal in einer psychosomatischen Klinik gewesen und habe auch etliche ambulante Therapien hinter sich, so richtig geholfen habe aber nichts. Seine Kindheit in Krieg schilderte er als schwierig, er habe sowohl zuhause als auch in der Schule Gewalt erlebt und habe mit niemanden darüber reden können. Seine Ehe sei inzwischen auch problematisch und stehe vor der Trennung, weil seine Frau nicht auf seine Ängste eingehen könne. Nur im Kontakt mit Menschen, mit denen er sich wohlfühlte, würden die Ängste geringer.

Personenwerte: 30/100/100/30, völlig überraschend für mich, da er vom Aspekt, leise sprechend und mit leicht gebeugter Haltung, das Bild einer Depression bot und emotional überhaupt nicht fit wirkte. Energetisch jedoch keine emotionale Beeinträchtigung, lediglich extreme Störung der Vitalität (30% vital).

Konfliktwerte:
Emvita 16 in vierten Chakra mit 25/ 70/ 60/ 30
Emvita 17 im fünften Chakra („Gefühlsstarre") mit 80/ 80/ 0/ 50 und
Emvita 20 im 6. Chakra („Selbstgenügsam") mit 20/ 80/ 20/ 30.

Die Angstzustände und Panikattacken waren also somatisierte Versionen der völligen Blockierung von Gefühlsäusserungen, da der Patient in seinem Leben alles mit sich selber ausmachen musste, andererseits passte das selbstgenügsame „Kreisen um sich" perfekt zu den dicken Mauern, die dieser Mensch um seine empfindsame Seele gebaut hatte.

Familiendynamisch interessant erschien mir auch der fehlende „Segen" der Schwiegereltern zur Ehe . Die Angst erscheint in diesem Zusammenhang als abgewehrte und gegen sich selbst gewandte Aggression.

Therapie: Zunächst behandelte ich ihn mit Emvita 17 und Chavita 5, um den Schock und die Starre aufzulösen (grösster Energieräuber!), anschliessend wurde Emvita 16 behandelt.
Durch Umzug verlor ich leider den Kontakt zu diesem Patienten.

Kevin, 9 Jahre alt,
litt seit Geburt an **Neurodermitis** und **Infektanfälligkeit.** In der Schule hatte er eine Lehrerin, die ihn „auf dem Kieker" hatte, und auch das Verhältnis zur Mutter war von jeher gespannt. (Das sehe ich übrigens häufig bei Neurodermitis- Kindern, eine Mutterbeziehung, die ambivalent ist, oft mit überprotektiven Zügen!)

Personenwerte: 40/30/70/50

Schlicht eine Katastrophe für ein Kind - vital und emotional total am Boden, kaum in der Lage, sich zu konzentrieren - es wundert nicht, dass die Lehrerin ihn im Visier hat, denn solch ein Kind hat Mühe, ruhig sitzenzubleiben und sich zu konzentrieren auf den Unterrricht.

Konfliktwerte: 70/50/20/70

Jetzt war klar, wo seine Energie steckte, nämlich im Konflikt!

Erfolg: Zehn Wochen Therapie mit den Tropfen Chavita 4 und Emvita 16 bewirkten ein völliges Abheilen der Neurodermitis an den Händen, er bekam keine neuen Infekte mehr und seine schulischen Leistungen wurden besser. Das Problem mit der Lehrerin erledigte sich von alleine, denn durch seine Versetzung bekam er eine neue Lehrerin, die ihn mochte.

Benjamin, 18 Jahre alt,
litt an einer **Lernstörung** mit Stottern, an **Schüchternheit** und einer deutlichen **Akne.** Seine Mutter berichtete, er habe sich schon als kleines Kind intensiv mit dem Thema Tod auseinandergesetzt, all seine Spielzeugmännchen beerdigt, Kriegsszenen gemalt und Horror inszeniert. Dabei sei er charakterlich eher sanft und ruhig.

Personenwerte: 40/50/60/0, also auf allen Energieebenen äusserst reduziert.

Als Ursachen hierfür fand ich zum einen eine **geopathische Belastung** von **Rumpf und Kopf,** andererseits den Konflikt Emvita 16 im 4. Chakra.

Konfliktwerte: 60/10/30/80 als starke vitale Blockade, mit starkem karmischen Anteil - sein Lebensthema.

Erfolg: Die Umstellung des heimischen Bettplatzes brachte die Akne innerhalb einer Woche (!!) zum Verschwinden, unter Medikation von Chavita 4 und Emvita 16 überwand der junge Mann nach und nach seine Schüchternheit.

Hilde, 65 Jahre alt,
litt seit 30 Jahren an morgendlichem **Drehschwindel**, der sich nach dem Tod des Ehemanns vor einigen Monaten noch verstärkt hatte. Sie sei wegen Geschwüren schon am Magen operiert worden, aber kein Medikament helfe ihr gegen das ständige **Sodbrennen.** Seit einem halben Jahr plage sie zudem eine hartnäckige Augenentzündung, gegen die auch nichts helfe.

Personenwerte: 30/20/80/60

Interpretation: Ja, bei diesem jammerwürdigen energetischen Zustand kann der Körper auch nicht mehr gut regulieren, und wieder „gesund" werden.
Sie hatte eine vegetative Blockade im 4. Chakra, damit eine Blockade ihres Thymus - also auch ihres Immunsystems, was die Therapieresistenz klar machte.

Konfliktwerte: 80/90/20/40

Fast ihre gesamte vitale und emotionale Energie steckte im Konflikt fest - Todesangst plagte sie, nachdem der Tod schon den Gatten hinweggerafft hatte, plötzlich und unerwartet, und diese panikartige Angst machte sich an allen möglichen Ecken im Körper fest.

Therapie und Erfolg: Nachdem Chavita 4 und Emvita 16 schon im Test ihre Energie wieder auf 100/100/100/70 gebracht hatte, bekam sie diese Tropfen auch verordnet, für 10 Wochen - wegen des Kausalwerts von 40%.
Die Augenentzündung verschwand daraufhin genauso wie der Schwindel, und der Magen beruhigte sich auch. (Eine Blockade im 4. Chakra staut die Energie auf der Ebene des 3. Chakra - dadurch kann die Energie vom Magen nicht „abfliessen", und Säureüberproduktion ist die Folge).

Chakra-4- Störungen ohne zugeordnete Konflikte

Roger, 72 Jahre alt,
litt an Hypertonus und gelegentlichen **Angina-pectoris**-Attacken. Als Ursache hierfür fand sich im Test eine Geopathie des 4. Chakras sowie eine vegetative Blockade, ebenfalls im 4. Chakra, jedoch kein emotionaler Konflikt.

Erfolg: Durch Umstellung des Bettplatzes und Gabe von "Chavita 4" konnte er die Hälfte seiner allopathischen Blutdruck- und Herzmittel weglassen, was ihn natürlich sehr freute.

Marianne, 76 Jahre alt,
litt nach einem Virusinfekt an ständiger **Müdigkeit und Erschöpfung.** Zudem hatte sie ständige Schmerzen in beiden Knien, sodass sie ihrem Hobby, dem Wandern, nicht mehr frönen konnte - was sie begreiflicherweise zusätzlich deprimierte. Sie hielt viel von naturheilkundlichen Methoden, und wollte deshalb gerne einen Versuch mit unserer Methode unternehmen.

Personenwerte: 70/30/90/50 - also eine veritable depressive Verstimmung (30% emotional) bei gar nicht so schlechten Vitalwerten (70%).

Die Störfaktoren waren eine **Geopathie - von der Brust bis zu den Füssen** - und eine vegetative Blockade im 4. Chakra. Das Herzchakra hat ja einerseits einen Bezug zum Herzkreislaufsystem, andererseits zur Immunabwehr (über den Thymus!!).
Daher ist ihre Schwäche auf zwei Arten erklärbar - kreislaufbedingt mit verminderter Herzleistung, abwehrbedingt durch Schwächung des Thymus.

Erfolg: Ich empfahl ihr eine Bettplatzumstellung und verordnete ihr Chavita 4, das im Test ihre Emotionalenergie auf 90% erhöhte. Durch die Tropfen fühlte sie sich nach sechs Wochen bereits deutlich besser.

Gerda, 56 Jahre alt,
litt seit jungen Jahren an einer **Lungenschwäche.** Sie hatte zweimal einen Lungenkollaps erlitten, hatte eine **Sarkoidose** überstanden, hatte häufige **Infekte der Atemwege** und musste wegen Luftnot ständig ein Cortisonspray nehmen. Sie war Reikilehrerin und machte Yoga, hatte schon diverse Therapien hinter sich, nur befriedigend geholfen hatte ihr bisher nichts.

Personenwerte: 40/50/90/40

Interpretation: erhebliche körperliche Erschöpfung, gepaart mit deutlicher emotionaler Beeeinträchtigung bei guten Mentalwerten.

Bei ihr testete neben einer **Geopathie** - natürlich im Bereich der Brust! - das 4. Chakra blockiert, wobei zwei Konflikte (tief verletzt - Emvita 13 - und Panik - Emvita 16) aufschienen.

Therapie und Erfolg: Keiner der beiden Konflikte wollte jedoch von der Seele aktuell behandelt werden - im Medikamententest verringerten alle Kombinationen ihre vitale Energie, und da ich keinem Patienten energetisch schaden möchte, verordnete ich auch nichts davon. Lediglich Geovita und Chavita 4 (wieder die Kombination der zwei höchstenergetisierenden Tropfen) erbrachte eine energetische Verbesserung. Daher lautete meine Empfehlung: Bettplatzumstellung, Einnahme der Tropfen für zehn Wochen - und seither ist sie infektfrei! Sie nimmt zwar noch das Cortisonspray, aber deutlich seltener als bisher.

Teil 5: Das Hals-Chakra und seine Konflikte

Das 5. Chakra hat seinen Sitz im Bereich der Schilddrüse, die hormonell als wichtiger Dirigent des gesamten Stoffwechsels gilt. Ein gut funktionierendes 5. Chakra ermöglicht energetisch ein wohlgeordnetes Zusammenspiel unterschiedlichster Organe und Systeme und ermöglicht es dem Menschen, sich nach aussen als Einheit darzustellen und zu präsentieren. Im 5. Chakra geht es energetisch demnach um unseren **Ausdruck** nach aussen, um **Kommunikation** mit anderen in dem Sinne, dass wir aufgefordert sind, unsere eigenen Erkenntnisse nach aussen zu tragen, um am „Gemeinsamen" mitzuwirken.

Wenn wir uns ausdrücken, sind wir aber gleichzeitig auch gefordert, dies ehrlich und aufrichtig zu tun, und nicht unsere Meinung dem jeweils herrschenden Zeitgeist unterzuordnen, um nur ja nirgends anzuecken.

Als die „Zeit" des 5. Chakras gilt die Periode zwischen 28 und 35 Jahren, wenn neben der Verantwortung für die eigene Familie auch Verantwortung in der Gesellschaft übernommen wird, wo der einzelne, sei es in seiner Funktion als Erzieher seiner Kinder, sei es als Mitglied eines Gremiums, mehr und mehr in der Verpflichtung steht, sein eigenes Weltbild anderen darzustellen und begreifbar zu machen. Er - oder sie - muss dazu seine Stimme erheben und sein Eigenes nach aussen tragen, es damit der Allgemeinheit zur Verfügung stellen - und natürlich auch der Kritik preisgeben.

Wenn man sich die Entwicklung der Menschheit betrachtet, so leben wir im Moment am Übergang zwischen dem Kommunikationszeitalter - mit Radio, Fernsehen, Internet, Printmedien, Funkantennen und Handy`s - und dem Zeitalter der Intuition, das auch „Wassermann- zeitalter" genannt wird. Es ist sicher kein Zufall, dass die Konflikte des 5. Chakra in heutiger Zeit extrem häufig sind, wo es darum geht, den Sprung vom Verstandesmenschen (das 5. Chakra ist auch der Ratio, der Verstandestätigkeit zugeordnet) zum inspirierten, intuitiven Menschen zu bewältigen.

Zum 5. Chakra gehören als zugeordnete Konflikte die Themen der Emvitae 17 und 18, die sich drehen um:

- die Gefühlsstarre, die durch Schock eingefrorenen Gefühle - Emvita® 17
- und das hastig- impulsive und Stottern - Emvita® 18

Eine Störung der Energie des 5. Chakras ist eine Störung des wohlorganisierten Ausdrucks.

Da das 5. Chakra eine Art „Gefühlstor" darstellt, das entweder weit oder eng gestellt sein kann, ergeben sich für den Ausdruck von Gefühlen eine Minusvariante und eine Plusvariante.

Die Minusvariante ist die, bei der scheinbar gar keine Gefühle da sind, weil keine ausgedrückt werden.

Die Gefühlsleere ist dabei nur eine scheinbare, was nach meinen Erfahrungen häufiger dahintersteckt, ist ein Mangel an Organisation, sei es durch zu viele einander widerstrebende Impulse, die nicht unter einen Hut gebracht werden können, sei es durch zu traumatische Lebensumstände, die die Gefühle erstarren lassen, sei es auch nur das Gefühl, bestimmten Belastungen nicht gewachsen zu sein. Der Mensch fühlt sich dann wie tiefgefroren, er öffnet den Mund, kann aber nicht mehr sprechen, geschweige denn schreien!

Das Gefühl, was dabei heraus will, ist jedenfalls ziemlich mächtig, der Mensch fühlt sich dem nicht gewachsen. Das System erstarrt als Reflex und unterbindet jegliche Gefühlsäusserung.

Die Plusvariante ist die, bei der viel aus einem Menschen heraussprudelt, wo man sich aber häufig fragt, worum geht's ihm denn eigentlich? Es ist fast so wie mit dem Wald, den man vor lauter Bäumen nicht mehr sehen kann.

Dadurch entsteht das Hastige, wo jemand so viel ausdrücken will, dass der Kopf immer schon drei Ecken weiter ist, während die Zunge oder das Handeln hinterherhinken.

Das schnelle Denken und das dem gegenüber langsamere Handeln ist wieder Ausdruck einer gestörten Organisation und verhindert, dass das wahre Anliegen so sichtbar wird, dass auch andere etwas damit anfangen können. Häufig fühlen sich solche Menschen von ihren Mitmenschen dann unverstanden, sie erleben das Gefühl, „im falschen Film" zu sein, stecken eventuell in Berufen fest, in denen sie ihr Anliegen nicht wirklich ausdrücken können, sind mit Rollenzuschreibungen konfrontiert, die ihrem Innersten nicht wirklich entsprechen - wodurch es dann immer wieder zu unkontrollierten Durchbrüchen ihres „eigentlichen" Wollens kommt - heftig, aber eben unkoordiniert. Sie fühlen sich wie das Opfer widriger Umstände, denen sie nicht entkommen zu können glauben.

Eher wird der „Stotterer" belacht und nicht ernst genommen, oder er gilt als „nervös" - nur gehört und verstanden wird er nicht, da es ihm nicht gelingt, sein System sinnvoll zu organisieren.

In beiden Fällen gelingt es dem Menschen nicht, sich adäquat auszudrücken, dafür beobachtet man häufig, wie stattdessen der Körper das „Unsagbare" äussert.

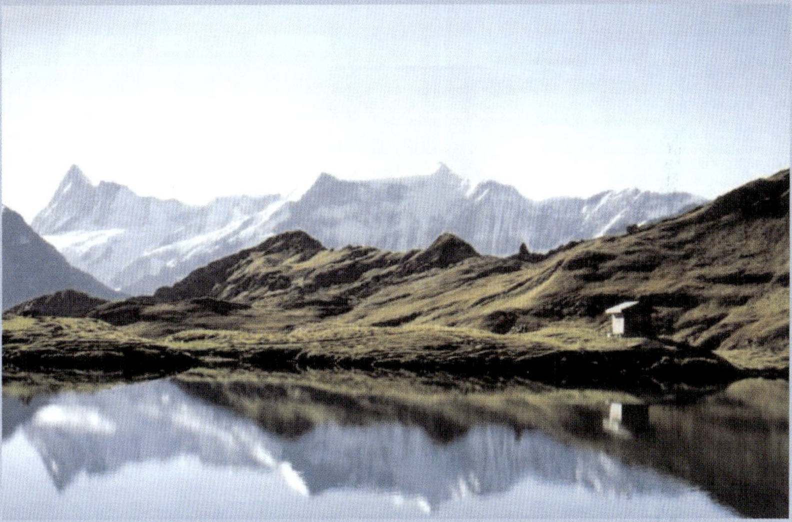

(wie bei diesem See kann es auch in der Seele unter einer unbewegt erscheinenden Oberfläche ganz anders aussehen)

Symptome einer gestörten Funktion des 5. Chakras können sein

Globusgefühl	Struma
Schluckstörungen	Angina
Engegefühl im Hals	HWS-Syndrom
Klopfen im Hals	Stimmbandreizung
Stottern	Laryngitis
Sprachstörungen	Häufiges Räuspern
Wortfindungsstörungen	Nackenverspannung
Sprachfaulheit	Thyreoiditis
Versprecher	Heiserkeit

In der täglichen Praxis begegnen mir Themen des 5. Chakras häufiger, als ich anfänglich dachte. Wenn man sich aber klarmacht, wieviele unterschiedliche „Schocks" einem im Laufe des Lebens widerfahren können, die im Unterbewusstsein abgelagert werden und nicht mehr ausgedrückt werden können, dann wird die enorme Häufigkeit klarer.

Hierzu einige Beispiele:

Schock (Thema von Emvita 17)

Leitsymptome: Gefühlsstarre, Wurstigkeit, gleichgültig, lieblos, durch Schock tiefgefrorene Gefühle

Sandro, geb. 1950,
Hatte in den Tagen seiner Kindheit an ständigen **Mittelohrentzündungen** gelitten, die eine beidseitige **Schwerhörigkeit** bei ihm hinterlassen hatte. Dadurch fühlte er sich in der Kommunikation beeinträchtigt, und hatte sich sozial zurückgezogen. Er hatte sogar einen Beruf gewählt, bei dem er nachts arbeiten musste, wenn alle anderen schliefen. Mir kam der spontane Einfall:"Wie ein Maulwurf!"
Seit Jahren litt er ausserdem an **Drehschwindel,** was ihn empfänglich gemacht hatte für naturheilkundliche Methoden. Desweiteren klagte er über dicke Knoten in der **Schilddrüse** und chronische Verspannungen im Schulter-Nackenbereich.

Personenwerte: 60/50/100/50. Als Blockade fand sich das 5. Chakra (segmental zur Schilddrüse und dem Nacken gehörend, von den Sinnesqualitäten dem Gehör zugeordnet). Konfliktwerte: 40/60/30/40, was Sandro sehr einleuchtend fand.
Im Therapieerfolgstest kam er emotional von 50% auf 80% durch die beiden Medikamente, weswegen ich sie ihm für ca. 10 Wochen verordnete.

Kommentar: Die Vital- und Emotionalwerte des Konflikts geben uns eine Idee davon, wie stark der Patient durch den Energieverlust an den Konflikt spürbar beeinträchtigt ist, die Kausalwerte des Konflikts verraten uns etwas über die nötige Therapiedauer; je höher der Kausalwert des Konflikts, desto länger dauert im allgemeinen die Behandlung, denn desto hartnäckiger ist der Konflikt.

Erfolg: Nach drei Monaten war der Drehschwindel verschwunden, desgleichen die Verspannungen. Die Knoten in der Schilddrüse waren zurückgegangen - was wir nicht ändern konnten, war die Schwerhörigkeit. Diese war organisch fixiert, und damit auch energetisch nicht mehr zu lösen.

Franziska, 42 Jahre alt,
litt durch ihren Beruf - Programmiererin am PC mit einseitiger Haltung - unter häufigen Schmerzen und Verspannungen im Bereich des Nackens und der Schulterblätter.
Sie wollte statt Massagen oder Gymnastik lieber eine energetische Behandlung, weil sie das mehr ansprach.

Personenwerte: 50/80/80/50, passend zu den Beschwerden also eine grössere Beeinträchtigung auf der Vitalebene.

Emvita 17 im 5. Chakra, ihr Konflikt, hatte Werte von 20/30/30/50.
Als ich ihr erläuterte, dass der Konflikt etwas mit „tiefgefrorenen Gefühlen" zu tun habe, bejahte sie spontan. Es sei ihr klar, dass sie in den vergangenen Jahren häufig ihre Gefühle unter Verschluss gehalten habe. Das wolle sie jetzt nicht mehr, denn der Preis, für Anpassung mit Schmerzen bezahlen zu müssen, sei ihr denn doch zu hoch.

Erfolg: Auch in ihrem Fall waren die Verspannungen nach drei Monaten nicht mehr da.

Ivana, 19 Jahre alt,
litt seit einigen Monaten an diagnostisch nicht einzuordnenden **Beinschmerzen links.** Bei ihr war eine Skoliose bekannt, die aber seither keine Beschwerden gemacht hatte.
Vom Befund her hatte sie ein naturgesundes Gebiss, neuralkinesiologisch keine herdverdächtigen Organe, aus der Familienanamnese war eine Psoriasis beim Grossvater bekannt, sonst keine Auffälligkeiten.

Personenwerte: 70/60/80/40, d.h. eine Reduktion sowohl der Vitalität, aber auch der emotionalen Befindlichkeit.

Konfliktwerte: 80/80/10/50 - ein enorm grosses Problem.

Auf meine Nachfrage kam dann heraus, dass Yvonne das einzige Kind ihrer Eltern war, nachdem die Mutter zuvor 5(!!) Fehlgeburten erlitten hatte. Yvonne selbst war per Notkaiserschnitt zur Welt gekommen. Begreiflicherweise wollte die Mutter sie nicht aus ihrer Obhut entlassen, und hatte Mühe, sie „auf eigenen Beinen stehen zu lassen" - wofür der Beinschmerz eine gute Sprache findet.....

Therapie und Erfolg: Die Medikamente Chavita 5 und Emvita 17 glichen ihre funktionelle Beinlängendifferenz in Sekunden aus, im Test erhöhten die Mittel ihre Vitalität auf 100% und die emotionale Befindlichkeit auf 90%.

NB: Interessehalber testete ich bei Yvonne auch noch den Zentralkonflikt - oder ihr Lebensthema, wenn man so sagen will. Es war Emvita 7 im 2. Chakra, mit der Aufgabe, nicht stärker zu tun, als man ist, und mit den eigenen Kräften hauszuhalten. Nach einem Vierteljahr Behandlung ging es Yvonne besser, aber noch nicht gut - denn der Ablösungsprozess mit ihrer Mutter war aktiv geworden. An dieser Stelle hätte es mich gefreut, auch die Mutter testen zu dürfen, sie kam jedoch nicht zu mir.

Regine, geb. 1933,

litt seit der Geburt des ersten Kindes vor 40 Jahren an ständig **geschwollenen Beinen** mit kalten Händen und Füßen. Seit 10 Jahren plagten sie ausserdem heftige **Rückenprobleme,** besonders im Bereich der Lendenwirbelsäule. Seit Jugendtagen hatte sie chronische **Spannungskopfschmerzen.**

Personenwerte: 80/ 40/ 80/ 20.

Interpretation: deutliche emotionale Reduktion, während sie vital und mental recht ordentliche Werte hat.

Konfliktwerte: 50/60/80/60. Das heisst, dass der Konflikt 50% ihrer Lebenskraft verbraucht, 60% ihrer emotionalen Kraft, mit 80% sehr bewusst ist und mit 60% kausal im Charakter verankert ist. Interessant erscheint mir noch, dass sowohl Regines Bruder als auch ihre Mutter im Krieg verstorben sind, vielleicht wollte sie auch diesen Schock nicht spüren. Eher nahm sie in Kauf, nichts zu spüren, als sich von soviel Trauer überrollt zu fühlen.

Erfolg: Nach Einnahme von „Emvita 17" blühte sie deutlich auf, die Beinschwellungen verschwanden nach und nach, auch der Rücken wurde besser und die kalten Hände und Füsse gehörten der Vergangenheit an.

Anke, 45 Jahre alt,
hatte als junge Frau an extremer **Unterfunktion der Schilddrüse** gelitten, an Kropf, Nackenverspannungen und **Migräne.** Vor 5 Jahren war sie an **Brustkrebs** erkrankt, war operiert, bestrahlt und chemotherapiert worden. Sie wollte an die Ursachen kommen, und meldete sich deshalb bei mir.

Personenwerte: 40/60/100/40

Interpretation: Sie war körperlich wirklich sehr angeschlagen, auch seelisch ging es ihr nicht besonders, während der Kopf, die Willenskraft, hervorragend funktionierte.

Ihre Blockaden waren eine **Geopathie von Kopf bis Füssen** - da konnte keine Therapie greifen, und eine vegetative Blockade im Halsbereich durch den Konflikt Emvita 17.

Konfliktwerte: 70/70/30/50 - ein ordentlich grosser Energieräuber mit ausreichend Widerstand (50% kausal), der den schlechten energetischen Zustand von Anke gut erklärbar machte.

Therapie und Erfolg: Wie immer in solchen Fällen empfahl ich, als allererste Massnahme das Bett an einen Platz zu verstellen, der frei ist von geopathischen Störungen. Zeitgleich verordnete ich ihr Chavita 5 und Emvita 17 für 15 Wochen. Sie träumte in der Zeit sehr viel und heftig, hatte aber keine Migräneanfälle mehr. Ihre seitherigen Tumornachsorgeuntersuchungen waren alle in Ordnung, und sie fühlt sich wohl.

Brunhilde, 48 Jahre alt,
hat ihre Arbeit wegen starker **Lärmempfindlichkeit, Meniere`schem Schwindel** und Rückenproblemen aufgeben müssen. Sie kam zum Test, weil sie etwas über die versteckten Krankheitsursachen herausfinden wollte.

Personenwerte: 70/20/100/40

Interpretation: Solche Werte sind typisch für Menschen, deren Körper das seelische Leid ausdrückt, oder anders formuliert, typisch für somatisierte Depressionen.

Konfliktwerte: 70/40/10/80

Voila, ihr Lebensthema, das ihr 70% vitale Energie wegnimmt, dazu 40% emotionale Schwingungsfähigkeit, das nur zu 10% bewusst ist - gut versteckt, der Herr Energieräuber! - dafür aber hoch widerstandskräftig. Es ging also bei ihr darum, nicht wie das Karnickel vor der Schlange mit Erstarrung auf lebensgeschichtliche „Schocks" zu reagieren, sondern die innere Erstarrung zu lösen und wieder in den „Fluss" zu kommen.
Der Innenohrschwindel und die Lärmempfindlichkeit, beide dem Gehörorgan zugeordnet, passen zum 5. Chakra, denn „Hörenkönnen" ist elementar für die Kommunikationsfähigkeit.

Erfolg: Brunhildes Behandlung zog sich über ein halbes Jahr hin, aber am Ende war sie ihre Rückenschmerzen los, ihr Gehör war wieder normal, und sie konnte wieder arbeiten.

<u>Anne, 55 Jahre alt,</u>
litt an **chronischem Durchfall** über mehrere Wochen. Sie hatte ständig Bauchschmerzen und eine stets **verstopfte Nase.** Wegen einer **Quecksilberbelastung** hatte sie alle ihre Zähne mit Gold versorgen lassen, hatte diverse homöopathische Schwermetallausleitungen gemacht, aber sie fühlte sich einfach nicht wohl.

Personenwerte: 70/70/90/50 - die Werte waren nicht wirklich schlecht, aber besonders waren sie auch nicht.

Konfliktwerte: 80/60/30/70 - nun, es ist auch kein Wunder, wenn sie sich nicht besonders wohl fühlt, wenn derartig viel ihrer Lebenskraft im Konflikt feststeckt!

Erfolg: Nachdem im Therapietest die Kombination von Chavita 5 und Emvita 17 ihre Energiewerte vital und emotional auf 100% anhob, verordnete ich ihr diese beiden. Der Durchfall verschwand daraufhin innerhalb von 14 Tagen! Die Bauchschmerzen gingen ebenfalls weg, und auch die verstopfte Nase. Die Dunkelfelduntersuchung ihres Blutes nach vier Monaten zeigte keine Anzeichen von Schwermetallbelastung mehr - obwohl wir keinerlei „stoffwechselaktivierende" Massnahmen parallel unternommen hatten.
Der Grund ist einfach der, dass wenn eine energetische Blockade des Stoffwechselzentrums „Schilddrüse" gelöst wird, der Stoffwechsel sich ganz von alleine normalisiert!

Tamara, 37 Jahre alt,
war als Heilpraktikerin über einen Artikel auf unsere Methode aufmerksam geworden, und wollte sich „einfach einmal so" testen lassen.

Personenwerte: 100/20/100/60

Auf meine Frage, ob sie sich nicht seelisch oft „down" fühle, gestand sie kleinlaut, dass sie sich schon häufig leer und öd fühle, aber das könne man die Patienten doch nicht spüren lassen..... Körperlich war sie fit, geistig ebenso, und ihr hoher Kausalwert von 60% ermöglichte ihr sicher, einiges an emotionaler Erschöpfung zu kompensieren.

Konfliktwerte: 60/60/20/60

Ein recht ordentlich grosser Konflikt, dessen Grösse man aus den Werten der Patientin sicher nicht hätte ahnen können.

Therapie: Da ich immer zunächst den energetischen Effekt der Kombination aus Chavita und Emvita teste - auf der Ebene, die Energie am nötigsten hat, in ihrem Falle also „emotional" - war ich nicht wenig erstaunt, dass die Kombi ihre emotionale Energie nur auf 50% anhob.
Das ist mir als Erfolg zu wenig!

Also probierte ich Chavita 5 alleine = 60% (das ist mir noch zu wenig)
Emvita 17 alleine = 100% Das sind die Werte, die ich anstrebe.
Ich verordnete ihr also ausschliesslich Emvita 17 für 15 Wochen.

Erfolg: Auf einem unserer Seminare sah ich sie wieder - strahlend und frisch. Sie sagte, sie fühle sich so wohl wie schon Jahre nicht mehr, was auch der Grund war, dass sie die Methode gleich erlernen und umsetzen wolle.

Hastig (Thema von Emvita 18)

Leitsymptome: hastig-impulsiv, überlegen, schneller denken als handeln, Stottern

Cosima, 63 Jahre alt,
beschäftigte sich seit Jahren mit spirituellen Themen. Sie arbeitete mit Reiki, konnte die Aura fühlen, war überhaupt eine sehr sensitive Frau. Sie suchte mich auf, weil sie in letzter Zeit **rascher ermüde,** und dafür keine Erklärung habe.

Personenwerte: 40/60/80/60, passend zu einer erheblichen vitalen Erschöpfung.

Ihre Blockade war das 5. Chakra mit dem Konflikt Emvita 18.

Konfliktwerte: 50/40/0/30 .

Als ich die Ergebnisse mit ihr besprach, lachte sie und meinte, ihre spirituelle Lehrerin habe ihr schon wiederholt das Gleiche gesagt, dass sie „viel zu hastig, viel zu viel auf einmal machen wolle". Die niedrigen Mentalwerte des Konflikts (0%) seien ja ein Indiz, dass sie da wohl gar nicht hingehört habe.

Erfolg: Durch die Verordnung der Medikamente lernte sie, ihre Meinungen klarer zu vertreten, im Gespräch aber auch mehr bei sich zu bleiben und auf die Impulse des Gegenüber zu achten. Zugleich verlor sie ihre unklare Müdigkeit.

Marta, 53 Jahre alt,
arbeitete früher als Organisatorin und Schriftstellerin, immer vier Dinge gleichzeitig erledigend. Seit einem **Zusammenbruch** vor einigen Jahren sei sie jetzt unfähig, überhaupt zu arbeiten. Sie habe überall am Körper **Schmerzen,** sie könne sich auch überhaupt nicht mehr konzentrieren. Besonders schlimm werde es, wenn zwei Menschen gleichzeitig mit ihr sprächen, dann bekäme sie gar nichts mehr mit. Seit der Einnahme von drei starken Antidepressiva und Neuroleptika gehe es ihr etwas besser.

Personenwerte: 40/30/80/40, typisch für einen psychophysischen Erschöpfungszustand.

Konfliktwerte: Emvita 18 mit 40/20/20/30,
dazu Emvita 24 mit 50/50/30/20.

Der therapeutische Effekt von Ch 5 und Em 18 war 80% auf der Emotionalebene, während Em 24 alleine 100% erbrachte.

Ihr Zentralkonflikt war Emvita 17, ebenfalls im Halschakra, was sowohl den Vitalwert als auch den Emotionalwert auf 100% anhob.

Erst durch diesen Test rückte sie mit der Sprache heraus: Sie habe schon ihr ganzes Leben lang Schluckbeschwerden, bei Stress werde sie ganz grundsätzlich heiser! Dann sei sie auch unfähig, zu atmen und gerate in totale Panik, gegen die nichts helfe. Sie sei auch schon wegen eines Brustkrebses operiert worden, und habe dabei einen Atemstillstand erlitten. Derzeit lebe sie mit ihrer Schwester zusammen, mit der sie sich jedoch gar nicht verstehe. Sie könne nicht mit ihr reden, die Schwester sei auf alles in ihrem Leben eifersüchtig. Auch als Kind habe sie nicht mit ihren Eltern reden können, vor allem nicht mit der Mutter. Die Schwester sei quasi eine Kopie der Mutter, im Aussehen und auch in ihrer Art.

Kommentar: Bei Marta ging es ganz zentral um das Thema, sich auszudrükken und zu äussern, was sie wollte. Sie hatte ein Leben lang gelernt, ihre Gefühle zurückzuhalten, fühlte sich dadurch aber in der Opferrolle. Die zunehmend heftigeren Schmerzen in ihrem Körper sollten ihr Alarmsignal sein, an diesem Verhalten nun doch etwas zu ändern.

Erfolg: Durch die Behandlung mit Chavita 5 und Emvita 17 fühlte sie sich zunehmend kräftiger und klarer, und konnte nach und nach ihre chemischen Medikamente weglassen.

Jochen, 45 Jahre alt,
ein sympathischer, jugendlich und frisch wirkender Therapeut, wurde von mir im Rahmen eines Seminars getestet. Ihm fehle gar nichts,sagte er, meinte dann nach einer Weile aber doch, er wolle sich **beruflich umorientieren,** denn er habe in den letzten Jahren soviel Neues gelernt, dass seine konventionelle Tätigkeit ihm mehr und mehr wie eine Zwangsjacke erscheine, in der er sich nicht wirklich gut ausleben könne.

Personenwerte: 90/40/80/60, passend zu dieser seelischen Zwangslage.
Als Blockade fand ich das 5. Chakra mit dem Konflikt Emvita 18.

Konfliktwerte: 50/10/20/10. Daneben testete das 6. Chakra ohne Konflikt.

In der Diskussion wurde ihm klar, dass der Konflikt mit seiner relativ hohen vitalen Ladung von 50% der Auslöser für seine schlechtere emotionale Befindlichkeit sein könnte, denn die Auswirkung von Konflikten kann sowohl auf der Vital- als auch auf der Emotionalebene stattfinden.
Befragt, was denn im 6. Chakra lossein könne, sagte er : Ach ja, das ist sicher die Stirnhöhlenvereiterung, die ich seit Wochen habe - nach einem grippalen Infekt - und die nicht richtig ausgeheilt ist.

Erfolg: Durch die Behandlung mit Emvita 18 und ein Gespräch über seine weiteren beruflichen Möglichkeiten ergriff er die Initiative, und verwirklichte in den folgenden Monaten seinen Traum von der Alternativmedizin in seinem beruflichen Umfeld.

Helga, 50 Jahre alt,
berichtete, sie habe, immer zu unpassenden Gelegenheiten, **Hustenreiz** und **Räusperzwang,** wie z.B. im Theater oder wenn sie vor Menschen reden müsse.

Personenwerte: 40/ 20/ 100/ 20.

Interpretation: Eine extreme emotionale Erschöpfung bei ziemlich ausgeprägter vitaler Erschöpfung - dringend urlaubsreif, so die Kurzform!

Konfliktwerte: 50/ 80/ 50/ 50.

Durch eine Familienaufstellung nach Hellinger wurde die Ursache ihrer Beschwerden ans Licht gebracht. Im Familiensystem war nämlich die Grossmutter mütterlicherseits verschwiegen worden, die sich, einer schweren Krankheit wegen, erhängt hatte.
Die Enkelin hatte - aus kindlicher Liebe und als symbolische Wiedergutmachung - diese Belastung des Halschakras übernommen, sie litt an Heiserkeit und Husten.

Erfolg: Nachdem die Grossmutter ihren Platz in der Familie zurückerhalten hatte und gewürdigt worden war, konnte das Symptom verschwinden. Unterstützend gab ich ihr „Emvita 18" als Tropfen. Bei der Nachtestung drei Monate später hatte Helga Energiewerte von 50% vital und 100% emotional, alle Chakren waren ausgeglichen. Helga fühlte sich nach einer beruflich anstrengenden Zeit zwar urlaubsreif, hatte aber keinen Husten und kein Räuspern mehr.

Randy, 51 Jahre alt,
kam zum Reba- Test wegen einer schon monatelang anhaltenden **Erschöpfung.** Körperlich litt er an häufiger **Migräne** und an **Reizdarmbeschwerden,** seelisch fühlte er sich sehr angespannt und nervös. Zur Vorgeschichte erwähnte er eine Ehescheidung vor einigen Jahren, eine angespannte und sehr anstrengende berufliche Tätigkeit als selbstständiger Kaufmann mit entsprechenden materiellen Sorgen. Er wollte eine neue Bindung eingehen, und wollte daher nach sich schauen lassen.

Personenwerte: 30/10/30/ 20 - alle Werte ausserordentlich reduziert. Bei solchen Werten ist Erschöpfung noch ein „kleines" Symptom, dass er beruflich nichts geregelt bekam, war keine Überraschung, bei solchen Mentalwerten kann man nicht konzentriert arbeiten!

Als Belastungen fand ich eine **Geopathie im Kopfbereich,** daneben den Konflikt Emvita 5 im 2. Chakra und den Konflikt Emvita 18 im 5. Chakra.

Konfliktwerte: 10/50/40/10 für Emvita 5,
20/60/60/20 für Emvita 18.

Randy wirkte auf mich wie ein sehr sanfter Mann, der lieber alle möglichen Ungerechtigkeiten schluckte, als seinen Unmut gezielt zu äussern. Der Konflikt Emvita 18 steht bei ihm für das Bemühen, durch viele versöhnliche Worte wie die Katze um den „heissen Brei" herumzuschleichen, aber nie ausfallend zu werden. Sich gleichzeitg als Opfer widriger Umstände zu fühlen, war ihm bereits zur zweiten Natur geworden (mental 60%!!). Er fühlte sich in seiner letzten Ehe als Opfer, auch beruflich meinte er, die entscheidende Zeit verpasst zu haben.
Der zweite Konflikt („Emvita 5- hektisch") spiegelte sich in seinen Reizdarmbeschwerden wider.Durch das „Zuviel" an Aktivität des sympathischen Nervensystems wurde eine ruhige Verdauungstätigkeit erschwert.

Therapie: Ich empfahl ihm, zunächst auf jeden Fall seinen Schlafplatz zu wechseln, daneben verordnete ich ihm „Geovita" als Hilfsmittel zum Wiederaufbau von Vitalenergie. Ausserdem erhielt er von mir „Chavita 2", weil das zweite Chakra sowohl durch die Geopathie als auch durch den Konflikt belastet war, und „Emvita 5".
Nach 4 Wochen sollte er dann Emvita 18 einnehmen.

Anmerkung: Im Fall von Randy habe ich das Therapieregime gestaffelt, weil seine vitale und emotionale Energie so deutlich reduziert war. Ich wollte dieses schon so ausserordentlich geschwächte System nicht noch überlasten. In Fällen von besserer Vitalität sollten jedoch alle Konflikte, die sich „melden", auch behandelt werden.

Erfolg: Nach einem Jahr hatte sich seine berufliche Situation deutlich gebessert, er war fitter, hatte keine Reizdarmbeschwerden mehr, und auch keine Migräne mehr.

Gerhard, 73 Jahre alt,
litt seit seiner Kindheit an Verstopfung. Bei einer **Nierensteinoperation** war ihm eine Niere entfernt worden, bis auf einen leicht **erhöhten Blutdruck** und ein leichtes **Zittern der Hände** fühle er sich sehr vital.

Personenwerte: 100/50/100/60

Interpretation: leichte seelische Beeinträchtigung, ansonsten witklich sehr fit.

Konfliktwerte: 40/40/30/20

Ein kleines Problem, jedoch mit Auswirkung auf Puls und Blutdruck - und auf die vegetative Organisation der Schilddrüse.

Erfolg: Nach fünf Wochen Chavita 5 und Emvita 18 waren das Zittern der Hände verschwunden (dieses Symptom findet man auch häufig bei Schilddrüsenüberfunktion), und die Verstopfung war einem geordneten Stuhlgang gewichen.

Maria, 68 Jahre alt,
war seit einem Jahr verwitwet, nachdem ihr Ehemann nach Jahren einer Nierenerkrankung an Hautkrebs gestorben war. Sie fühlte sich jetzt **erschöpft** und müde, und wollte einfach einmal nach sich schauen lassen.

Personenwerte: 50/80/70/100

Interpretation: Körperlich wirklich angemäkelt, seelisch leicht und mental ebenfalls leicht erschöpft, jedoch extreme kausale Offenheit (Segen und Schutzengel).

Energieräuber waren eine **Geopathie von Kopf bis Fuss** - sie hatte sich nach dem Tod des Ehemannes in dessen Bett gelegt, in dem dieser zunächst nierenkrank und dann krebskrank geworden war!!

Konfliktwerte: 60/80/30/100

Auch bei ihr war durch den Tod des Ehemanns ihr Lebensthema = Zentralkonflikt aktiv geworden. Nun, sie war auch wirklich im Moment das Opfer der Umstände, denn sie musste ihren Lebensabend nun alleine organisieren, anstatt ihn mit dem Gatten zu verleben. Sich in die schwere Geopathie zu legen, war einerseits auf Liebe und Anhänglichkeit zurückzuführen, aber auch auf einen nichtausgesprochenen lebensmüden Impuls (wenn er tot ist, kann ich ruhig auch sterben...)

Therapie und Erfolg: Ich bat sie, sich wieder in ihr eigenes Bett zu legen, und verordnete ihr für fünf Monate Chavita 5 und Emvita 18. Darunter lebte sie förmlich auf, begann sich wieder an ihren Enkeln zu freuen, und erkannte, dass es wichtig für sie war, „noch eine Weile zu bleiben" - wie Hellinger es beim Familienstellen ausdrückt.

Chakra-5- Blockaden ohne Konflikt

Manolo, 16 Jahre alt,
ist seit seiner Geburt - eine Frühgeburt im 7. Monat - **schwerhörig.** Ausserdem leidet er an **Autismus** und an **Verhaltensstereotypien.** Er wurde adoptiert, weil sich seine leibliche Mutter nicht um ihn kümmern wollte. Er kam zum Test, weil seine Adoptivmutter zunehmend Schwierigkeiten mit ihm hatte, und wissen wollte, ob es eine naturheilkundliche Behandlungsmöglichkeit gäbe.

Personenwerte: 90/20/30/70

Interpretation: Ein vitaler Knabe, allerdings emotional sehr niedergeschlagen (er kann sich mit seinen Schulkameraden wegen seiner Schwerhörigkiet nicht gut verständigen, und ist daher ständig Aussenseiter. Mentale Blockierung, kann sich nicht gut konzentrieren, ist daher unruhig und verhaltensauffällig in der Schule, was sicher nicht dazu beiträgt, dass er sich bei den Lehrern beliebter macht.
Auffällig der hohe Kausalwert des Jungen - er hat, wie viele behinderte Kinder, einen Segen und Schutz um sich herum, um diese schwierige Inkarnation einigermassen unbeschadet zu überstehen.

Blockaden: Bei ihm fand ich eine Geopathie vom Fuss bis zum Nabel, die seine gesamte vegetative Regulation blockierte, und ihn ständig schlecht schlafen liess. Dazu eine Blockade des 5. Chakra - das Chakra des Gehörs!! Und der Kommunikation!! Jedoch keinen seelischen Konflikt.

Therapie und Erfolg: Da die Testung ergab, dass Geovita und Chavita 5 seine Vital- Emotional und vor allem Mentalwerte auf 100% anheben würde, verordnete ich ihm diese beiden Tropfen. Nach bereits sechs Wochen kam Manolo besser in der Schule zurecht, konnte sich - nachdem er nachts tief und erholsam schlief - auch besser konzentrieren, was wiederum seine schulischen Leistungen verbesserte.

Das wiederum freute seine Mutter, und so kam auch sie besser mit ihm zurecht.

Er wirkte auf mich übrigens gar nicht autistisch, sondern sehr zugewandt - für uns „Hörende" ist es nur manchmal schwierig, sich auf eine andere Art von Kommunikation einzustellen und einzulassen als auf eine mit Worten.

Zusammenfassung Chakra 3 bis 5

Der gemeinsame Nenner der drei Chakren, die eine Lebensphase vom 14. bis zum 35. Lebensjahr umfassen, ist die Auseinandersetzung mit den Mitmenschen. Es geht darum, herauszufinden, wer zu uns passt, mit wem wir „können", welche Menschen uns spontan sympathisch sind und welche nicht, und was all dies mit uns selbst zu tun hat.

Wir sollten Enttäuschungen verdauen lernen, unser Herz öffnen und lernen, ehrlich und aufrichtig miteinander zu kommunizieren.

Man sagt nicht umsonst, dass 85% aller Kommunikation auf der „Bauchebene" ablaufen, und das Unterbewusstsein schon alles weiss, bevor unser Gegenüber auch nur den Mund aufmacht. Wenn aber Konflikte in diesem Bereich unser wirkliches Selbst verstellen und verfälschen, werden wir naturgemäss auch immer wieder von den „Falschen" attraktiert und ziehen unsererseits diejenigen Menschen an, die dem Konflikt dienlich sind, nicht aber unseren ureigensten Impulsen.

In einem übergeordneten Sinn geht es also im 3. bis 5. Chakra um Vertrauen zu den Mitmenschen, um Fremdliebe, Toleranz und Offenheit.

Teil 6: Das Stirn-Chakra und seine Konflikte

Das 6. Chakra liegt im Bereich des von den Indern so genannten Dritten Auges, zwischen den beiden Augenbrauen und etwas darüber.

Von den vegetativen Geflechten wird es der Hypophyse zugeordnet, die viele Steuerhormone bildet und in den Blutkreislauf bringt, so z. B.das Wachstumshormon, das Stillhormon, das Schilddrüsenstimulierende Hormon, das die Nebenniere stimulierende Hormon, Hormone zu Eierstöcken und Hoden, zur Niere, den Milchdrüsen und der Haut.

Die Hypophyse muß also seismographisch fein erfassen, was in den unterschiedlichen Körperarealen gerade los ist, um über feinste Rückkopplungsmechanismen je nach Bedarf zu unterstützen, zu bremsen, gegenzuregulieren oder zu modifizieren.
Die Hypophyse ist für alle ankommenden Botschaften offen, die sie sortiert und wertet. Ihre Reaktionen orientieren sich am übergeordneten "**Gemeinwohl**" des Gesamtorganismus.

Durch diesen Exkurs in die Physiologie können wir auch die energetische Funktion des 6. Chakras ableiten und besser verstehen. Das 6. Chakra hat die Aufgabe, unterschiedliche Strömungen zu erspüren, offen zu sein für Einflüsse von aussen und diese zu **integrieren** im Interesse des Gesamten, wobei dies über die Organisation eines Einzelindividuums schon hinausgeht.

Daneben spielt bei einer ungestörten Funktion des 6. Chakras auch die **Intuition** eine grosse Rolle, das Lesen zwischen den Zeilen, das wortlose Erfassen dessen, was sich im Miteinander abspielt. Es geht also auch um den Austausch mit anderen, um soziale Funktionen des einzelnen.
Viele Menschen heutzutage sind überfordert im Bestreben, all ihre unterschiedlichen gesellschaftlichen Rollen auszufüllen, es sozusagen allen recht zu machen.
Zum Beispiel leben viele Frauen als Tochter, Schwester, Ehefrau, Mutter, Berufstätige, Kollegin, Nachbarin, Freundin zugleich, mit einem sehr spezifischen Anforderungsprofil, welches für manche Rollen passt, für andere völlig ungeeignet ist.

Es geht auch um den Austausch mit anderen, um transpersonale Verknüpfung, um das Wahrnehmen der Interessen des anderen und darum, diese unterschiedlichen Strebungen stimmungsmäßig unter einen Hut zu bekommen.

Es geht also nicht nur ums Machen, sondern auch darum, dabei zu registrieren, wie denn die Stimmung in der Truppe ist, ob die "Chemie" stimmt oder ob sich einzelne, oder auch alle, unwohl, verstimmt, traurig fühlen etc.
Oder um ein Bild aus der Musik zu nehmen: Viele gute Solisten machen noch kein gutes Orchester. Erst wenn sich alle Individualisten dem Dirigenten freiwillig unterordnen und alle "gut miteinander können", kann die perfekte Stimmung und **Gestimmtheit** entstehen, die dann auch als Funke aufs Publikum überspringt.

Als Entwicklungszeit des 6. Chakras gilt die Periode von 35 bis 42 Jahren. Dabei bitte ich im Hinterkopf zu behalten, daß Chakra- 6 -Themen auch zu anderen Zeiträumen im Leben immer wieder auftauchen und gelöst werden wollen.

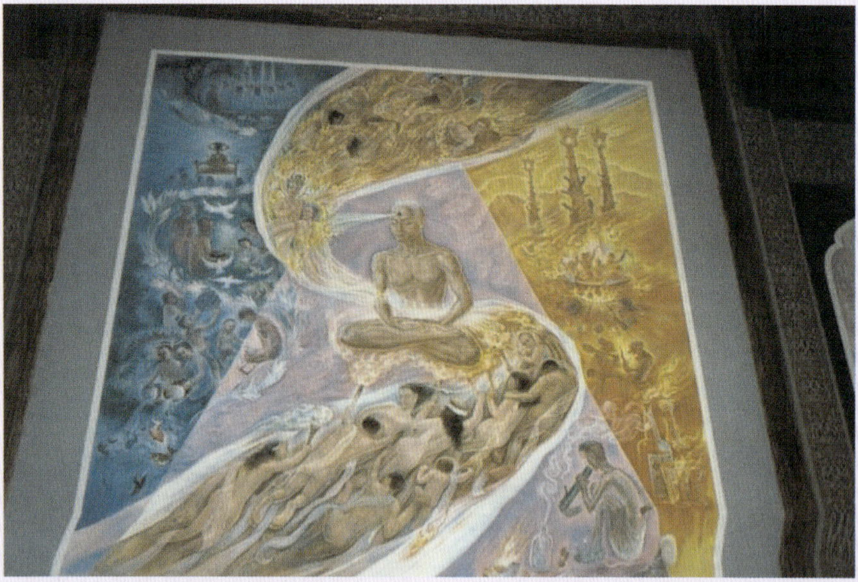

(das intuitive Hören auf die innere Stimme wird, wie auf diesem Bild aus einem thailändischen Tempel, durch viele äussere Faktoren gestört und behindert, die uns stimmungsmässig in alle möglichen Richtungen ziehen wollen)

Zum 6. Chakra gehören als Konflikte die Themen der Emvitae 19 bis 24

- Zaghaft - Emvita® 19
- Selbstgenügsam - Emvita® 20
- körperlich überanstrengt - Emvita® 21
- Unruhe - Emvita® 22
- Angespannt - Emvita® 23
- Unbehagen - Emvita® 24

Alle signalisieren einen Mangel an harmonischer Gestimmtheit mit sich und damit auch mit den anderen Menschen.

Die ersten beiden bleiben, wenn auch aus unterschiedlichen Motiven, in ihrer Solistenrolle. Die **Zaghaften,** weil es ihnen an Mut fehlt, mit den anderen in Kontakt zu kommen, oder weil sie sich im Vergleich mit anderen als zu schwach oder ungenügend empfinden, oder sich nicht entscheiden können, um es nur ja auch allen recht zu machen. Demgegenüber verkörpern die **„Selbstgenügsamen"** den Typus der "splendid isolation", die nur um sich selbst kreisen, ihren Narzissmus pflegen und Einmischung von aussen als lästig und unangenehm empfinden. Sie brauchen kein Orchester, sie applaudieren sich selbst. Dabei sind sie aber nicht wirklich glücklich, denn der Mangel an menschlicher Kommunikation und Kritik als Wachstumsimpuls fehlt ihnen doch.

Die **körperlich Überanstrengten** sind den ganzen Tag unter Strom. Immer müssen sie noch etwas erledigen, stets stehen Termine an, das ganze Leben ist geprägt von Anstrengung und Ruhelosigkeit. Das macht natürlich reizbar, zumal die Musse, der entspannte Austausch, auch das Aufladen der Batterien ständig zu kurz kommt. Die derart Getriebenen hoffen natürlich sehr auf den Applaus, der sich jedoch häufig nicht einstellt, weil sie sowohl eigene vitale Bedürfnisse, als auch die ihrer Umwelt zu übergehen pflegen. Das Fingernägelkauen oder ähnliche autodestruktive Marotten geben uns eine Ahnung von dem ungeheuren Druck, unter dem so ein Mensch steht. Die typischen Workoholics sind ein Prototyp dieses Verhaltens.

Die **Unruhigen** haben eine ähnliche Problematik, sie agieren sie aber weitestgehend im Kopf aus. Ihre Aufgaben und Verpflichtungen verfolgen sie bis in den Schlaf, sie sind mental so übersteuert, dass das Gehirn nie zur Ruhe kommt. Solche Menschen können noch im Bett gedanklich Bilanzen durchgehen, sich um ihre Kinder oder Mitarbeiter sorgen, ihre Zukunft in den düstersten Farben malen und ob der Vielzahl ihrer Aufgaben fast kollabieren.

Diese Problematik der Unruhe finden wir überzufällig häufig bei extrem vielen unserer Patienten und fassen sie auch als Unruhe auf, die unsere gestresste Zivilisation mit sich bringt.

Die beiden Extremzustände einer unharmonischen Befindlichkeit sind die **Angespannten,** die vor lauter Verkrampftheit schon ganz hilflos sind. Häufig sind sie nicht mehr in der Lage, gutgelaunt und gut koordiniert ihre Muskulatur zu bewegen, sondern eher erlebt man, dass muskuläre **Tics** für die Abfuhr der chronisch gestauten Energie sorgen.

Viele Patienten mit **Schreibkrampf** gehören in diese Gruppe, aber auch einige sogenannte **Weichteilrheumatiker.**

Die ständige Angespanntheit führt schliesslich - was man auch schon auf der muskulären Ebene sehen kann - zu Unbehagen und chronischen Schmerzen, die einem das Leben als hoffnungslos erscheinen lassen und die davon betroffenen Menschen in Depressionen stürzen kann. Hier ist der Mangel an harmonischer Gestimmtheit am augenfälligsten "in den Körper gefallen" und äussert sich als echtes **Körpermissempfinden.** Hinter diesem steckt jedoch das noch viel grössere seelische Missempfinden.

Symptome einer gestörten Funktion des 6. Chakras können sein

Spannungskopfschmerz
Migräne
Tinnitus, Schwindel
Druck auf den Ohren
Sinusitis
Geschmacksstörungen
Zungenbrennen
Hormonstörungen
Tics, Zähneknirschen
Schreibkrampf
Weichteilrheuma
Wortfindungsstörungen

Nägelkauen
Haareausreissen
Reizbarkeit
Psychophysische Erschöpfung
Perfektionismus
Dysästhesien
Parästhesien
Depression
Burn-Out-Syndrom
Dysthymie
Chronischer Schmerz

Zaghaft (Thema von Emvita 19)

Leitsymptome: Dinge nicht klar sehen wollen, mutlos, diplomatisch, zaghaft, Entscheidungsschwäche

Kirsten, geb. 1970
schilderte als Problem ihren unerfüllten **Kinderwunsch** und eine Beziehung, bei der sie sich der Zuneigung ihres Ehemannes nicht so ganz sicher sei.

Personenwerte: 80% vital und 60% emotional. - demnach eine leichte körperliche und eine etwas stärkere seelische Reduktion ihrer Energie.

Konfliktwerte: 50/ 80/ 30/ 10. Sie sagte im Gespräch, daß sie sich schlecht entscheiden könne, sie wisse nie so genau, was sie wolle und könne sich auch schlecht ausdrücken.
Ich verordnete ihr das „Emvita 19", in der Standarddosierung von 2 mal täglich 12 Tropfen.

Nach acht Wochen testete ich sie erneut.

Personenwerte: 50% vital und 70% emotional. Als Konflikt fand ich Emvita 7 („vermeintliche Stärke") im 2. Chakra.

Hier hatte also eine Verschiebung der Problematik auf die körperliche Ebene stattgefunden, was sich auch in den schlechter gewordenen Vitalwerten von Kirsten ausdrückte. Der Primärkonflikt war hingegen nicht mehr zu testen, der als Therapieblockade sonst weitergewirkt hätte.

Erfolg: Nach Behandlung durch „Emvita 7" erfolgte eine rasche Besserung ihrer vitalen und emotionalen Befindlichkeit. Sie erkannte, dass sie einerseits die Grenzen ihrer Belastbarkeit ausloten musste - ganz wichtig im Hinblick auf Kinder, die da keine Rücksicht nehmen, dass sie andererseits klar sagen musste, was sie wirklich wollte.
Ein klares „Nein" ist energetisch weniger anstrengend als ewiges Hängen zwischen Baum und Borke!

Klaus, 51 Jahre alt,
war ein erfolgreicher Schriftsteller. Er leitete nebenher eine grosse Firma, war bei seinen Mitarbeitern und Kollegen beliebt und geachtet, er hatte nur ein Problem: Er konnte seine Termine **nie pünktlich** einhalten. Er hatte viel über unsere Methode gelesen, und wollte sich „neugierhalber" gerne testen lassen.

Personenwerte: 80/60/100/60

Interpretation: Gute Werte im Vital- und Mentalbereich, etwas reduzierte Werte emotional (er hatte gerade eine Trennung hinter sich), auffällig hohe Kausalwerte - also ein sehr inspirierter Mensch mit spiritueller Führung.

Konfliktwerte: 50/60/10/80 - sein Lebensthema!

Bei der Besprechung war ihm sofort klar, dass dies der Grund war, warum er seine Manuskripte nie pünktlich beim Verlag abliefern konnte - er konnte sich einfach nicht entscheiden, etwas endgültig fertig zu machen.

Vom **Charaktertyp** sind Menschen, deren Zentralkonflikt im 2. oder 6. Chakra sitzt, den **„Hysterikern"** zugehörig. Die Hysteriker sind dadurch gekennzeichnet, dass sie äusserst charmant sind, dass sie häufig kreative Berufe ergreifen, dass sie Kommunikationstalente sind, dass sie „Wein, Weib und Gesang" lieben. Sie zeichnen sich aber auch dadurch aus, dass sie gegebene Versprechen nicht immer einhalten, dass sie nicht gut mit Geld umgehen können, dass für sie immer nur „hier und heute" zählt, und dass sie sich nur ungern auf etwas festlegen lassen. All diese Eigenschaften erkannte Klaus bei sich selbst, und er willigte begeistert ein, dieses Thema in den darauffolgenden Monaten zu bearbeiten.

Angela, 30 Jahre alt,
hatte vor einigen Jahren während eines Urlaubs eine unklare **Hauterkrankung** erworben, die sie sehr ängstigte, weil ihr jemand gesagt hatte, es handle sich dabei um einen „Lichen" - eine nicht therapierbare, chronisch fortschreitende Erkrankung. Nach meiner Einschätzung war es eine **„Pityriasis versicolor"** - eine einfach zu behandelnde Pilzerkrankung der Haut.

Personenwerte: 70/30/90/40

Die Hautsymptome hatten sie seelisch niedergedrückt, während sie körperlich fast ideale Werte hatte.

Konfliktwerte: 30/20/10/30

Ein kleiner Konflikt demnach, leicht aufzulösen, kein grosser Energieräuber. Im Therapietest erhöhte die Gabe von Chavita 6 und Emvita 19 den Vitalwert auf 80%, den Emotionalwert ebenso.

Erfolg: Nach einem Jahr (!!) meldete sich Angela wieder bei mir, sagte, es gehe ihr gut, und sie wolle sich nochmals testen lassen, denn die Sanftheit der Behandlung habe ihr so gut gefallen.

Hedda, 63 Jahre alt,
lebte alleine, hatte jedoch eine grosse Erbschaft zu erwarten. An diese war jedoch die Bedingung geknüpft, dass sie ihre seitherige Heimat hätte verlassen müssen, um den Erbonkel an seinem Ort zu pflegen. Weil sie sich nicht entscheiden konnte, kam sie zu mir zum testen.

Personenwerte: 100/40/90/50

Interpretation: Körperlich topfit, seelisch reduziert, mental okay, kausal überdurchschnittliche Werte (die meisten Menschen haben Kausalwerte von 20%-30%, was die Orientierungslosigkeit der meisten Menschen und die spirituelle Leere, die allgemein herrscht, leicht nachvollziehbar macht).

Konfliktwerte: 20/70/40/50

Der Konflikt hat fast alle gute Laune abgezogen, er ist sehr bewusst (mental 40%, also schon öfter in ihrem Leben aufgetaucht), er hat aber immer noch 50% Wiederholungskraft.

Therapie und Erfolg: Ich entschliesse mich, sie mit Chavita 6 und Emvita 19 zu behandeln. Sechs Wochen später kommt sie zum **Nachtest:** Ihre Emotionalwerte sind bereits auf 80% angestiegen (von vorher 40%), der Konflikt ist emotional von 70% auf 40% geschrumpft, und hat 10% seiner kausalen Ladung eingebüsst. Das ermutigt sie, in der Behandlung fortzufahren.

P.S: Sie hat die Erbschaft ausgeschlagen, und blieb in ihrer Heimat.

Selbstgenügsamkeit (Thema von Emvita 20)

Leitsymptome: hochnäsig, eingebildet, nur um sich selbst kreisend, stolz, eitel, Narzissmus, Selbstgenügsamkeit, bescheiden, unterwürfig

Hanne, geb.1947
arbeitete als Therapeutin und wollte sich zu Lernzwecken mit der Methode der Reba- Testung untersuchen lassen.

Personenwerte: 70/ 60/ 90/ 30.

Konfliktwerte: 40/ 40/ 20/ 80!

Ihre Vitalität und emotionale Kraft wurde durch den Konflikt der „splendid isolation" beeinträchtigt, ihre vordergründige Freundlichkeit und stark ausgeprägte Opferbereitschaft war dabei die Fassade, hinter der sich ein in sich selbst gefangener Mensch verbarg. Dieser Konflikt war ihr Zentralkonflikt und Lebensthema. (80% kausal). Immer wieder im Leben wurde sie konfrontiert mit „sich öffnen müssen, aber bei sich bleiben wollen", und das machte ihr Probleme. Sie sagte auch, sie fühle sich oft unverstanden und alleingelassen. Der **Zentralkonflikt** im 6. Chakra wies sie ebenfalls als „Hysterika" aus. Dadurch, dass ihr gesamtes Denken immer nur um sich selbst kreiste, konnte sie den Patienten gegenüber keine wirkliche Empathie aufbringen, was diese natürlich spürten.

Sie hielt sich für eine begnadete Mentaltesterin, die offenbar jeden Konflikt schon „spürte", ohne ihn austesten zu müssen. Ich gebe zu, dass ich „gemein" genug war, sie beim Seminar aufs Glatteis zu führen, um ihr diesen überheblichen Stolz ein wenig zu nehmen. Ich liess sie eine Klientin **„mental testen"**, und überprüfte die Ergebnisse anhand des Reba- Testgerätes. Leider waren Hannes Ergebnisse „wie Kraut und Rüben", was die Klientin auch anhand ihrer Befindlichkeit bestätigte. Hanne hatte offenbar ihre eigenen Themen auf die Klientin übertragen - ein Umstand, der nach meinen Erfahrungen beim mentalen Testen sehr häufig vorkommt, weswegen ich generell von jeder Form mentalen Testens abrate!

Gerold, geb. 1930,
War ebenfalls als Ausbilder therapeutisch tätig. Ihn quälte zunehmend eine absonderliche **Müdigkeit und Erschöpfung** mit deutlichen Verlust von Lebenslust, wie er es ausdrückte.

Personenwerte: 50/ 70/ 100/ 60 Als Blockade fand ich das 6. Chakra mit dem Konflikt Emvita 20.

Konfliktwerte: 60/ 80/ 30/ 50. Ich testete noch, was ihm die Medikamente „bringen" würden, und fand, dass mit Emvita 20 und Chavita 6 zusammen, seine vitale Energie auf 90% ansteigen dürfte.

Kommentar: Dieser hochsensible Mann spürte die Einschränkung seiner Vitalität durch den Konflikt sehr deutlich. Der Umstand, dass er auf der Kausalebene eine 60%ige Öffnung zeigt, beweist auch messtechnisch seine enorme Feinfühligkeit. Den Konflikt kann man als grossen Energieräuber bezeichnen, denn er hat 60% Vitalität und 80% emotionale Kraft „gestohlen", und mit 50% kausaler Kraft ist er sehr hartnäckig - ja, wahrscheinlich eines der Lebensthemen dieses Mannes. Er wusste mit 30% Mentalwert schon einiges über den Konflikt, sagte auch spontan, dass er sich oft wie in einer Eierschale fühle, abgetrennt von den anderen, quasi in seinem eigenen Universum lebend.

Erfolg: Nach einer zehnwöchigen Behandlung hatte er seine Lust am Leben vollständig wiedererlangt, die vorherige Müdigkeit war verschwunden.

Mathilde, 19 Jahre alt,
litt seit der Scheidung ihrer Eltern an **Lernstörungen** in der Schule, an grundloser Müdigkeit und **Lustlosigkeit.**

Personenwerte: 90/40/80/30

Interpretation: Körperlich beste Energielage, ebenso geistig - aber die Seele leidet!

Konfliktwerte: 80/80/30/70 - ein dickes Ei!! Dieser Konflikt raubt fast alles an körperlicher Kraft, fast alle gute Laune und ist dazu extrem hartnäckig. Seine körperliche Entsprechung findet er bei Mathilde in einem Eckzahn im Oberkiefer - der energetisch zum 6. Chakra gehört - welcher vollständig impaktiert ist, d.h. eingeschlossen ist, und nicht „herauskommt".

Erfolg: Sie erhielt Chavita 6 und Emvita 20 für 15 Wochen, weil der Therapietest erbracht hatte, dass die Kombination all ihre Werte auf über 100% anheben würde. Und der Erfolg gab mir einmal mehr recht - sie blühte regelrecht auf, lernte leicht und lernte, das Leben so zu lieben, wie es war. Natürlich erhielt sie, wie alle meine Patienten, neben den Tropfen den „positiven Lösungssatz" für ihr Thema mit auf den Weg, damit die Seele auch eine positive Perspektive bewusst verfolgen kann - und nicht am Konflikt hängenbleibt. Ich möchte ja nicht den Konflikt verstärken, sondern die Selbstheilkräfte der Seele unterstützen, indem ich lösungsorientiert vorgehe.

Kuno, 71 Jahre alt,
litt seit jungen Jahren an einer **Fettstoffwechselstörung,** mit den Folgeerkrankungen **Hochdruck** und **koronare Herzkrankheit.** Beide Elternteile waren an Herzinfarkt respektive Schlaganfall gestorben, seine Geschwister hatten entweder Herzinfarkte oder Hirntumoren entwickelt. Er wollte „beizeiten" etwas dagegen tun, und kam deshalb zum Test.

Personenwerte: 40/100/100/60

Interpretation: Es handelt sich bei ihm in der Tat um ein körperliches Problem, denn alle anderen Energiewerte sind super.

Als Blockaden fand ich eine **Geopathie von Kopf bis Fuss** - eine Regulationsblockade ersten Ranges. Und auf diesem Schlafplatz schlief er bereits seit 30 Jahren, ich wunderte mich, dass er in dieser Zeit „nur" eine KHK und einen Bluthochdruck entwickelt hatte!

Konfliktwerte: 60/60/20/50, also doch ein ziemlich grosser vitaler und emotionaler Energieräuber mit nicht zu kleinem Widerstand. Bei diesen Werten ist der energieräuberische Aspekt der Geopathie noch gar nicht berücksichtigt. Man kann also davon audgehen, dass Kuno von Hause aus eine unglaublich hohe Vitalität mitgebracht hatte.

Therapie und Erfolg: Er stellte sofort sein Bett an eine unbelastete Stelle, und nahm die Tropfen (Geovita, Chavita 6 und Emvita 20) für 10 Wochen. Danach ging er zum Hausarzt zur Kontrolle der Blutwerte - und das Cholesterin war um 30% gefallen!

Körperlich überanstrengt (Thema von Emvita 21)

Leitsymptome: unruhig-angespannt, Fingernägelkauen, körperlich überanstrengt, sympathikoton übersteuert, gereizt, nicht entspannen können, motorisch ruhelos

Kurt, 49 Jahre alt,
arbeitete als Kollege einerseits in der eigenen Praxis, andererseits noch in einem Forschungsinstitut. Er war sehr engagiert, ging häufig auf Fortbildungsveranstaltungen, war vielseitig interessiert, aber jetzt an den Punkt gekommen, wo er selbst Hilfe brauchte. Ihn plagten erhebliche **Schlafstörungen** sowie häufige **Migräneattacken.** Er wollte nicht zu „Hammermedikamenten" greifen, lieber wollte er die Ursachen finden und behandeln.

Personenwerte: 30/50/60/50

Interpretation: ringsrum angeknabbert, vital extrem erschöpft, emotional nur halb da, mental kaum noch konzentrationsfähig, lediglich kausal offen.
Ursache war sowohl eine **geopathische Belastungszone im Kopfbereich,** als auch der Konflikt Emvita 21.

Konfliktwerte: 70/50/50/30 - ein ordentlich grosser vitaler und emotionaler Energieräuber.
Darauf angesprochen sagte Kollege Kurt, dass er schon wisse, dass er sich immer unmässig verausgabe, er sei nur so ein gutmütiger Mensch, er könne selten „Nein" sagen.

Erfolg: Mit den Tropfen lernte er annähernd mühelos, sich besser abzugrenzen, verlor seine Migräne, und nach Bettplatzumstellung schlief er auch deutlich besser.

Gerhild, 75 Jahre alt,
litt seit Jugendzeit an einer **vegetativen Übererregbarkeit** mit Herzrasen, **hohem Blutdruck,** einer Struma mit Tendenz zur Überfunktion, Reizmagen und Reizblase, Tendenz zur Diarrhö, besonders bei Aufregungen oder unvorhergesehenen Belastungen, die Galle und die Gebärmutter wurden schon operiert, im letzten Jahr auch noch die Schilddrüse.

Sie wirkte immer sehr nervös und ängstlich, konnte kaum still sitzen,"hibbelte" auf ihrem Stuhl hin und her, zerknüllte ihr Taschentuch. Sie klagte über Erschöpfung, **Schlaflosigkeit,** Gedankenkreisen, sie mache sich ständig um alles Sorgen und käme nie zur Ruhe. Oft sei sie traurig, allein beim Tanzen fühle sie sich aber wohl, da denke sie gar nicht an die Schmerzen (Tanzen harmonisiert durch die „Über-Kreuz"bewegungen kinesiologisch das gestörte Vegetativum und löst dadurch energetisch die Daueranspannung unserer Patientin!).

Im Reba- Test fand sich ein gestörtes 6. Chakra. (Erinnern wir uns, die Hypophyse ist die vegetative Steuerzentrale.) Als Konflikt fand ich Emvita 21 - durch ihre ständige Über-Sympathikotonie verbrauchte sie ihre Energie zu schnell und sie fühlte sich erschöpft, der Körper kam aber nicht in die Entspannung. Ihre passende Bachblüte war Nr. 35 („unaufhörliches Gedankenkreisen"), was den bewussteren Anteilen des Konflikts entsprach.

Anmerkung: Es kann sich günstig auswirken, die Bachblüte, die passt, mit zu verordnen, weil dadurch erfahrungsgemäß schneller eine fühlbare Besserung der quälenden Symptome einsetzt.

Jaqueline, 45 Jahre alt,
litt seit Jahren unter **zerhacktem Schlaf** mit bis zu 20 kurzen Aufwachphasen in der Nacht, dazu ständigem Zupfen und **Reissen an den Nagelhäuten,** dem Bedürfnis, erst alle Pflichten zu erledigen, bevor sie sich eine Ruhepause gönnte. Ständig gingen ihr tausend Dinge durch den Kopf, woran sie denken musste und was es zu erledigen galt. In einer Phase extremer beruflicher Anspannung und Belastung war als neues Symptom eine Hinterkopf- und **Zahnneuralgie** hinzugekommen, die so stark und therapieresistent war, dass nur allerstärkste Schmerzmittel sie einige Stunden schmerzfrei machten.

Personenwerte: 60/ 50/ 80/ 20, das heisst, vital war sie mit 60% noch leidlich in Ordnung, emotional mit 50% jedoch schon ziemlich reduziert, was bei chronischen Schmerzen nicht weiter verwundert. Als betroffenes Chakra fand sich Chakra 6 - passend zur Lokalisation der Schmerzen.

Konfliktwerte: 70/ 60/ 10/ 70. Das bedeutet, daß der Konflikt sehr viel Lebenskraft raubte (70%), viel emotionale Kraft nahm (60%), sehr wenig bewusst war (10%) und einen grossen Wiederholungszwang in sich trug (70%).

Erfolg: Durch eine Mischung aus Emvita 21, Aura-Geo (wegen der Erschöpfung) und Magnesium phosphoricum D6 als Schüssler-Salz war Jaqueline ohne ein weiteres Schmerzmittel innerhalb einer halben Stunde schmerzfrei, schlief durch und blieb schmerzfrei innerhalb des weiteren Beobachtungszeitraums von inzwischen vier Jahren. Ihre Schlafstörungen verschwanden nach und nach, die Nagelhäute mussten auch nicht mehr als „Ventil" ihrer motorischen Überaktivität herhalten.

Franca, 7 Jahre alt,
Ist ein aussergewöhnlich waches, intelligentes Mädchen mit einem unerschöpflichen Bewegungsdrang. Sie ist ungewöhnlich klug und aussergewöhnlich für ihr Alter, aber zuweilen für ihre Eltern auch extrem anstrengend und fordernd.

Personenwerte: 100/ 60/ 90/90 - wobei die reduzierten Emotionalwerte des Kindes auffallen. Kinder sind meistens emotional „im Lot", sind sie es nicht, ist dies ein gravierender energetischer Befund.

Konfliktwerte: 10/30/30/30 - zwar nicht besonders gross, beeinträchtigte jedoch dieses hochsensitive Kind gewaltig.

Erfolg: Nach sechs Wochen Therapie mit Emvita 21 war Franca deutlich ausgeglichener und motorisch ruhiger geworden, was ihr und dem Familienfrieden zugute kam.

Lisa, 53 Jahre alt,
war vor zwei Jahren umgezogen, und fühlte sich seither nicht mehr richtig wohl. Sie könne sich schlecht **konzentrieren,** ständig bleibe ihr Arbeit liegen, sie könne sich nicht organisieren, komme aber auch nicht wirklich zur Ruhe.

Personenwerte: 40/40/100/30

Mit dem Kopf war alles in Ordnung, aber vital und emotional war sie erheblich reduziert.

Konfliktwerte: 60/90/20/60

Dem Konflikt ging es richtig gut bei ihr, er hatte sich fast ihre gesamte gute Laune unter den Nagel gerissen, dazu noch 60% ihrer Lebenskraft - ein kraftvoller Gegner! Daher wunderte es mich auch nicht, dass beim Therapietest die Kombination aus Chavita 6 und Emvita 21 die Vitalität nicht anzuheben in der Lage war. Auch Emvita 21 testete nicht gut - als wolle die Seele sagen: „Ich bin doch nicht wahnsinnig, mich mit so einem fetten Gegner in den Ring zu stellen, der ist mir doch haushoch überlegen“!

Dagegen testete Chavita 6 als Monotherapie gut, und erhöhte die Vitalität auf 100% und die emotionale Befindlichkeit auf 70%. Daran sieht man, dass der vegetative Ausgleich nicht nur die körperlichen Funktionen harmonisiert, sondern auch die Seelenlage glättet. Damit ist der Konflikt zwar noch nicht abgeschmolzen, aber die Seele holt sich erst einmal Energie, um dann zu einem späteren Zeitpunkt gegen diesen Energieräuber anzutreten.

Erfolg: Lisas Konzentrationsfähigkeit wurde wirklich deutlich besser, weil sie einerseits geordneter arbeitete, andrerseits Ruhephasen einhielt, in denen sie sich wieder regenerieren konnte.

Renate, 43 Jahre alt,
litt seit einem Umzug vor einem Jahr an zunehmenden **Hörproblemen** auf beiden Ohren, verbunden mit **Ohrgeräuschen.** Das war insofern besonders lästig für sie, weil sie als Musiklehrerin in der Schule ihr Gehör dringend brauchte. Da sie naturheilkundlicher Behandlung gegenüber aufgeschlossen, wenn auch etwas skeptisch war, liess sie sich testen.

Personenwerte: 80/40/100/70

Eine deutliche emotionale Beeinträchtigung, dazu auffällig hohe kausale Werte. Sie erklärte mir, dass sie seit zwanzig Jahren täglich meditiere, und dabei paranormale Fähigkeiten entwickelt hatte.
Beim Testen fand ich eine massive Geopathie im Kopfbereich - also richtig eins auf die Ohren!, dazu eine vegetative Blockade im 6. Chakra- wieder die Ohren, und dazu den seelischen Konflikt mit dem Thema „körperlich überanstrengt“.

Konfliktwerte: 90/50/20/40 - ein riesenhafter vitaler Konflikt.

Therapie und Erfolg: Ich empfahl ihr, sofort ihr Bett etwa vierzig Zentimeter von der Wand wegzustellen (damit der Kopf aus der geopathischen Zone herauskommt), dazu Emvita 21 und Chavita 6 (um den Konflikt abzuschmelzen und die vegetative Ordnung im Kopf wiederherzustellen). Nach zehn Wochen war ihre Hörfähigkeit wieder normal und die Ohrgeräusche waren verschwunden.

Unruhe (Thema von Emvita 22)

Leitsymptome: Unruhe, mental übersteuert, Dauersorgen, ohne Entspannung, Nervosität geistig

Bettina, 28 Jahre alt,
litt seit Monaten an einem **Ohrgeräusch** links. Infusionen und Massagen hätten nichts geholfen, und sie glaubte, das sei „nichts Organisches". Ausserdem äusserte sie Schmerzen in der **Halswirbelsäule,** habe **Anfälle von Angst und Panik,** das Herz klopfe ihr oft bis in den Kopf, sie sei unruhig und fürchte, mit ihrer Arbeit nicht fertig zu werden. Als Mutter zweier kleiner Kinder war sie noch nebenher berufstätig, hatte ein grosses Haus und einen grossen Freundeskreis.

Personenwerte: 30/30/100/30, entsprechend dem Bild einer schweren vitalen und emotionalen Erschöpfung.

Beim Testen fand ich neben einer geopathischen Belastung - die ich sie bat, sanieren zu lassen - eine Blockade des 6. Chakra mit dem Konflikt Emvita 22. Noch selten zuvor hatte mir ein Patient das Thema seines Konflikts in eigenen Worten so klar mitgeteilt wie Bettina.

Konfliktwerte: 100/60/20/60. - Sie sagte spontan: Wenn ich die ganze Energie hätte, die der Konflikt besitzt, ginge es mir ja super!

Dementsprechend verordnete ich ihr Chavita 6 und Emvita 22, da ihre Symptome sowohl eine vegetative Komponente (Tinnitus, HWS-Problem) als auch eine emotionale Komponente (Angst, Unruhe, Panik, Nervosität) hatten.

Erfolg: Nach drei Monaten Therapie waren die Ängste, die Nervosität und die HWS- Beschwerden verschwunden, der Tinnitus meldete sich nur noch in „Extremsituationen", und sie meinte, das sei ein gutes Warnsignal, das sie vor Überforderung schütze.

Karin, 17 Jahre alt,
litt seit dem Tod des Vaters an Infektanfälligkeit mit **chronischem Husten** (der Vater starb an einem Bronchial-Carzinom) sowie nicht einzuordnenden **Muskelschmerzen** in den Beinen. Sie fühlte sich nicht fit, war müde und gereizt und litt an **Schwindel.** Im Gespräch mit der Mutter war zwischen den beiden genau jene Spannung und unterschwellige Gereiztheit spürbar.

Personenwerte: 70/ 60/ 80/ 40. - für einen jungen Menschen nicht gerade begeisternde Werte Konfliktwerte: 40/ 40/ 0/ 50.
Das erklärte auch, dass sie die Unruhe selbst nicht spürte, sondern noch komplett in der Somatisierung steckte.

Erfolg: Nach 8 wöchiger Therapie mit „Emvita 22" deutliche Besserung der Infekte.

Edmund, 61 Jahre alt,
litt seit vielen Jahren an unklaren **Schwächezuständen** in Bauch und Becken, sowie an Tinnitus. Ständig begleitete ihn ein feines **Muskelzittern** sowie eine Erschöpfung schon morgens. Er war deswegen sogar schon bei Geistheilern gewesen, keiner könne ihm helfen, klagte er.

Personenwerte: 30/ 40/ 100/ 100 - also schwere vitale Erschöpfung und reduzierte emotionale Kraft bei intakten mentalen Fähigkeiten und einer extremen kausalen Offenheit.

Es fand sich eine **geopathische Belastung,** die sicher für die Therapieresistenz der Beschwerden und die schlechten Energiewerte verantwortlich ist, und eine Chakra 6- Blockade durch Emvita 22.

Konfliktwerte: 100/ 10/ 10/ 10.

Beide Faktoren zusammen bewirkten die enorme Störung des Patienten. Auf meine Frage, ob er denn keinen Netzfreischalter in seinem Schlafzimmer habe, antwortete er:" Doch, aber ich habe ihn noch nie benutzt!!"

Erfolg: Nach Gabe von „Emvita 22" und Umstellung des Bettplatzes erfolgte innerhalb von 4 Monaten eine erhebliche Kräftigung und Verbesserung der Stimmung, sodass ihm seine Hobbies wieder richtig Spass machten.

Ingrid, 48 Jahre alt,
litt seit Jahren an therapieresistenten Schlafstörungen und Migräne. Vor drei Jahren war sie auch noch an einem Brustkrebs erkrankt. Nach Operation und Bestrahlung wollte sie jetzt wissen, warum der Krebs fortschritt.

Personenwerte: 40/60/70/50

Interpretation: Körperlich geht es ihr nicht besonders gut, was sich mit den Metastasen und dem chronisch schlechten Schlaf deckt. Seelisch und geistig geht es ihr etwas besser, aber auch nicht ideal.
Ursache war eine **Geopathie im Brustbereich** - deren Beseitigung alleine schon die Vitalität auf 80% anheben würde!
Daneben die vegetative Blockade im Kopf - die sie keinen Schlaf finden liess, und auch für die Migräne verantwortlich war, und den Konflikt „Unruhe".

Konfliktwerte: 50/40/20/50

Ein mittelgrosser Konflikt mit mittelgrosser Wiederholungskraft - Dauer der Behandlung ca. 10 Wochen.

Erfolg: Die sofortige Bettplatzumstellung, zusammen mit der Gabe von Chavita 6 und Emvita 22 liessen den Schlaf erstmals ungestört werden. Die Migräne verschwand nach einem Vierteljahr, das Fortschreiten der Krebserkrankung konnte aufgehalten werden.

Sonja, 47 Jahre alt,
war vor zwei Jahren in ihre jetzige Wohnung eingezogen, und wachte seither jeden Morgen mit **Rückenschmerzen** auf, und litt unter **chronischem Durchfall.** Weil sie meinte, die Symptome haben etwas mit dem Schlafplatz zu tun, hatte sie alle möglichen Abschirmmassnahmen bereits für teures Geld angeschafft. Ihre Symptome hatten sich jedoch nicht verändert.

Personenwerte: 40/70/90/70

Eine spirituell sehr offene Frau, gute mentale Fähigkeiten, emotional ziemlich ausgeglichen, aber körperlich erheblich reduziert.

Ursache - **eine Geopathie vom Herz bis zum Scheitel** - die trotz der zahlreichen Abschirmungen immer noch testete, also auch immer noch vorhanden war! Im Test zeigte sich, dass alleine durch die Beseitigung der Geopathie die Vitalität bereits auf 100% ansteigen würde. Zusätzlich hatte sie aber noch eine vegetative Blockade im 6. Chakra, und den Konflikt EM 22.

Konfliktwerte: 70/20/20/30

Und noch ein satter vitaler Energieräuber - kein Wunder, ging es ihr so mies.

Erfolg: Nach Änderung de Schlafplatzes, Beseitigung aller Abschirmmassnahmen und Einnahme von Chavita 6 und Emvita 22 war der Durchfall nach sechs Wochen weg, desgleichen die Rückenschmerzen.

Sina, 27 Jahre alt,
war eine Frühgeburt gewesen, und schon als Kind häufig krank. Lange Jahre hatte sie als unterernährt gegolten, hatte viel erbrochen, häufige **Mandelentzündungen** und **Schilddrüsenprobleme** gehabt.
Aktuell litt sie unter einem morgendlichen **Schweregefühl** in den Beinen, einer **Dysmenorrhoe** und einer Lustlosigkeit in ihrer augenblicklichen Berufsausbildung.

Personenwerte: 50/50/90/40

Interpretation: Solche Werte sind vital und emotional nicht Fisch, nicht Fleisch, nicht besonders schlecht, aber eben auch nicht gut.
Ich fand eine Geopathie, von den Füssen bis zum Oberbauch reichend, Begründung genug für die schweren Beine und die Schmerzen bei der Regelblutung. Dazu die Blockade des 6. Chakras - der Steuerungszentrale sowohl für sie Schilddrüse als auch für die Eierstöcke, und einen „unruhigen" Konflikt.

Konfliktwerte: 40/20/20/50

Ein mittlerer Konflikt, der nur Teil des Problems war.

Ihr **Zentralkonflikt** war Emvita 17 (Schock) im 5. Chakra, mit Werten von 70/60/20/60, damit war klar, dass sie dem **Charaktertyp der „Zwanghaften"** zuzuordnen war.

Diese Menschen zeichnen sich dadurch aus, dass sie alles ganz genau und akkurat machen wollen, und sich selber - und auch anderen - keine Fehler durchgehen lassen. Sie sind durch Kleinigkeiten leicht zu irritieren, sind sehr verstandesbetont und zuverlässig, können ihren eigenen Erfolg jedoch, weil ihnen der „Mut zur Lücke" fehlt, oft untergraben. Sie haben Mühe mit der Leichtigkeit des Seins, was ihr Gegenpol, der Hysteriker, in geradezu perfekter Art und Weise zelebriert, wohingegen sie für jede Art buchhalterischer Tätigkeit und Akribie bestens geeignet sind. Der Zentralkonflikt war die Erklärung für die Mandelentzündungen als Kind (die Mandel gehört lokalisatorisch zum 5. Chakra) als auch für das Schilddrüsenproblem.

Angespannt (Thema von Emvita 23)

Leitsymptome: angespannt, verkrampft, hilflos, impulsiv, schneller Denken als Handeln, Tics

Martina, 35 Jahre alt
Kam zu mir, weil sie es nicht mehr aushielt, ständig an schlimme Krankheiten zu denken, die entweder ihr oder ihrer Familie zustossen könnten. Sie hatte ständig **Angst,** Herzrasen, **Migräne,** häufige **Entzündungen im Mund** mit offenen Stellen.

Personenwerte: 100/30/100/30, also eine sehr vitale Frau (100%), jedoch emotional sehr reduziert (30%). Als Konflikt fand sich Emvita 23. Martina fühlte sich ihren Ängsten und Gedanken völlig hilflos ausgeliefert, was sie verkrampfte und angespannt machte. Migräne und Zahnfleischentzündung fasse ich als Ausdruck dieser energetischen „Durchblutungsstörung"auf.

Erfolg: Nach Gabe des Mittels waren ihre Werte 100%/100%/100%/60%, d.h. die emotionale Blockade verschwand völlig und sie fühlte sich wieder wohl.

Sarah, 50 Jahre alt,
litt seit vielen Jahren an Schlafstörungen, chronischen Muskelverspannungen und einem Angstsyndrom.

Personenwerte: 50/70/100/30, also körperlich mehr beeinträchtigt als emotional.

Die Blockade im 6. Chakra - dem Sitz der Hypophyse als Dirigent des Stoffwechsels und der regulativen Funktionen - und der Konflikt Emvita 23 machten es ihr unmöglich, sich zu entspannen.

Konfliktwerte: 100/30/20/70 - ein maximaler physischer Energieräuber mit grossem Wiederholungspotential, d.h. hohem Widerstand.

Erfolg: Solche Konflikte müssen mindestens für ein Vierteljahr hochdosiert behandelt werden, manchmal sogar länger. Im Falle von Sarah verschwand die Angst nach vier Monaten, schlafen konnte sie bereits nach sechs Wochen, und die Muskelverspannungen lösten sich innerhalb eines halben Jahres. Daran sieht man auch, dass das „Zellgedächtnis" des Körpers in den Muskeln und Sehnen emotionale Traumata sehr lange speichern kann.

Unbehagen (Thema von Emvita 24)

Leitsymptome: dauerndes Unbehagen, anhaltende Schmerzen, Dysästhesien, Körpermissempfindungen, Depressionen, hoffnungslos

Sissy, 54 Jahre alt,
litt an chronischer **Überarbeitung**, mit **Migräne, Schwindel, HWS-Verspannungen**, Schlaflosigkeit und häufigen, **diffusen Schmerzen.** Mal waren ihre Hände geschwollen, mal waren es die Kniegelenke, dann wieder die Knöchel, der Kopf oder der Rücken. Es verging kein Tag, an dem ihr nicht irgendetwas weh tat.

Personenwerte: 40/70/80/40, passend zu einem mehr körperlichen Erschöpfungszustand.

Konfliktwerte: 30/40/50/10. Die hohen Mentalwerte von 50% erstaunten mich, denn bei 50% Bewusstsein erwarte ich eigentlich, dass ein Konflikt aufgelöst ist.

Sissy war ein Mensch, der nie gelernt hatte, Grenzen zu setzen, sich beständig überforderte und auspowerte, und so denke ich, dass sie den Schmerz „braucht", um gelegentlich innezuhalten.

Dennoch verordnete ich ihr Emvita 24 und Chavita 6, damit die Beschwerden geringer werden, und sie den Konflikt nicht mehr über den Körper ausagieren muss.

Erfolg: Die Rechnung ging auf - zusammen mit ihrem positiven Lösungssatz lernte Sissy, auch ohne Schmerzen die Signale ihres Körpers und sein Bedürfnis nach Erholungspausen zu respektieren.

Erna, 60 Jahre,

Hatte seit vielen Jahren Probleme mit den **Nieren.** Dazu litt sie seit jungen Jahren an einer Polyarthritis mit anhaltenden wechselnden Gelenkbeschwerden. Ausser einem Krampfaderleiden war sie auch noch von einer Fettverdauungsschwäche geplagt, sowie einer chronischen **Bindehautentzündung am Auge.**

Personenwerte: 40/60/90/60, passend zu ihrem reduzierten körperlichen Zustand.

Die Blockade lag im 6. Chakra mit dem Konflikt Emvita 24 - übrigens ein häufiges Mittel bei Rheumabeschwerden.

Konfliktwerte: 100/50/30/60 - ein sehr grosser Energieräuber mit erheblichem Widerstand (kausal 60%!!), der aber beim Therapietest die Vitalität auf 100% vergrösserte.
Zusätzlich testete ich ihren Zentralkonflikt. Dieser war Emvita 4 (extrem selbstbeherrscht) im 1. Chakra. Damit waren Krampfadern und Beinschmerzen ebenfalls gut erklärt.

Erfolg: Wegen der Grösse des Konflikts zog sich die Behandlung über vier Monate hin, aber die Bindehaut war schon nach drei Wochen abgeheilt, die Gelenkschmerzen wurden nach sechs Wochen nach und nach besser. In diesem Fall kann man wieder schön erkennen, dass das 2. Chakra und das 6. Chakra energetisch gekoppelt sind - und dass in ihrem Fall die Nieren (unten gelegen im 2. Chakra) die energetische Blockade im Kopfbereich „ausbaden" müssen. Die Polyarthritis und die Gelenkbeschwerden sind demnach Ausdruck verringerter Entgiftungsleistung der Niere, indem diese Schlacken und Säuren in die Gelenkhäute deponiert, anstelle sie mit dem Urin auszuscheiden.

Irma, 49 Jahre alt,
litt seit Jahren an hartnäckigen **Blasenentzündungen.** Vor Jahren war sie wegen eines Gebärmutterhalskrebses operiert worden. Sie fühlte sich zunehmend schlapp und müde, oftmals gereizt, und zunehmend **infektanfällig.**

Personenwerte: 40/60/90/60

Körperlich waren ihre Werte wirklich nicht in Form, seelisch war sie ebenfalls nicht auf der Höhe, während ihr Kopf gut funktionierte, und sie auch Energie von ihren Schutzengeln bekam.
Ausser einer **Geopathie im Becken und Unterbauch** - einer trefflichen Erklärung sowohl für die Blasenentzündungen als auch für den Gebärmutterhalskrebs, fand ich das 6. Chakra blockiert.

Konfliktwerte: 50/40/30/20

Ein leicht aufzulösender Konflikt (kausal nur 20%), aber doch ein vitaler Energieräuber (50%).

Erfolg: Nach Bettplatzumstellung und fünfwöchiger Behandlung mit Chavita 6 und Emvita 24 keine Blasenentzündungen mehr, die Nachsorgeuntersuchungen blieben ohne krankhaften Befund, die Gereiztheit wich, und auch die Müdigkeit wurde besser - denn der Nachtschlaf wurde tiefer und erholsamer ohne Geopathie.

Ludger, 47 Jahre alt,
kam zu mir, weil er seit bereits zwanzig Jahren an starken **Schweissausbrüchen** litt. Diese kämen morgens schon beim Aufstehen, aber auch in Stress-Situationen oder geschäftlichen Besprechungen. Ihm sei die Sache lästig, und er habe von Yoga bis Akupunktur schon alles probiert, allerdings ohne durchschlagenden Erfolg. Seit einem Jahr sei jetzt noch ein **Diabetes** dazugekommen.

Personenwerte: 40/30/100/50

Interpretation: Er hatte sowohl niedrige Lebenskraft als auch niedrige emotionale Schwingungsfähigkeit, während seine Willenskraft hervorragend funktionierte. Auch er hatte auffälligerweise höhere Kausal- als Emotionalwerte, und damit einen „Segen" und guten Draht zu den spirituellen Ebenen.

Konfliktwerte: 70/60/10/70

Ein Riesenkonflikt, dem es vital und emotional deutlich besser geht als seinem Träger!
Solch riesige und hartnäckige Konflikte laasen sich natürlich nicht gerne auflösen, denn sie leben gut bei dem Betroffenen, und von dessen Lebenskraft.
Man muss also damit rechnen, dass sie ihrer Abschmelzung einen erheblichen Widerstand entgegensetzen, der sich darin äussern kann, dass die Patienten ihre Tropfen „vergessen" oder „verlegen", oder nicht mehr „wissen", wie sie sie einnehmen sollen etc.
Ich weise meine Patienten auf solche „Schachzüge" ihrer Konflikte schon im Vorfeld hin, damit sie ihren Konflikten nicht ein weiteres Mal auf den Leim gehen, und die Fussangeln schon vorher sehen lernen.

Erfolg: Die Behandlung dauerte vier Monate - auch das sage ich den Patienten schon am Anfang, damit sie wissen, worauf sie sich einzustellen haben, und nicht „Soforterfolge" erwarten, und dann enttäuscht die Behandlung vorzeitig abbrechen - sowas kann nur den Konflikt freuen, niemanden sonst!
Für Ludger zahlte sich die Geduld aus: Er verlor sein übermässiges Schwitzen durch Harmonisierung seines 6. Chakra und Konfliktbehandlung, und selbst sein Diabetes kam mit weniger Insulin zurecht, und wurde besser einstellbar.

Teil 7: Das Kronen-Chakra und seine Konflikte

Das 7. Chakra oder Kronenchakra befindet sich am höchsten Punkt des Kopfes, also genau da, wo die Krone eines Herrschers sitzt. Von den vegetativen Zentren wird es der Zirbeldrüse (Epiphyse) zugeordnet.

Die energetische Funktion des 7. Chakras ist es, dem ganzen System eine **Orientierung** zu geben, Funktionen zu organisieren und eine sinnvolle **Ordnung** zu schaffen.

Zyklische Abläufe wie Tages- und Nachtempfinden, Schlafen und Wachsein, im weiteren Sinne auch die Abläufe von Leben und Sterben sind mit dem 7. Chakra verknüpft. Daneben regelt das 7. Chakra auch die Position des Menschen in seiner Umwelt, hat Beziehung zum Gleichgewichtsorgan, zum Lagesinn und allen Abläufen, über die wir uns bewusst nie Gedanken machen. Sie dringen erst dann in unser Bewusstsein, wenn sie nicht mehr ungestört ablaufen, z.B. in Form einer Erkrankung mit Schwindel. Im religiösen Kontext kann man es auch als die Verbindung zum Himmel ansehen, während ja das 1. Chakra für die „Erdung" zuständig ist.

In jedem Fall unterstellt das 7. Chakra den Menschen einer höheren Ordnung, die Leitlinie für das eigene Leben sein kann, im besten Fall wird diese Orientierung freudig angenommen, und das individuelle Leben offenen Sinnes in ein grösseres Ganzes eingefügt.

Die Überwindung der eigenen Ego-Grenzen erweitert die Entwicklungsmöglichkeiten eines Menschen und verhilft dem Leben zu tieferer Sinnhaftigkeit wie auch zu höheren Erkenntnissen. (Nicht aus Zufall wird die Erleuchtung im Yoga durch das „Aufsteigen" der Kundalini-Energie symbolisiert und im christlichen Glauben gelehrt, dass der heilige Geist „von oben" auf die Jünger kam).

Zum 7. Chakra gehören als Konflikte die Themen der Emvitae 25 bis 28

- Misstrauen - Emvita® 25
- Haben über Sein stellen - Emvita® 26
- Realität nicht sehen wollen - Emvita® 27
- Falsch denken - Emvita® 28

Der gemeinsame Nenner dieser Vier ist das Widerstreben, auf die eigene innere Stimme zu hören, das Gewissen als Leitschnur fürs eigene Handeln zu nehmen und eine wie auch immer geartete höhere Ordnung anzuerkennen und deren Sinn fürs eigene Leben zu akzeptieren.

Die erste Möglichkeit, sich zu widersetzen, ist **Misstrauen,** eine bewährte Strategie, alles und jeden in Frage zu stellen. Diese Menschen mögen es nicht, angeleitet zu werden, sie sind häufig verschlossen, verbissen darin, alles selbst ergründen zu wollen, sie möchten sich nicht helfen lassen, da sie fürchten, der andere wolle sie damit gängeln und manipulieren. Sie wollen sich nicht öffnen, geben also bildlich gesprochen „kein Händchen", an dem sie geleitet werden könnten.

Die zweite Gruppe öffnet sich, jedoch nur für materielle Dinge. Sie verkörpern klassisch den Typus: „Das, was ich schwarz auf weiss besitze, kann ich getrost nach Hause tragen".

Dabei entgeht ihnen zweierlei. Erstens werden die Dinge (ob das Häuser, Juwelen, Yachten, Bücher, Stereoanlagen, Autos etc. sind) den **Besitzer** eventuell überleben, um in den Besitz von anderen überzugehen, die wiederum in der Illusion leben, die „Besitzer" zu sein. Auf gut schwäbisch sagen meine Landsleute treffend: „Das letzte Hemd hat keine Taschen!"

Zum zweiten verfehlen sie das „Sein" im eigenen Leben, d.h. sie investieren keine Mühe, die Eigenschaften in sich zu entwickeln, die sie befähigen, die „Kosmischen Gesetze", die „Zehn Gebote" oder wie immer man sie nennen mag, zu erkennen und ihr Leben an dieser Richtschnur auszurichten.

Die dritte Gruppe hat schon eine Idee von höherer Führung, sie ist offener in ihrer Wahrnehmung, nur kann sie die „Visionen" (= Strukturen und Gesetze) nicht in das tägliche Leben integrieren, die Erkenntnisse sind nicht stabil und können so auch nicht als Leitlinie dienen. Folglich wirken solche Menschen etwas entrückt, gedankenlos und benommen, wie betäubt - offen zwar, aber auch verführbar, strukturlos und nicht in der Lage, nachzufolgen, obwohl sie die Hand ausstrecken. Gerade bei Jugendlichen mit **Drogenproblemen** oder anderen Anpassungsproblemen finden wir den Konflikt „Realität nicht sehen wollen" überaus häufig - sicher auch Zeichen der fehlenden spirituellen Orientierung dieser jungen Menschen.

Die letzte Gruppe begegnet uns in der Arbeit mit Patienten sehr oft. Ich erkläre mir das wie folgt: viele Menschen haben begriffen, dass bestimmte Regeln und Ordnungen für das Zusammenleben von Menschen notwendig sind, sei es in der Familie, in Kleinverbänden oder Staaten. Im Zeitalter des Individualismus, in dem wir leben und wo ringsum ehemals gut etablierte Ordnungsstrukturen zerfallen (ob das die Grossfamilie ist, die Kirche als Institution oder die politischen Machtblöcke), hält jeder einzelne sich für den Grössten und stellt seine eigenen „Spielregeln" auf. Er erwartet dann stillschweigend, dass seine Umgebung sich seinen Ideen unterordnet. Tut sie dies nicht, gibt es je nach Lage der Dinge Ärger im kleinen Kreis bis zum Krieg zwischen Völkern oder unterschiedlichen ethnischen Gruppen. Dass die Freiheit des einen da aufhören sollte, wo die Freiheit des anderen beginnt, wird hierbei häufig übersehen. Die Hoffnung, die Komplexitität der Welt möge doch bitte in das selbstgeschnitzte Weltbild passen, trügt ebenfalls.

Die eigene Orientierung ist noch dadurch erschwert, dass sich gerade auf dem spirituellen Sektor eine Vielzahl an selbsternannten Gurus tummelt, die zum Teil einen Fetzen Wahrheit erhascht haben (was sie so attraktiv macht), aber eben nur ein Teilstück (was die Anhänger nach einer Zeit so frustriert zurükklässt). Vergleichbares gilt für politische, wirtschaftliche oder ökologische Ordnungen. Alte Dogmen und Überzeugungen sind aber extrem hartnäckig und langlebig - seien sie uns als Kinder ins Unterbewusstsein eingepflanzt worden, oder auch schon in früheren Leben - wir müssen, um uns wirklich zu innerer Freiheit zu entwickeln, all diese von Menschen aufgestellten „Weltgesetze" überwinden, um zu wahrer Religio vorzudringen. Jedes Dogma findet seine Grenzen da, wo es auf ein anderes Dogma, mit entgegengesetzter Zielrichtung, stösst.

Wie zerstörerisch solche Dogmen sein können, wissen wir nicht erst seit dem 11. September 2001 - nur ist es dort aller Welt äusserst eindrücklich vor Augen geführt worden.

Es liegt sicher keine gute Lösung darin, dem verbohrten Dogma der Taliban ein anderes Dogma pseudoreligiösen Eifers entgegenzusetzen, sondern die Frage sollte lauten: „Was steckt im Kern dahinter, was macht diese religiösen Eiferer so fanatisch?" „Was fehlt ihnen, worauf sind sie neidisch, was versuchen sie zu unterdrücken?"

Es ist ganz gewiss nicht ihr Bedürfnis, sich täglich bei McDonalds bedienen zu können, oder ungehemmt Strom und andere natürliche Ressourcen verbrauchen zu können - wie es die Amerikamner tagtäglich tun - aber vielleicht hätten sie gerne sauberes Trinkwasser, geordnete Infrastrukturen, eine gute Schulbildung und hinterher einen Beruf, der Freude macht, eine sichere Zukunft für ihre Kinder und Selbstachtung und Würde - Werte, die sich nicht nur mit Steaks und Pommes befriedigen lassen.

Für mein Gefühl sollte die Wahrheit zu innerer Freiheit führen, zu spirituellem Wachstum, zu Frieden mit sich und anderen und zu der Erkenntnis, dass alles, was uns begegnet, uns beim Wachsen hilfreich sein kann und in einem höheren Sinn einen Sinn hat. Dazu bedarf es aber einer ausgeprägten Toleranz, so wie sie schon Lessing in „Nathan, der Weise" so eindrücklich geschildert hat.

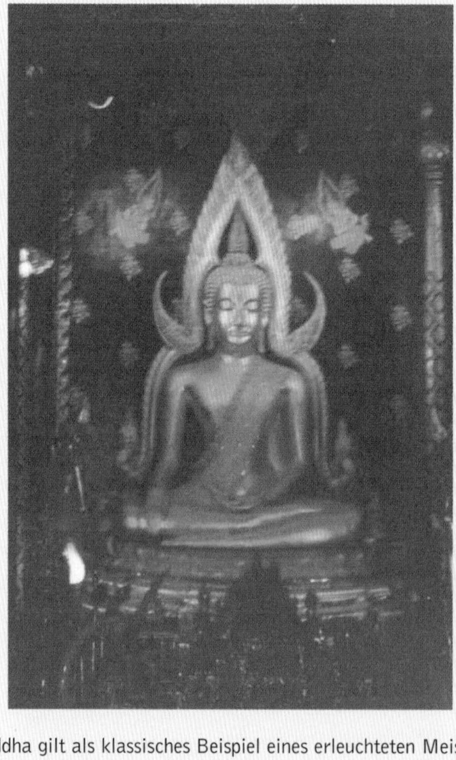

(Buddha gilt als klassisches Beispiel eines erleuchteten Meisters. Daher wird sein 7. Chakra stets als nach oben hin offen und kronenhaft vergrössert dargestellt)

Symptome einer gestörten Funktion des 7. Chakras können sein:

Wahnvorstellungen Dogmen Orientierungslosigkeit Gefühl der Sinnlosigkeit Familienstörungen Alle körperlichen Symptome Depression	Habgier Geiz Egoismus Lernstörungen Neurosen Psychosen Konzentrationsstörungen Misstrauen

Misstrauen (Thema von Emvita 25)

Leitsymptome: Misstrauen, verschlossen, verbissen, nichts geben wollen

Britta, 38 Jahre alt,
litt seit ihrem zehnten Lebensjahr an einer **vererbbaren Augenkrankheit,** die ihre Sehfähigkeit in den letzten Jahren zunehmend beeinträchtigt hatte.
Da es hierfür keine schulmedizinische Behandlungsmöglichkeit gab, hatte sie sich schon auf den spirituellen Weg begeben, machte Yoga, meditierte und betete, ernährte sich vernünftig und versuchte, den seelischen Hintergründen ihrer Erkrankung auf die Spur zu kommen.
Sie hatte schon einige Familienaufstellungen machen lassen, um die familiären Verstrickungen zu lösen, und interessierte sich für unsere Methode, um weitere Impulse für ihre Heilung zu erhalten.

Personenwerte: 50/30/90/70 - also emotional noch reduzierter als vital, allerdings mit einem deutlichen „Segen von oben".

Konfliktwerte: 40/60/30/60. - ein erheblicher emotionaler Energieräuber, recht bewusst.

Ihr **Zentralkonflikt** und Lebensthema war Emvita 26, mit Werten von 50/60/20/80.

Therapie: Auffällig war, dass die Behandlung ihre emotionale Energie komplett auf 100% ausglich, dass aktueller Konflikt und Zentralkonflikt beide im 7. Chakra lokalisiert waren (zu diesem Chakra gehören auch die Augen als vorgeschobener Gehirnteil!!!) und dass beide Konflikte enorm hohe kausale Werte zeigten. Dies war für mich und sie ein Zeichen dafür, dass eventuell karmische Belastungen da mit eine Rolle spielen.

Riccarda, 50 Jahre alt,
war schon in jungen Jahren wegen eines **Herzklappenfehlers** berentet worden. Seither litt sie unter dem Gefühl, ein „Krüppel" und nichts mehr wert zu sein. Vor einem Jahr hatte sie dennoch geheiratet, und war mit ihrem Ehemann glücklich. Nur ihre **Eifersucht** quälte sie. Sie argwöhnte ständig, er habe es auf andere, hübschere, jüngere Frauen abgesehen, und das zermürbte sie.

Personenwerte: 10/60/70/30 - vital „halbtot". Ja, so fühle sie sich auch, meinte sie.

Konfliktwerte: 60/10/50/10 passend zur auslösenden Situation.

Sie war wirklich extrem misstrauisch, ob sie ihrem Ehemann glauben könnte, zugleich fehlte es ihr aber auch an Gottvertrauen, denn insgeheim haderte sie mit ihrem Schicksal, und wollte vieles anders, als es war.

Erfolg: Die Einnahme von Emvita 25 über zwei Monate sorgte dafür, dass sie das Vertrauen zu ihrem Gatten wiedergewann („ach, wie bin ich froh, dass ich nicht gleich die Scheidung eingereicht habe wegen meiner dummen Eifersucht"), über ihre spirituelle Entwicklung bewahrte sie Stillschweigen.

Verona, 38 Jahre alt,
litt seit 15 Jahren an **Weichteilrheuma** und **Polyarthritis.** Der Rheumatologe habe ihr eiweissfreie Ernährung und Schmerzmittel verordnet, aber es sei nur schlimmer geworden.
Vor 15 Jahren sei sie auch umgezogen, nachdem ihre Eltern an Krebs verstorben waren. Ihr Bruder war auch vor einigen Jahren an einer Krebserkrankung verstorben, und so sei sie jetzt ganz alleine. Kinder habe sie nie gewollt, sie wollte lieber Karriere machen, was ihr auch gelang.

Personenwerte: 70/40/100/50

Interpretation: Körperlich nicht schlecht, aber seelisch angenagt, der Kopf funktioniert perfekt.

Als Blockaden fand ich eine **Geopathie vom Oberbauch bis zum Kopf,** andererseits Chakra 1 mit Emvita 1 (nicht gut genug) und Chakra 7 mit Emvita 25.

Konfliktwerte: 90/50/50/80 für Emvita 1
40/10/30/30 für Emvita 25

Therapie und Erfolg: Im Therapietest wollte der Körper erst einmal nur Chavita 7 und Emvita 25, zusammen mit der Bettplatzumstellung. Der grosse Konflikt - ihr Lebensthema, das sie zu so viel Ehrgeiz getrieben hatte (um allen zu beweisen, dass sie doch gut ist), stand derzeit nicht zur Behandlung an.
Bereits nach sechs Wochen wachte sie morgens ohne geschwollene Gelenke auf, und auch die Schuhe passten wieder.

Viola, 42 Jahre alt,
litt seit über 20 Jahren an **Migräne.** Sie hatte schon alle möglichen Therapien ausprobiert, aber nichts hatte die Migräne zum Verschwinden bringen können. Sie hatte über unsere Methode gelesen, und wollte auch diesen Versuch noch machen.

Personenwerte: 30/60/80/50 - passend zu einem körperlichen Symptom, das eine körperliche Erschöpfung bedingt.

Konfliktwerte: 40/40/10/40 - ein mittlerer Konflikt, der ca. 10 Wochen zu seiner Auflösung benötigt.

Beim Therapietest liess die Kombination von Chavita 7 und Emvita 25 ihren Vitalwert auf 100% ansteigen. Daher verordnete ich ihr zunächst diese beiden Tropfen.
Ausserdem testete ich ihren **Zentralkonflikt** - denn ihre Erkrankung war chronisch und ausgesprochen therapieresistent. Ich fand wiederum einen Konflikt im Kopf, nämlich „falsch denken" - Emvita 28. Diesen Konflikt bearbeitete die Patientin anschliessend, für ein weiteres Halbjahr.

Erfolg: Innerhalb der Therapiezeit wurde die Anzahl, die Dauer und die Heftigkeit der Migräneattacken zunächst geringer, nach 9 Monaten sagte die Patientin, sie habe jetzt erstmals seit 20 Jahren gar keine Migräne mehr, und könne ihr Glück kaum fassen. Sie hatte aber auch viel dafür getan, denn mit der Behandlung hatte sie viele ihrer „liebgewonnenen" Gewohnheiten und Ansichten über Bord geworfen, um endlich authentisch zu werden. Ihr Freundeskreis änderte sich, ihre Hobbies änderten sich, ihre Frisur wurde anders - kurz, es liefen eine Reihe von Transformationsprozessen ab, angeregt durch die Traumarbeit, die mit den Tropfen in Gang kam.

Olga, 57 Jahre alt,
litt an einer funktionellen **Beinlängendifferenz** und einer **Beckenblockierung,** zusammen mit einer lästigen **Morgensteifigkeit der Finger.** Früher hatte sie an **Migräne** gelitten, die jedoch seit den Wechseljahren nachgelassen hatte. Mit knapp 40 Jahren war ihr die Gebärmutter entfernt worden, was zu einem **Darmverschluss** geführt hatte.

Personenwerte: 50/90/100/20

Interpretation: Körperlich war sie nicht wirklich auf der Höhe, während sie emotional und mental gute Werte hatte.

Konfliktwerte: 60/40/10/100

Ihr Lebensthema und Zentralkonflikt war aktiv geworden! Dieser hatte wegen seiner Lage im 7. Chakra auch schon früher auf sich aufmerksam gemacht, in Form von Migräne, aber auch die krankhaften Veränderungen an der Gebärmutter, die schliesslich zur Operation geführt hatten, können als konfliktbedingt angesehen werden. (oben- unten- Kopplung - die Blockade ist oben im Kopf, die Auswirkungen sind unten im Becken spürbar). Und das Becken ist nach wie vor Bühne des Konflikts, mit Blockierung und Beinlängendifferenz.

Therapie und Erfolg: Durch Auflegen der Therapieampullen verschwand die Beinlängendifferenz in Sekunden, die Vitalität wurde auf 100% erhöht. Allerdings dauerte die Behandlung fünf Monate, danach hatte Olga die Beweglichkeit ihrer Finger zurück. Und, was sie am meisten verblüffte: Sie hatte ihre verschüttete Spiritualität wiederentdeckt. (Ursprünglich war ihr Kausalwert 20% gewesen - wenig offen, wenig inspiriert, doch absolut üblich in unserer Gesellschaft). Im Laufe der Monate waren ihre Kausalwerte auf stattliche 60% angewachsen, und Olga hatte, aus sich heraus, begonnen, täglich zu bitten und zu danken.

Heidemarie, 55 Jahre alt,
kam zu mir, weil sie gerne einige Kilo Übergewicht loswerden wollte. Sonst gehe es ihr gut, meinte sie.

Personenwerte: 70/70/100/50

Dem konnte ich nur zustimmen, sonst ging es ihr auch gut, nur das „Gewicht" drückte sie vital und emotional jeweils ein bisschen.

Konfliktwerte: 50/60/30/80

Ich staunte nicht schlecht, als hinter dieser „Kleinigkeit" ein aktiver Zentralkonflikt zum Vorschein kam.

Therapie und Erfolg: Heidemarie erklärte mir im Gespräch, dass ihr dieses Thema, nämlich im Innersten misstrauisch zu sein, schon recht bewusst sei - dieses Ergebnis sei auch bei anderen intuitiven Testungen bereits herausgekommen, und es bestätige sie nur....
Nachdem Chavita 7 und Emvita 25 im Therapietest ihre vitale und emotionale Energie auf 100% angehoben hatten, verordnete ich sie ihr für 20 Wochen. In dieser Zeit nahm sie die fünf Kilo ab, die sie schon lange loswerden wollte, aber vor allem verlor sie ihr ständiges Misstrauen, auch sich selbst gegenüber. Sie setzte endlich einen Wunsch in die Tat um, den sie schon lange gehegt hatte, und begann eine therapeutische Ausbildung.

Haben über Sein stellen (Thema von Emvita 26)

Leitsymptome: alles für sich haben wollen, Ellenbogenmentalität, Habgier, Geiz, Hypochondrie, Verarmungsideen, Besitzdenken, Haben über Sein stellen, Egoismus

Sonja, 30 Jahre alt,
kam zu mir, weil sie mit ihrem Beruf extrem unzufrieden war. Sie hatte über die Methode gehört, und wollte von mir eine Anregung, warum ihr **Leben so wenig befriedigend** verlaufe. Im Gespräch erzählte sie, dass sie sich ständig verletze, viele **Unfälle** gehabt habe, die ihre sportlichen Möglichkeiten eingeschränkt hätten.

Mit Männern käme sie gar nicht zurecht, in Beziehungen opfere sie sich ständig für andere auf, sie käme nie zur Ruhe, habe immer wieder Fluchttendenzen, wechsle häufig den Wohnort, verliere dadurch immer wieder ihr soziales Umfeld. Gleichzeitig habe sie massive **Ängste, verlassen zu werden,** wofür sie frühkindliche Ursachen vermutete.

Personenwerte: 80/30/100/30, was gut zu ihrer seelischen Niedergeschlagenheit passte.

Konfliktwerte: 20/100/30/50.

Bei der Besprechung wurde klar, dass Sonja immer etwas haben wollte: Anerkennung von ihren Freunden für ihre „aufopferungsvollen" Leistungen, Befriedigung im Beruf, Zuwendung vom Partner, Akzeptanz von den Eltern, Lob von den Vorgesetzten.
Sie reagierte äusserst ungehalten, wenn diese Forderungen nicht nach ihren Vorstellungen erfüllt wurden. Auf der anderen Seite liess sie sich nie intensiv auf Situationen ein, war innerlich immer in Abwehrhaltung, tat sich sehr schwer, eine gegebene Situation einfach einmal anzunehmen, sie zu durchdringen, und das Beste daraus zu machen. Sie verschliss ihre Lebensenergie im Widerstand, und verpasste das Sein. Dadurch, dass sie immer alles wollte, bekam sie wenig - und konnte sich an nichts mehr freuen.

Therapie und Erfolg: Ich empfahl ihr neben den Tropfen, ihren jetzigen Beruf als eine Station auf ihrem Lebensweg zu betrachten. Sie solle versuchen, jeden Tag einmal die positiven Aspekte dieses Berufes wahrzunehmen, um in diesem Feld wirklich real zu leben.

Leider hörte ich nichts mehr von ihr - vermutlich war sie von mir auch enttäuscht, weil ich die Verantwortung für ihr Leben nicht übernehmen wollte - und konnte.
Für sie musste es so wirken, als habe sie auch von mir „nichts bekommen".

Gerda, 47 Jahre alt,
kam zu mir, weil sie sich immer **abgeschlagen, schlapp und müde** fühlte. Nichts wolle ihr gelingen, immer sei sie sich selbst im Wege, dabei wolle sie doch glücklich leben und auch noch eine Familie gründen.

Personenwerte: 30/60/70/20, was die Müdigkeit klar machte. (vital lediglich 30%).

Konfliktwerte: 60/20/10/10, hatte also all die vitale Kraft an sich gezogen, die Gerda fehlte.

Sie wollte sich nicht auf ein eingehendes Gespräch über die Zusammenhänge zwischen dem Konflikt und den Symptomen einlassen, weswegen ich ihr eben die Medikamente verschrieb - wissend, dass die Weisheit der Seele auch dann wirkt, wenn das Thema nicht oder nur kaum beredet wird.

Geraldine, 56 Jahre alt,
litt seit Jahren an einer **manisch-depressiven Erkrankung.** Sie wollte gerne eine alternative Behandlung, zumal sie nebenher als Reikilehrerin auch heilerisch tätig war.

Personenwerte: 70/40/90/50.

Ich erklärte ihr, dass sie zwar seelisch angeschlagen sei (emotional 40%), dass sie jedoch auch einen Segen „von oben" besitze (kausal 50%). Das wollte sie gar nicht hören, sie glaube nur an die materielle Welt.

Konfliktwerte: 30/50/10/20 - das exakte Abbild ihrer Weltanschauung, mit der sie ihre Verbindung zum Göttlichen unterbindet, dafür aber mit einer massiven Reduktion ihrer seelischen Schwingungsfähigkeit „bezahlt". Die Behandlung mit Emvita 26 und Chavita 7 erhöhte ihren Emotionalwert auf 100%.

Britta, 44 Jahre alt,
litt seit ihrem 10. Lebensjahr an einer vererbbaren **Augenerkrankung**, die ihre Sehfähigkeit mehr und mehr verringerte. Als Kind war sie bereits wegen einer **Harnleitermissbildung** operiert worden, einer ihrer Brüder sei tödlich verunglückt, als sie 12 Jahre alt war. Und nun leide ihre jüngste Tochter auch noch an der gleichen Augenkrankheit. Sie selbst hatte, um mit der Trennung von ihrem Mann fertigzuwerden, viel für sich getan. Sie hatte ihre Ernährung umgestellt, Yoga und Meditation erlernt, zahlreiche spirituelle Bücher gelesen, denn die Angst vor dem Erblinden sei riesig.

Personenwerte: 50/30/90/70

Interpretation: Körperlich war sie mässig beeinträchtigt, emotional aber sehr down. Mental ungestört, und mit einem ungewöhnlich hohen Kausalwert, der sehr dafür sprach, dass ihr Bemühen um spirituelle Weiterentwicklung erfolgreich gewesen war.

Konfliktwerte: 40/60/30/80 - ein sehr hartnäckiger Konflikt, mit hoher emotionaler Ladung.

Dahinter testete ich noch ihren **Zentralkonflikt** mit dem Thema „Misstrauen" - ebenfalls dem 7. Chakra zugeordnet, mit Werten von 50/60/20/60. Am Zentralkonflikt hatte sie offenbar schon gearbeitet, denn seine Kausalwerte waren niedriger als die des aktuellen Konflikts.

Therapie und Erfolg: So wunderte es mich auch nicht, dass beim Therapieerfolgstest die Behandlung des aktuellen Konflikts den Emotionalwert nur auf 50% anhob, während die Behandlung des Zentralkonflikts eine Erhöhung auf 100% ergab. Ich weiss nicht, welchen Plan die Weisheit der Seele damit verfolgte, aber ich verordnete ihr die Kombination, von der sie mehr profitierte. Es wäre schön, wenn ich sagen könnte, dass die Sehfähigkeit besser wurde, aber Britta meldete sich ein Jahr nicht mehr bei mir, sodass ich über den weiteren Verlauf nichts berichten kann. (Ich habe sie im wahrsten Sinne des Wortes aus den Augen verloren).

Realität nicht Sehen wollen (Thema von Emvita 27)

Leitsymptome: Einbildungen visueller, akustischer, olfaktorischer Art, nicht klar sinnlich wahrnehmen können, Drogen, Halluzinationen, Realität nicht Sehen wollen

Ulli, 16 Jahre alt,
war der einzige Sohn eines Akademikerpaares. Er fiel dadurch auf, dass seine **Schulleistungen immer schlechter** wurden, und er sich ständig mit seinen Lehrern auf Streitgespräche einliess. Er hatte sich die Bekleidung eines „jungen Wilden" zugelegt, trug die Haare raspelkurz, machte intensiven Kraftsport, war ansonsten aber eher wortkarg, und in sich gekehrt. Ich testete ihn auf Bitten der Eltern, die wissen wollten, was mit ihrem Sohn los sei.

Personenwerte: 50/50/70/50 - ungewöhnlich schlecht für einen jungen Menschen.

Konfliktwerte: 100/80/20/90, also ungeheuer energiegeladen und äusserst hartnäckig - sein Lebensthema.Ich erklärte ihm in altersentsprechender Sprache, dass er eine Energieblockade im Kopf habe, die ihn viel Fitness koste. Darauf sagte er spontan: „Ich fühle mich auch häufig wie blöd im Kopf, ich kann nicht einschlafen, und habe oft schweissnasse Hände, obwohl ich mich nicht anstrenge."
Ich bin sicher, dass die schlechten schulischen Leistungen und das ständige Streiten mit den Lehrern - die ja in einer besseren Machtposition als er sind - zum grossen Teil auf den Konflikt zurückzuführen sind.

Erfolg: Ich verordnete ihm Emvita 27, sagte ihm aber auch deutlich, dass er die Tropfen wenigstens vier Monate dauerhaft einnehmen müsse. (Dafür sprechen die hohen Vital-Emotional- und Kausalwerte des Konflikts!!) Nach zwei Monaten sah mein Mann ihn wieder. Er berichtete, dass der junge Mann sehr viel gelöster und zugleich zielstrebiger auf ihn gewirkt habe. Er lerne jetzt auch konsequent, streite nicht mehr mit den Lehrern, und könne seine Freizeit sinnvoller nutzen. Es sei eine grosse Verwandlung eingetreten, so die Einschätzung meines Mannes.

Millie, 48 Jahre,
lebte als Reikilehrerin seit Jahren „von der Hand in den Mund". Obwohl sie eine grössere Menge Geld geerbt hatte, hatte sie alles in Ausbildung investiert, und lebte jetzt in ständigen Geldnöten. Sie hatte beide Eltern früh verloren, ihre Geschwister lebten weit weg von ihr, sie machte den Eindruck einer verzweifelten Einzelkämpferin, die vieles mit sehr viel Einsatz und Enthusiasmus begann, jedoch nie für ihre Mühen ausreichend finanziell entlohnt wurde. Freunden, die ihr mit Geld geholfen hatten, konnte sie die Summen nicht zurückzahlen, andererseits konnte sie keine Investitionen mehr tätigen, da sie faktisch pleite war - kurz, ihr Leben trat auf der Stelle, und sie wurde **zunehmend verzweifelt.** Körperlich litt sie an **Kopfschmerzen, Schlafstörungen, Nieren- und Leberproblemen,** Kreuzweh etc. Die Symptome kamen und gingen, beständig blieb aber ihre gedrückte Grundstimmung.

Personenwerte: 60/20/90/60. Auffällig fand ich den Kontrast zwischen dem extrem niedrigen Emotionalwert (20%) und dem doch sehr hohen Kausalwert (60%).

Konfliktwerte: 10/40/70/90.

Das war dann auch des Rätsels Lösung: Die Realität nicht sehen zu wollen - und darum auch fortgesetzt Fehlentscheidungen zu treffen, die sie in eine Sackgasse führten - war ihr Lebensthema (kausal 90%), war von ihr aber auch mental als Programm und Charakterzug integriert worden (mental 70%). Das heisst, sie wusste fast alles über diesen Konflikt, war aber komplett unfähig, ihn „loszulassen". Nachdem ich ihr diese Zusammenhänge erläutert hatte, weinte sie herzzerreissend.

Erfolg: Sie behandelte diesen Konflikt dennoch, und in ihrem Leben änderte sich einiges. Sie wechselte den Wohnort, trennte sich von ihrem Lebenspartner, und lernte neue Menschen kennen, die ihr neue Perpsektiven eröffneten. Sie wurde nicht reich, aber sie hatte wieder mehr Freude am Leben.

Gunda, 41 Jahre alt,
kam zu mir wegen **Parästhesien der rechten Gesichtshälfte.** Sie fühlte sich als Mutter von 5 Kindern ständig überfordert, da sie einen hohen **Perfektionsanspruch** an sich hatte. Sie meinte, sie hätte eigene Talente nie richtig entwickeln können, da sich ihre Eltern zuwenig um sie gekümmert hätten.

Sie habe nie genügend Zuwendung bekommen und glaubte fast, sie müsse sich für ihre Existenz ständig entschuldigen.

Personenwerte: 40/80/100/40. Gunda hatte eine **geopathische Störzone** im Kopf und eine Blockade im 7. Chakra .

Konfliktwerte: 100/ 70/ 60/ 80. Gunda lebte für mein Gefühl vollständig in einer von ihr als schwierig erlebten Vergangenheit, nahm aber ihre Gegenwart, die sehr harmonisch und glücklich sein könnte, überhaupt nicht wahr. Sie war gefangen in der Realität einer 10jährigen, verpasste darüber das jetzige, erwachsene Leben.

Erfolg: Durch Einnahme von Chavita 7 und Emvita 27, zusammen mit der Umstellung des Bettes, trat eine Änderung zum Besseren ein. Gunda verlor ihre Angst, an MS erkrankt zu sein, die Missempfindungen im Gesicht gingen rasch zurück, und sie konnte sich erstmals von ihrer Vergangenheit distanzieren.

Annemie, 55 Jahre alt,
war vor Jahren an einer **Psychose** erkrankt, und auch lange mit Allopathika deswegen behandelt worden. Sie nehme jetzt zwar keine Medikamente, und es gehe ihr „eigentlich" auch recht gut. Im Gespräch wirkte sie allerdings sehr getrieben, fahrig und nervös.

Personenwerte: 80/20/60/90.

Interpretation: Damit ist sie erheblich emotional reduziert (20%), mental eingeschränkt (60%) - wie man dies klassischerweise bei einer Psychose erwarten würde, bei einer spirituellen Offenheit von 90%. Diese Offenheit gegen Ausseneinflüsse wird ihr zum Verhängnis, denn ihr Ego - die Mentalebene - kann nicht genügend filtern, und sie abschotten, sodass alles an Ausseneinflüssen in sie hineinfliesst, was sie weiss und auch klar äussert.

Konfliktwerte: 50/80/30/40 - emotional gross und ziemlich hartnäckig (kausal 40%), weswegen wir ihr zumindest 3 Monate Behandlung nahelegten.

Laut prospektivem Therapieerfolgs-Test müssten ihre Werte aber dann bei 80/90/90/90 sein.

Sabine, 50 Jahre alt,
war mit ihrer Ehe in eine Krise geraten, nachdem ihr Ehemann beruflich hochverschuldet war und von ihrem geerbten Geld lebte. Sie wollte Rat in dieser schwierigen Lebenssituation, und kam deshalb zu mir zum Test.

Personenwerte: 60/60/70/60 alle etwas reduziert, bei hoher spiritueller Offenheit Konfliktwerte: 60/50/40/40.

Im Therapieerfolgstest fand ich, dass ihre vitale und emotionale Energie bei Behandlung mit Chavita 7 und Emvita 27 auf 40% absinken würde, dass aber eine alleinige Behandlung mit Chavita 7 die emotionale und vitale Energie auf 100% anheben würde.
Daher wählte ich zur Verschreibung nur Chavita 7 - und sprach den Konflikt lediglich an.

Kommentar: Auf den ersten Blick erscheint es verwirrend, warum der Körper solch einen grossen Konflikt nicht sofort behandelt haben will - meine Erfahrung über viele Jahre hat mich jedoch gelehrt, immer bedingungslos der Weisheit des Körpers zu gehorchen, auch wenn ich es intellektuell nicht verstehen kann. Möglicherweise hatte Sabines Körper eine vegetative Balancierung vorderhand nötiger, als das Angehen des Konflikts - vielleicht genügte ihr bei ihrer grossen spirituellen Offenheit auch das Ansprechen des Konflikts, um das Thema in ihrer Seele weiterarbeiten zu lassen.

Ina, 52 Jahre alt,
war vor zwei Jahren wegen eines **Bandscheibenvorfalls im Lendenbereich** operiert worden. Seither litt sie an **ziehenden Schmerzen** im Bereich des linken Beines, und sie kam, weil sie sich von einer energetischen Behandlung Linderung versprach.

Personenwerte: 40/50/100/70

Interpretation: Körperlich und seelisch war sie mässig reduziert, während sie sich mit purer Willenskraft aufrecht hielt. Ihre Kausalebene war ungewöhnlich offen.
Sie hatte eine **geopathische Belastung** - ausgerechnet im Bereich des Beckens, sowie eine vegetative Blockade im Kopf.

Konfliktwerte: 90/70/20/90 - ein aktiver **Zentralkonflikt!**

Einschneidende lebensgeschichtliche Ereignisse, wie bei ihr die „schiefgegangene" Operation, können Zentralkonflikte aktivieren.

Im Therapieerfolgstest konnte die Kombination aus Chavita 7 und Emvita 27 ihre Vitalität auf 100% anheben.

Erfolg: Durch die enorme Grösse des Konflikts dauert die Behandlung noch an - es ist aber bereits zu verzeichnen, dass die ziehenden Schmerzen weniger werden. (Auch in diesem Falle sieht man sehr schön die Unten- Oben- Kopplung, die Blockade ist im Kopf, die Schmerzen sind im Becken!)

Falsch Denken (Thema von Emvita 28)

Leitsymptome: überwertige übersteigerte Einbildungen mentaler Art, Psychosen, falsch Denken

Gerlinde, 52 Jahre alt,
litt seit fast zwei Jahren an einem **Lidkrampf,** der therapeutisch nicht zu beeinflussen war. Zur Vorgeschichte gab sie an, dass sie als 5. von 11 Geschwistern die Mutter früh verloren habe, sich stets um den Vater habe kümmern müssen, der seinerseits jedoch ihren Ehemann nie habe akzeptieren mögen. Ihr Bruder hatte sich das Leben genommen, die mit ihr im Hause lebende Schwägerin sei ihr feindselig gesonnen, obwohl sie ihr nie etwas getan habe.

Personenwerte: 40/70/50/40 - deuten also mehr auf ein körperliches Problem, obwohl sie während des Erzählens immer wieder in Tränen ausbricht. Auffällig ist weiterhin, dass ihr Mentalwert mit 50% ausserordentlich niedrig ist für eine Frau von Intelligenz. Ich werte diesen niedrigen Mentalwert als Ausdruck des chronischen seelischen Schmerzes, der ihr viel von ihrer Denkfähigkeit raubt. Der aktuelle Konflikt, Emvita 1 (Minderwertigkeitsgefühl) testet mit 40/20/40/30 - kann demnach das schwere Krankheitsbild nicht erklären.

Ich entschloss mich daher, ihren Zentralkonflikt zu testen - und der war Emvita 28.

Konfliktwerte: 90/80/10/90.

Schon segmental ist damit die Verbindung zum Lidkrampf hergestellt!

Aber auch psychologisch verschliesst sie die Augen vor Wahrheiten, die sie längst hätte anschauen sollen. Ihre Abhängigkeit vom Vater, der sich in ihrer Ehe dazwischengedrängt hat, verhinderte ein Herauswachsen aus der Tochterrolle. Sie hat lieber das Symptom in Kauf genommen, als die Rolle dem Vater gegenüber einmal neu zu überdenken.

Erfolg: Nach Einnahme der Tropfen Chavita 7 und Emvita 28 für ein halbes Jahr besserte sich der Lidkrampf zusehends. Ausserdem konnte sie erstmals ihren Vater in seine Grenzen weisen, und auch mit der Schwägerin eine Aussprache führen.

<u>Nana, 7 Jahre alt,</u>
war schon immer ein aufgewecktes, neugieriges Mädchen gewesen, eher altklug und vernünftig als richtig kindlich. Mit der Einschulung fiel bei ihr eine neue **Angst vor Kontakten** auf, sie wirkte nervös und zapplig, fast schon hypermotorisch.
Beim Reba- Test fand ich bei ihr eine Blockierung des 7. Chakras durch den Konflikt Emvita 28, der 60% emotionale Kraft verbrauchte.

Ich interpretierte dies dahingehend, dass die neue Situation Schule das ohnehin sehr beherrschte Kind in eine Spirale von Angst und Anspannung getrieben hat, und ihr Denken nur noch um Leistung kreiste - die Hyperkinetik war dann das Schlupfloch aus der ständigen Überanspannung.
Nach Gabe von „Emvita 28" für vier Wochen entwickelte sich Nana sehr positiv, wurde fröhlicher und offener, zugleich direkter und weniger getrieben.
Sie sagte, sie gehe jetzt gerne zur Schule und habe schon einige neue Freundinnen gefunden.

Anmerkung: Offenbar hatte Nana durch die Tropfen gelernt, „richtiger" zu denken und konnte sich dementsprechend wieder kindgerechter verhalten, Spass an Spiel und Gemeinschaft entwickeln und damit auch innerlich ruhiger und geordneter werden.

Gisela, geb.1941
wuchs als Kriegshalbwaise nur mit der Mutter auf. Schon seit Jahren litt sie an Hochdruck und einer ausgeprägten **Polyarthrose** der Hände, beruflich war sie in verantwortungsvoller Position bei einer Versicherung. Durch ihre **berufliche Überlastung** fühlte sie sich in letzter Zeit zunehmend erschöpft, litt häufig an **Migräne** und Spannungskopfschmerz.

Personenwerte: 55/ 40/ 80/ 10. Als blockierender Konflikt des 7. Chakras testete Emvita 28.

Konfliktwerte: 90/80/10/40, das heißt, dass „falsch denken" ihr die meiste Vitalität raubte (90%), noch dazu einen Grossteil ihrer emotionalen Kraft (80%), und dabei kaum bewusst war (10%).

Meine Phantasie dazu war, dass die Mutter das kleine Mädchen in Kriegszeiten dazu angehalten hat, nur ja brav und fleissig zu sein, und sie bis zum heutigen Tage arbeitet bis zur Erschöpfung. Sie hatte dieses Gedankenmuster nie abgelegt.

Erfolg: Nach dem Test sah ich die Patientin 10 Monate nicht mehr. Anschließend berichtete sie,dass sie seit der Behandlung mit „Emvita 28" keine Migräne mehr gehabt habe, ausserdem habe sie ihre Ernährung entscheidend umgestellt. Sie habe sich entschlossen, sich früher als ursprünglich geplant beruflich zu verändern und fühle sich seit diesem Entschluss viel wohler.

Harald, 73 Jahre alt,
war ein sehr rüstiger Herr mit einer äusserst freundlichen Wesensart. Bis auf einen **Kreislaufkollaps** in einem heissen Sommer sei er immer gesund gewesen, wolle sich aber gerne untersuchen lassen, damit er den Anfängen wehren könne.

Personenwerte: 80/10/20/30 - vor allem im Emotional- und Mentalbereich auffällig niedrig.

Konfliktwerte: 90/70/10/100 annähernd „ideal" - zumindest aus der Sicht des Konflikts.

Auf Nachfragen zum Thema „falsch denken" sagte er fast kleinlaut, dass er sich immer um alles mögliche Sorgen mache, dass er vor allem Neuen, Unbekannten eine fürchterliche Angst habe - völlig unbegründet und für ihn selbst auch nicht nachvollziehbar - dass ihn Alpträume plagten, und er ständig in der Angst lebe, Fehler zu machen, oder jemanden zu kränken. Dass dieses Kreisen um die eigene Unvollkommenheit ein äusserst potenter Energieräuber ist, versteht sich von selbst.

Ich verordnete ihm Emvita 28, nachdem ich mit dem Reba- Test den Effekt des Medikamentes überprüft hatte (es wird ihn energetisch auf 100/100/100/100 bringen) - und wartete die Reaktion ab.

Erfolg: Nach drei Monaten waren seine Werte bei 90/50/50/90, die Werte des Konflikts bei 80/50/10/50. Das bedeutet, dass er sich sowohl körperlich als auch seelisch „verbessert" hat, den grössten Sprung haben jedoch seine Kausalwerte gemacht - von 30% auf 90%!!

Parallel dazu ist die Wiederholungskraft des Konflikts von 100% auf 50% gesunken. Er berichtete, dass er jetzt nachts viel ruhiger schlafe, die quälenden Alpträume habe er nicht mehr. Seine Frau erzählte, er habe sonst im Schlaf immer geschrien und um sich geschlagen, das sei jetzt nicht mehr so, und darüber sei sie sehr froh. Allerdings war seine Konzentrationsfähigkeit immer noch nicht ideal - nur 50% - sodass er sich mit dem Auto immer wieder verfuhr, und auch ständig Zettel schreiben musste, um nichts Wichtiges zu vergessen.

Zusammenfassung Chakra 6 und 7

In unserer zweiten Lebenshälfte, wenn wir eine Familie gegründet haben - oder auch nicht, wenn wir einen Beruf gewählt haben, der uns befriedigt und die meisten diesseitigen Aufgaben erfüllt haben, steht die Auseinandersetzung mit den wichtigen Fragen an, die die Menschheit seit jeher bewegen: Wer bin ich? Woher komme ich? Wo gehe ich hin? Was ist der Sinn des Lebens? Was ist mir Richtschnur und Wegweisung in meinem Leben? Es geht also nicht mehr so sehr um das Materielle, sondern um das Immaterielle, das Geistige und das Metaphysische.

Diese Lebensphase hat auch schon mit dem Loslassen zu tun, mit der zumindest gedanklichen Vorbereitung auf unser Ende. Es ist von daher auch kein Zufall, dass die meisten Menschen um das 40. Lebensjahr herum beginnen, ein Testament zu machen, obwohl die meisten von ihnen bis zu ihrem realen Tod noch viele Jahre zu leben haben.

In einem übergeordneten Sinn geht es im 6. und 7. Chakra um die Entwicklung von Gottvertrauen, von Religio und spiritueller Orientierung, um die All- Liebe.

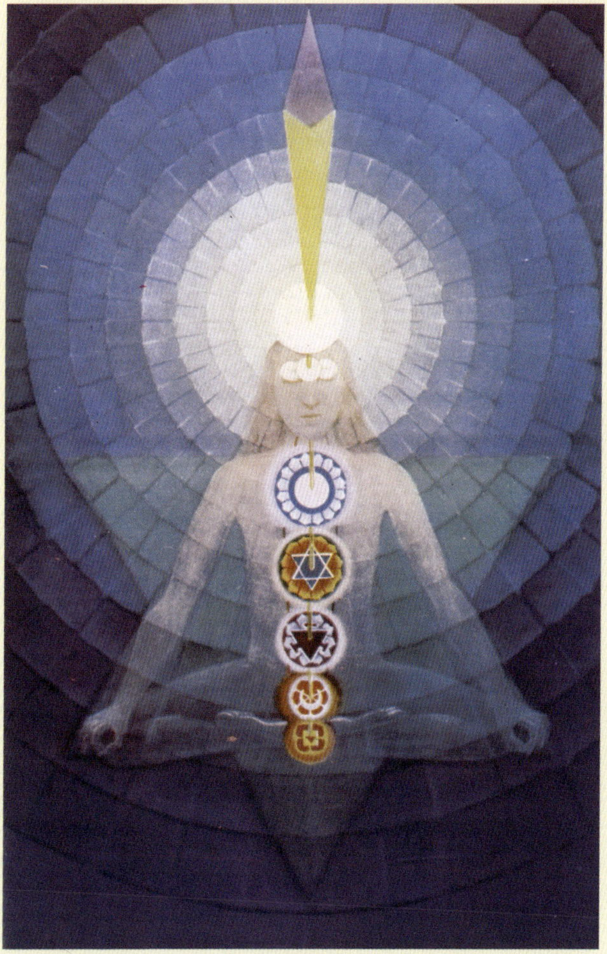

Geopathien

Geopathische Belastungen sind in der täglichen Praxis ein häufiges Problem, gleichwohl eines, an das in den wenigsten Fällen gedacht wird und was noch seltener konsequent behandelt wird.

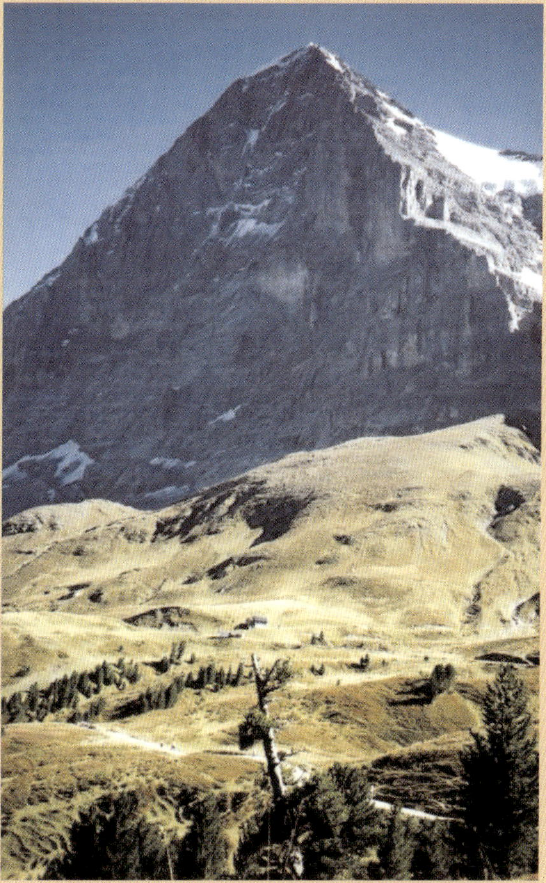

(die Schönheit der Natur bezaubert uns, die Kräfte der Natur können uns nutzen, sie können aber, wie man an Geopathien sieht, auch schädliche Einflüsse auf uns haben)

Dabei ist nach Aussagen zuverlässiger Therapeuten jedes zehnte bis jedes fünfte Bett mässig stark bis sehr stark geopathisch gestört. Durch die zunehmende Überfrachtung unserer Wohnräume mit Fernsehern, Computern, Handys, Mikrowellen etc. dürfte die Zahl der Störungen weiter ansteigen, da der „Elektrosmog" die terrestrischen Belastungen noch verstärkt und verschlimmert.

Ein Mensch, der über längere Zeiträume (von wenigen Wochen bei sehr empfindlichen Menschen bis zu mehreren Jahren bei robusteren Naturen) seinen Schlaf- oder Arbeitsplatz über einer geopathischen Störzone hat, wird mit grosser Sicherheit vegetative Regulationsstörungen bekommen, da die spezifische Geopathiestrahlung die Zellkommunikation zu stören vermag. Damit können biologische Therapien nicht mehr greifen, und der Effekt von z.B. Akupunktur oder Neuraltherapie ist nicht mehr tiefgreifend und anhaltend genug, um wirkliche Besserungen zu erzielen.

Daher ist es für jede Art biologischer Therapie entscheidend wichtig, als erstes die Geopathie als krankmachenden Faktor auszuschalten, indem der gestörte Bettplatz gemieden wird.

Die wichtigsten Symptome einer geopathischen Belastung sind

unruhiger, gestückelter Schlaf
Einschlafstörungen
Alpträume
Bettflucht
Aus-dem- Bett-fallen bei Kindern
Müdigkeit nach dem Erwachen
Abnorme Ermüdbarkeit
Diffuse Missbefindlichkeit
Chronizität von Beschwerden
Therapieresistenz von Beschwerden
Rheumatische Beschwerden

Vegetative Zeichen
Myogelosen
Depression
Unklare Ängste
Hormonstörungen
Sterilität
Häufige Fehlgeburten
Konzentrationsstörungen
Lernstörungen
Viele Karzinome
Migräne
Herzrhythmusstörungen

Weil die Geopathie solch ein wichtiger krankmachender Faktor ist, habe ich dieser Thematik mittlerweile ein eigenes Buch gewidmet: „Erdstrahlen & Co," erschienen 2001 beim Haug- Verlag in Heidelberg.

Wenn Geovita® im Test anspricht, sollte unbedingt der Bettplatz saniert werden. Dazu sollte nach Prüfung durch einen zuverlässigen Rutengänger (also einem, der **unter keinen Umständen irgendeine sogenannte „Abschirmmethode"** propagiert oder verkauft - von solchen Menschen grundsätzlich Abstand nehmen!!) das Bett umgestellt werden, in Kombination mit folgenden einfachen Massnahmen der Schlafhygiene:

- Entfernen von Fernseher, Computer und Radiowecker aus dem Schlafzimmer
- Entfernen aller Spiegel im Schlafzimmer (Reflektion und Verstärkung)
- Rausdrehen der Stromsicherungen fürs Schlafzimmer nachts oder
- Installieren eines Netzfreischalters
- Entfernen aller elektrostatisch aufladenden Dinge (Kuscheltiere, Teppiche etc)
- Entfernen von Metall (Bettrost, Federkernmatratze, Gardinenringe)

Bei Kindern ist die Imprägnierung der geopathischen Information nach ca. 4 Wochen verschwunden, der Nachtest nach Bettumstellung kann also nach dieser Zeit erfolgen. Bei Erwachsenen dauert die Löschung je nach Alter und Beschwerden zwischen 6 Wochen und 12 Wochen. Während dieser Zeit sollte Geovita® weitergegeben werden, um den Prozess der Löschung schädlicher Bettplatz-Schwingungen zu beschleunigen. Wenn Patienten skeptisch sind, und nicht an Erdstrahlen glauben, so kann man ihnen auch erst einmal probatorisch für fünf Wochen Geovita in einer Dosierung von 2 mal 12 Tropfen verordnen, und beobachten, wie es ihnen geht. Eine Besserung ihrer Beschwerden - sofern diese geopathiebedingt sind - während der Behandlungsphase motiviert nach meinen Erfahrungen auch die grössten Skeptiker, den Bettplatz zu verstellen, denn das ist eine kleine Mühe, die aber viel Erfolg bringt.

Bei Karzinompatienten sollte die Bettplatzumstellung möglichst zeitnah zu Operation, Bestrahlung oder Chemotherapie erfolgen, also dann, wenn das System noch reaktionsfähig ist. **Ich behandle mittlerweile keine Krebspatienten mehr, die nicht zu Beginn der Therapie ihr Bett geopathiefrei machen** - denn meine biologischen Therapien können nicht wirken, solange ein solch massiver Faktor einwirkt. Ich betrachte es als unethisch, das Geld, die Zeit und die Lebenskraft eines Patienten zu vergeuden, und nur Misserfolg zu ernten! Bei weit fortgeschrittenen Karzinomen oder präfinal ist eine Bettplatzumstellung nicht mehr sinnvoll, sie kann sogar den Verlauf beschleunigen (Vitalitätswerte im Reba-Test dann meist unter 20%!).

Nach unseren Erfahrungen bleiben biologische Krebstherapien deutlich wirkungsärmer ohne vorherige Bettsanierung, die Effekte versickern förmlich und können die schädigenden Einflüsse jeder weiteren Geopathie - Nacht nicht kompensieren. Selbst der berühmte Chirurg Sauerbruch empfahl seinen Krebspatienten, sich nach Rückkehr aus dem Krankenhaus nicht weiter in ihr bisher gewohntes Bett zu legen. Heute ist solches Wissen leider völlig verloren gegangen und wird von Unkundigen manchmal sogar als „Scharlatanerie" verunglimpft. Wenn Sie also sich und Ihren Patienten Frust ersparen wollen, dann schicken Sie nach dem Klinikaufenthalt dem Patienten als erstes einen guten Rutengänger- und anschliessend starten Sie Ihre eigene Therapie, dann ist zumindest eine wichtige Therapieblockade beseitigt.

Bei allen chronischen oder therapieresistenten Leiden sollte man als Therapeut an die Möglichkeit einer geopathischen Belastung denken, desgleichen bei allen Fällen, in denen eine ansonsten bewährte biologische Therapie wie Akupunktur, Neuraltherapie, Darmsanierung nicht die erwünschten Ergebnisse bringt.

Geopathie und sekundäre Sterilität

Gleiches gilt für alle Fälle von Sterilität, vor allem der sekundären Sterilität. Dabei hat die Frau ja bereits unter Beweis gestellt, dass sie, zusammen mit ihrem Partner, in der Lage ist, schwanger zu werden und ein Kind auszutragen. Dann haben invasive Methoden zunächst **keinerlei Berechtigung.** Nicht nur, weil sie teuer und belastend sind, ich behaupte darüberhinaus, dass sie völlig unnötig sind. Stattdessen befragen Sie die Patientin, ob sie seit der letzten Schwangerschaft umgezogen ist, ob sie seither schlechter schläft oder neue Krankheitssymptome bekommen hat. Dann testen sie sie kurz kinesiologisch auf geopathische Belastung - ein Aufwand von gerade mal einer Minute! - , empfehlen ihr bei positivem Testresultat einen guten Rutengänger und können dann guten Gewissens erst einmal einige Wochen abwarten. Nach meinen Praxiserfahrungen treten die meisten Schwangerschaften innerhalb des ersten Halbjahrs nach Bettumstellung ein, in einzelnen Fällen kann es bis zu zwei Jahren dauern, in keinem einzigen von mir behandelten Fall war jedoch irgendeine weitere Therapie vonnöten. Möglicherweise ist Ihnen dieses abwartende Offenhalten unangenehm, oder aber die Patientin ist sehr ungeduldig oder traut keinem Rutengänger, dann gibt es eine Alternative.

Screeningtest auf Geopathien ohne Rutengänger

Wenn Sie keinen zuverlässigen Rutengänger an der Hand haben, können Sie alternativ auch so vorgehen, dass Sie der Patientin die „Geovita- Ampulle" in die Hand geben. Zunächst wird der Arm vom Körper weggestreckt und summarisch getestet, ob überhaupt eine geopathische Belastung vorliegt. Falls ja, werden dann systematisch alle Chakren durchgetestet.

Die Patientin hält dazu die Hand mit der Ampulle in das Energiefeld ihres Beckens, und Sie testen damit, ob eine geopathische Belastung des 1. Chakra vorliegt. Dann wird die Hand ins Energiefeld des Unterbauchs bewegt, und wieder getestet. Dieser Screeningtest wird mit allen 7 Chakren durchgeführt. (Hand vors Becken, vor den Unterbauch, vor den Solarplexus, vor das Brustbein, vor die Kehle, an die Stirn und auf den Oberkopf).

An allen Stellen, an denen der Testmuskel stark bleibt, hat die Patientin keine geopathische Belastung, die Segmente dagegen, die schwach reagieren, sind belastet.

Im nächsten Schritt können Sie die Patientin bitten, aufzumalen, wie die ehelichen Betten stehen, und können ihr anhand einer Skizze erläutern, wie sie selbsttätig ihre Schlafposition ändern kann oder das Bett umstellen sollte.

Beim Nachtest nach sechs bis acht Wochen **sollte die geopathische Belastung gelöscht sein,** sofern die Patientin durch die Umstellung aus der Belastungszone herausgekommen ist, und sich nicht durch die Umstellung in eine neue Belastungszone gelegt hat. Sowas kommt vor!! Unterstützend sollte sie „Geovita Tropfen" einnehmen, um sie energetisch zu stabilisieren. Wenn der Schlafplatz nach diesen acht Wochen saniert und der Nachtest in Ordnung ist, können Sie die Patientin beruhigen und entstressen. Sofern nicht andere gravierende Störfaktoren vorliegen, wird sich die vegetative Regulation normalisieren.

Selbstverständlich kann diese Screeningmethode nicht nur bei Sterilität angewendet werden, sondern bei allen Krankheitsfällen, bei denen möglicherweise eine Geopathie den Verlauf verschlimmert oder die Heilung boykottiert. Mithilfe des Reba- Testgerätes können Sie sogar ermitteln, wieviel Vitalenergie von der Geopathie abgezogen wird, und wieviel besser sich der Patient fühlen wird, sobald die Geopathie beseitigt ist. (Die Einzelheiten hierzu sind Stoff des Ausbildungsseminars für Psychosomatische Energetik).

Beispiele für Geopathien aus der Praxis:
(zusätzlich zu den Fällen, die bereits im Zusammenhang mit seelischen Konflikten im Laufe des Buches beschrieben wurden)

Lucy, 28 Jahre alt,
war selbstständige Büroleiterin mit zwanzig Angestellten. Sie war vor einem Jahr mit ihrem Büro umgezogen, und fühlte sich seither immer schlapp und überarbeitet. „Das kannte ich früher nicht", meinte sie, „das wird doch nicht am Alter liegen?"
Sie hatte schon alle möglichen pflanzlichen Wirkstoffe und Vitamine eingenommen, sie wollte aber jetzt endgültig wissen, was mit ihr los sei.

Personenwerte: 50/100/100/30.

Alle Chakren waren ausgeglichen, aber dafür hatte sie eine massive **geopathische Belastung durch den gesamten Körper.**

Bei der Besprechung meinte sie, das habe sie doch schon geahnt, nie habe sie es lange an ihrem neuen Arbeitsplatz aushalten können, ständig sei sie umhergewandert, und habe neue Sitzstellen ausprobiert.
Ich verordnete ihr Geovita und bat sie, einen Geobiologen kommen zu lassen zur Untersuchung ihrer Schlaf- und Arbeitsräume.

Erfolg: Nach vierzehn Tagen (!!) schrieb sie mir: „Ich fühle mich seit der Umstellung des Bettes und der Einnahme der Tropfen sehr entspannt und bin insgesamt viel energiegeladener. Ich stehe morgens leichter auf und schlafe viel besser."
Das braucht nicht mehr weiter kommentiert zu werden - ist aber sehr typisch für den Verlauf bei jungen Menschen, wenn man nur an diesen Faktor denkt.

Julia, 35 Jahre alt,
Fühlte sich seit der Geburt ihres ersten Kindes 1992 immer müde und schlapp, Verstärkung der Symptome nach dem 2.Kind 1995. Sie fühlte sich **ständig verspannt,** hatte extrem starke Regelblutungen, **sexuelle Unlust** und **prämenstruelle Verstimmungszustände.** Im Dezember 1996 habe ich bei ihr eine Geopathie getestet. Da diese nicht saniert wurde - viele Patienten sind skeptisch und glauben nicht an Schädigungsfaktoren, die sie weder sehen, noch hören noch riechen können - erkrankte Julia im Laufe des Jahres 1997 an rezidivierenden **Eileiterentzündungen, Dauerblutungen und Reizdarmbeschwerden.**

Ein Jahr später(!!) endlich Bettplatzumstellung. Danach waren schlagartig Schlaf und Periode normal, das Kreuz besser und die sexuelle Lust wieder da. Nach Wiederaufnahme ihrer Berufstätigkeit flackerten die Beschwerden, begünstigt durch ihre Dreifachbelastung mit Kindern und Beruf und Haushalt, kurzfristig wieder auf. Nach Verordnung von „Chavita 1" und „Geovita" schnelle Besserung. Innerhalb von 14 Tagen waren die Gesundheitsprobleme verschwunden.

Elvira, 57 Jahre alt,
litt seit einem halben Jahr aus ungeklärter Ursache an chronischem Gesichtsschmerz links. An dieser Stelle hatte sie in ihrer Jugens eine Gürtelrose gehabt, sonst war nichts erinnerlich. Alle schulmedizinische Diagnostik war ohne greifbaren Befund geblieben, alle gängigen Therapien halfen ihr nicht.

Personenwerte: 100/10/100/60, passend zum Bild einer völlig in den Körper gefallenen Depression - die Seele leidet, aber der Körper badet es aus....

Als Belastung fand ich eine **Geopathie von Kopf bis Fuss,** die energetisch mit 60% vitalem Verlust und 100% emotionalem Energieverlust zu Buche schlug. Chakren und Konflikte waren durch diese massive Geopathie bei der Patientin gar nicht testbar!

Meine Empfehlung lautete natürlich: Umstellung des Bettes, Einnahme von Geovita, Nachtest nach 6 bis 8 Wochen.

Urs, 45 Jahre alt,
War ein großer, gut aussehender Mann, der seine Schönheit unter alten Jeans und Pullovern gut versteckte. Er ging in gebeugter Haltung, hatte einen gelblich-gräulichen Teint, unreine Haut und erste Falten am Hals. Er hatte eine Dysbiose, Reizdarmbeschwerden und eine schwache Verdauung.

Personenwerte: 40/100/100/40. Als Belastung fand ich eine Geopathie durch Becken und Bauch. Dies bedeutete, dass die Geopathie schon 60% seiner Vitalität geraubt hatte. Seine Organbeschwerden (Leber, Darm) korrelierten gut mit der Lokalisation der Geopathie.

Hans und Greta, 55 Jahre und 52 Jahre alt,
suchten mich auf, weil sie erfahren hatten, dass ich auf Geopathien untersuchen könnte. Er litt an **Stromempfindlichkeit,** war morgens immer müde und bekam fast schon **Platzangst** im Bett, während sie zahlreiche **Zysten im Unterleib** hatte, sonst aber gesund war. Beide hatten vor Jahren schon ihr Bett mit einer „Pyramide" und einem zusätzlichen „Abschirmgerät" entstört.

Beim Testen fand ich, dass Hans von den Beinen bis zum Bauch in einer Störzone lag, während diese Störzone bei seiner Frau durch den ganzen Körper ging.

Therapie und Erfolg: Ich empfahl beiden dringend, diesen Schlafplatz zu meiden, die Sicherung fürs Schlafzimmer nachts umzulegen, und auch die sogenannten Abschirmmassnahmen zu liquidieren, denn diese hatten wirklich keinerlei Effekt gehabt. Zusätzlich verordnete ich Geovita Tropfen für jeweils sechs Wochen. Danach waren die Zysten verschwunden, und auch die morgendliche Zerschlagenheit.

Ralf, 36 Jahre alt, und Silvie, 34 Jahre alt,
suchten mich auf wegen **Kinderwunsch** seit zwei Jahren. Silvie litt ausserdem an **Vitaminmangel,** d.h. Vitamine wurden von ihrem Körper nicht richtig aufgenommen, und sie konnte auch nicht zunehmen. Sie litt an niedrigem **Blutdruck,** Müdigkeit und Konzentrationsstörungen. Ralf litt lediglich an einem **empfindlichen Magen,** der immer „leicht verrückt spielte".

Ursache war bei beiden neben kleineren seelischen Konflikten eine **Geopathie.**

Bei Ralf lief sie exakt durch den Oberbauch (wo ja auch der Magen ist!!), bei Silvie lief die Geopathie vom Unterbauch bis zum Hals (blockierte also gleichzeitig die Nebenniere, die Verdauung, das Kreislaufsystem und die Schilddrüse). Die Symptome konnte man also ganz genau den Belastungszonen zuordnen.

Therapie: Ich verordnete Bettplatzumstellung, dazu Geovita und die benötigten Chavita und Emvita. Ich bin mir sicher, dass der Kindersegen nicht lange auf sich warten lässt.

Kerstin, 36 Jahre und Georg, 37 Jahre,
waren ein weiteres Paar, das mich wegen **Kinderwunsch** konsultierte. Sie „übten" ohne Erfolg bereits seit 10 Jahren, hatten schon an den Hoden und an den Eileitern operieren lassen, hatten bereits mehrere fehlgeschlagene Befruchtungsversuche hinter sich, und waren beide zunehmend deprimiert und entnervt.

Personenwerte Kerstin: 50/20/80/30 - der emotionale Kummer ist gut ablesbar.

Blockaden waren bei ihr eine Geopathie im Becken und Unterbauch, deren Beseitigung sowohl die vitale als auch die emotionale Energie auf jeweils 100%!! anhebt.

Personenwerte Georg: 40/60/100/60

Auch seine Geopathie lag im Bereich von Becken und Unterbauch. Die Geopathie traf also genau die Reproduktionsorgane Hoden bzw. Eierstöcke und Gebärmutter und störte deren geordnete vegetative Funktionen.

Komplexe Fälle und interessante Verläufe

Karin, 35 Jahre alt,
litt an Infektanfälligkeit, ständiger Heiserkeit, **Migräne, Depression** und ständiger Überforderung - als alleinerziehende Mutter von zwei Kindern. Sie lebte in ständiger materieller Not, hatte ständige gerichtliche Auseinandersetzungen mit ihrem Exgatten, die ihr sehr zusetzten, und musste auch noch den Tod ihres Vaters verkraften, der erst kürzlich verstorben war.

Personenwerte beim Ersttest: 20/20/30/20 - ein Bild des Jammers!

Es wunderte mich angesichts solcher Werte, dass sie es überhaupt noch auf ihren eigenen Füssen zur Praxis schaffte.

Blockaden: - Geopathie vom Unterbauch bis zum Kopf

- Chakra 2 mit Emvita 6 (somatisierte Ängste) - Therapieeffekt 70%
- Chakra 5 mit Emvita 18 (hastig) - Therapieeffekt 50%
- Chakra 7 mit Emvita 25 (Misstrauen) - Therapieeffekt 70%

Therapie und Erfolg: Bettplatzumstellung an einen ungestörten Platz, dazu Gabe von Chavita 2 und Emvita 6 - um zunächst einmal die Stressbewältigung zu erleichtern. Da diese Kombi genauso gut testete wie die Kombi Ch7 und EM 25, war mein Gedanke, dass wegen der Infektanfälligkeit die Nebenniere und damit das Immunsystem den Vorrang zu bekommen hätten.

Personenwerte beim Zweittest: 80/40/70/30

Eine deutliche Besserung auf allen Ebenen, und das nach nur drei Monaten Behandlung.
Sie hatte in der Zwischenzeit keinerlei Infekte gehabt.
Die Geopathie testete nicht mehr, dafür fand ich nun

- Chakra 3 mit Emvita 10 (mehr haben wollen) - Therapieeffekt 80%
- Chakra 7 mit Emvita 25 (Misstrauen) - Therapieeffekt 70%.

Therapie und Erfolg: Ich entschloss mich diesmal, wieder die Kombination zu wählen, von der sie energetisch mehr hatte - Chavita 3 und Emvita 10, wohl wissend, dass das Thema Misstrauen immer noch im Hintergrund schwelte (mit Werten von immerhin 40/20/20/60), dass aber die Seele noch nicht kräftig genug war, um sich damit auseinanderzusetzen.

Durch diese Behandlung begann Karins Leben eine gewaltige Wende zu nehmen. Innerhalb weniger Wochen lernte sie den „Mann ihres Lebens" kennen (erhielt also endlich mehr Lebensqualität), sie zog von ihrem Ort weg, brachte die Familienzwistigkeiten zu einem Ende, und blühte körperlich wie seelisch auf.

Tanja, 12 Jahre alt,
litt seit ihrer Geburt an **Epilepsie,** die durch keinerlei chemische Medikamente zu beherrschen war. Bis zu 100 Anfälle pro Tag plagten das Kind, sodass sich die betreuenden Ärzte in ihrer Verzweiflung zweimal entschlossen, das Kind per Lobotomie zu operieren. D.h. es wurden wichtige Verbindungen zwischen der rechten und der linken Gehirnhälfte gekappt.
Zusätzlich erhielt sie stark dämpfende Tabletten, die sie jedoch nur aggressiv und unnahbar machten. Sie war auf dem Entwicklungsstand einer Dreijährigen, als ich sie zuerst sah. Sie musste wegen Inkontinenz tags und nachts Windeln tragen, sie konnte kaum sprechen, sondern lallte nur einige unverständliche Wortfetzen.
Sie war so verängstigt, dass sie sich zum Testen nicht einmal hinlegen wollte, war motorisch ungeheuer unruhig und „nestelig".

Personenwerte: 30/30/20/20

Interpretation: Dass dieses Kind sich nicht entwickeln konnte, wundert bei diesen Werten überhaupt nicht. Das Mädchen war sowohl körperlich, als auch seelisch und geistig völlig am Boden.

Grund war einerseits eine Geopathie vom Oberbauch bis zum Kopf, die alle lebenswichtigen Organe, aber zualleroberst das Gehirn vegetativ blockierte. Dazu kam eine vegetative Blockade des Gehirns durch den Konflikt Emvita 25 „Misstrauen".

Konfliktwerte: 50/50/10/60
Ein mittelgrosser Konflikt mit ziemlicher Wiederholungskraft.

Therapie und Erfolg: Meine erste Empfehlung an die Eltern war, den Schlafplatz des Mädchens umzustellen. Zusätzlich erhielt sie 2 x 4 Tropfen Chavita 7 und Emvita 25 pro Tag. Ich wählte trotz des Alters und ihrer Grösse die Kinderdosis, weil sie energetisch derart reduziert war, und ich keine Erstreaktionen riskieren wollte. Die Mutter setzte auf eigene Verantwortung zeitgleich alle chemischen Medikamente ab! Nach sechs Wochen erhielt ich die erste Rükkmeldung: Tanja hatte sich in ihrer Schule erstmals gemeldet, weil sie auf die Toilette musste - das hatte die Lehrerin bei ihr noch nie erlebt. Weitere sechs Wochen später war sie komplett anfallsfrei - weder Grand mal- noch Petit mal Anfälle wurden seither beobachtet. Ihre Sprachentwicklung war rasant - sie redete in ganzen, verständlichen Sätzen, aus dem Gestammel der Anfangszeit entwickelte sich eine klare Sprache, und sie redete wie ein Buch. Ihr Sozialverhalten änderte sich dramatisch: Während sie zuvor gekratzt und gebissen hatte, und Körperkontakt kaum zulassen konnte, wurde sie jetzt „total schmusig" und freundlich, und begrüsste auch mich beim Nachtesten mit einer Umarmung.

Personenwerte beim Nachtest: 80/70/70/70
Ein dramatischer Unterschied zu den Erstwerten!
Wieder fand ich bei ihr eine vegetative Blockade im Kopfbereich, nur diesmal hiess der Konflikt Emvita 28 „falsch denken".

Konfliktwerte: 60/70/10/60

Die Geopathie testete nicht mehr, was heisst, dass die Bettplatzumstellung erfolgreich verlaufen ist. Der Körper konnte sich jetzt an den nächsten Energieräuber - einen noch grösseren als den vorherigen - heranmachen, nachdem das System deutlich mehr eigene Energie zur Verfügung hatte.

Erfolg: Tanja blieb anfallsfrei, was von der ganzen Familie als „Wunder" bezeichnet wurde, und entwickelte sich weiter positiv. Sie wird zwar aller Wahrscheinlichkeit nach nie eine Hochschule besuchen können - dafür sind die durch die Operationen und die jahrelangen Anfälle gesetzten Schäden sicher zu gross - aber sie wird in der Lage sein, ihr eigenes Potential voll zu entfalten.

<u>Ernst, 37 Jahre alt,</u>
litt seit vielen Jahren an immer wiederkehrenden **Tinnitus**attacken. Im jetzigen Jahr war ein überaus lästiger Hörverlust hinzugekommen, der ihm jegliche Kommunikation unmöglich machte. Der **Hörverlust** kam und ging, wie er gerade wollte, und machte Ernst zunehmend nervös. Er war leitender Angestellter einer grossen Firma, sass häufig in Konferenzen und entschied über millionenschwere Projekte.

Ersttest: Zunächst hatte bei ihm Emvita 21 getestet (6. Chakra - in dem sich auch die Ohren befinden, mit dem Thema „körperlich überanstrengt"). Das klang für ihn plausibel, denn 14- bis 16- Stundentage gehörten bei ihm zur Routine.

Erfolg: Durch die Behandlung mit Chavita 6 und Emvita 21 wurden die Ohrgeräusche besser, aber der unklare Hörverlust trat immer noch auf. Diverse schulmedizinische Checks, inclusive Magnetresoanztomographie, ergaben nicht den geringsten Hinweis auf eine körperlich bedingte Ursache für seine Beschwerden. Als Konsequenz aus der für ihn unbefriedigenden Lage liess er sich von der Arbeit beurlauben, und blieb für ein halbes Jahr zuhause. Aber auch diese „Zwangspause" änderte nichts am Krankheitsbild.

Nachtest nach 9 Monaten:

Personenwerte: 50/30/80/90

Interpretation: Körperliche Erschöpfung, deutliche emotionale Erschöpfung, mental unter seinen Möglichkeiten, kausal extrem offen (Resultat jahrelanger Meditationspraxis).

Als Konflikt fand sich jetzt Emvita 28 „falsch denken" im 7. Chakra - dem Chakra der Regulationen.

Konfliktwerte: 40/50/10/70
Ein enorm widerstandfähiger Konflikt!
Bei der Besprechung kam heraus, dass Ernst seinen ganzen Ehrgeiz eingesetzt hatte, um in seiner Firma „Boss" zu werden. Nach dem Ausscheiden seines Chefs hatte er sich gute Chancen ausgerechnet, dessen Nachfolger zu werden. Welch herbe Enttäuschung war es da, als ihm ein auswärtiger Chef, noch dazu ein junger Schnösel, vor die Nase gesetzt wurde. Ab dem Moment begannen die Probleme mit dem Hören - eine klare Sprache der Seele!

Erfolg: Unter viermonatiger Einnahme der Tropfen verbesserte sich graduell Ernsts Gehör wieder, er wurde Vater und verlagerte seinen Lebensmittelpunkt mehr in die Familie, und als Konsequenz suchte er sich einen neuen Arbeitsplatz. Er erkannte, dass sein Dogma „wenn ich mich wirklich in die Arbeit reinkniee, dann werde ich auch automatisch befördert, und man wird meinen wahren Wert erkennen" falsch war. Der Hörverlust sprach sehr klar aus, was die Seele wirklich meinte, nämlich:"Ich kann es nicht mehr hören..."

Nora, 52 Jahre alt,
war als Organisatorin in einem Betrieb tätig gewesen, hatte ihren beruf jedoch wegen extremer **Konzentrationsstörungen** aufgeben müssen. Sie fühlte sich seelisch **sehr down,** hatte extrem **kalte Hände** - Ausdruck der vegetativen Verkrampfung - rauchte zuviel, trank zuviel Alkohol und war sehr angespannt.

Personenwerte: 60/10/20/30

Interpretation: Körperlich ging es ihr gar nicht soo schlecht, aber seelisch war sie wirklich am Boden, genauso wie geistig. Sie konnte sich wirklich nicht mehr konzentrieren, „das Denken tut weh", wie sie es umschrieb.
Ihre Blockaden waren eine **Geopathie von Kopf bis Füssen** - schon einmal ein Garant dafür, dass im Körper garantiert nichts mehr ungestört verläuft.

Das 1. Chakra war durch den Konflikt **Emvita 3 - hilflos** blockiert,
das 6. Chakra durch die Konflikte **Emvita 20 - selbstgenügsam** und
Emvita 21 - körperlich überanstrengt.

Therapie und Erfolg: Es war nicht verwunderlich, dass der Körper mit seiner extrem reduzierten Energielage nicht imstande war, auch nur einen dieser drei Konflikte anzugehen. Die Seele entschied sich dafür, als Medikamente Geovita, Chavita 1 und Chavita 6 zu wollen, womit der Energielevel auf 100/100/100/50 angehoben werden konnte. Zusätzlich stellte sie ihr Bett an einen anderen Platz - jeder andere Platz konnte nur besser sein als der jetzige!

Im Laufe von drei Monaten konnte sie sich so einigermassen stabilisieren, bevor sie dann daranging, ihre zahlreichen Konflikte zu bearbeiten. (Allein die Vielzahl akuter Konflikte gibt einen Eindruck von der „schwierigen Persönlichkeit" - die von Konflikten regelrecht umzingelt ist, und ihr wahres Potential gar nicht zum Ausdruck bringen kann.)

Karoline, 46 Jahre alt,
kam zu mir, weil sie seelisch an Phasen von **Traurigkeit** leide und immer so müde sei. Die **Müdigkeit** überfalle sie plötzlich, sie habe kein ausgeprägtes Morgentief so wie bei Depression. Ausserdem habe sie schon ihr ganzes Leben mit den **Augen** zu tun, am rechten Auge sehe sie nur noch ein Drittel, das linke Auge werde auch zunehmend schlechter.

Personenwerte: 60/60/50/50

Körperlich und seelisch ist sie etwas reduziert, auffällig ist hingegen der niedrige Mentalwert!
Ursache war wieder eine **Geopathie im Kopfbereich,** zusammen mit einer vegetatien Blockade im 3. Chakra und dem Konflikt Emvita 10 „mehr haben wollen".

Konfliktwerte: 30/30/20/30

Ein kleiner Konflikt, der sicher nicht das massive Augenproblem erklären konnte. Er passte zwar zur Müdigkeit und zur Traurigkeit (die Melancholie wird ja der Galle zugeordnet, die im Oberbauch lokalisiert ist), aber da musste noch was anderes sein - also testete ich ihren **Zentralkonflikt: Emvita 17 (Schock)** im 5. Chakra. Daraufhin befragt, was ihr zum Thema „Schock", „tiefgefrorene Gefühle" einfalle, brach es aus ihr heraus. Ihr Vater hatte sich umgebracht, als sie erst 7 Jahre alt war, und weil die Eltern sich in dieser Phase ohnehin trennen wollten, konnte sie mit der Mutter nicht über ihren Schmerz und ihre Gefühle reden. Also hatte die Seele beschlossen, diesen Schock ins Energiefeld auszulagern, und sie „hatte nie mehr hingeschaut" - um den Preis, dass ihre Augen schlechter wurden.

Therapie und Erfolg: Natürlich erfolgte die Umstellung des Bettes, daneben behandelte Karoline erst den aktuellen Konflikt, und anschliessend den Zentralkonflikt. Damit konnte das Augenleiden zumindest aufgehalten werden, und sie verlor Müdigkeit und Traurigkeit. Auffällig war, dass mit der Behandlung ihr volles geistiges Potential wiedererwachte und ihr Mentalwert auf 100% zurückkehrte. Beide Konflikte sind nicht im Kopfbereich gewesen, aber der Kopf und die Augen waren „Symptomträger!!"

<u>Mizzi, 53 Jahre alt,</u>
litt an häufigem Kreuzweh, Schulter- Nackenverspannungen, entzündeten **Bindehäuten,** trockener Schleinhaut und Schmerzen in den Beinen.

Personenwerte beim Ersttest: 40/90/100/80

Interpretation: körperlich erschöpft, sonst überdurchschnittlich gut.
Blockaden waren eine **Geopathie vom Becken bis zum Herz** - was bereits Beinschmerzen und Kreuzschmerzen erklärlich macht.
Das 2. Chakra war blockiert durch den Konflikt **Emvita 5 „hektisch, nervös"**
Das 5. Chakra mit dem Konflikt Emvita 18 „hastig".
Konfliktwerte: 50/40/30/80

Therapie und Erfolg: Sie wurde mit Chavita 5 und Emvita 18 behandelt, weil diese Kombination im Test die Vitalwerte auf 100% anhob. Die andere Kombination hätte nur 70% erbracht, also entschied ich mich für die bessere! Zusätzlich empfahl ich ihr, das Bett umzustellen.

Nach einem Vierteljahr sah ich sie erneut. Sie hatte das Bett umgestellt, die Bindehautentzündung, die Schmerzen in den Beinen und im Kreuz waren verschwunden, was noch anhielt, waren **Schulterschmerzen,** und **Schmerzen im Bauch** waren neu hinzugekommen.

Personenwerte beim Zweittest: 100/30/100/40

Ein völlig anders Bild - körperlich ging es ihr gut, aber jetzt litt die Seele, und die grosse Offenheit des Kausalkörpers war zurückgegangen.
Als Blockade zeigte sich jetzt das 7. Chakra - hier geht es um den Sinn im Leben und ums Gottvertrauen, mit dem Thema Emvita 27 „Realität nicht sehen wollen".

Konfliktwerte: 100/100/20/90

Das war dann wohl der Zentralkonflikt - akut geworden. Zum Thema befragt, äusserte sie, dass sie schon in der Kindheit immer das Gefühl gehabt habe, an allem schuld zu sein (was ganz sicher nicht der Realität entsprach). Sie sei viel geschlagen worden, und habe wenig von ihrer Mutter gehabt, die ausser ihr noch fünf andere Geschwister zu versorgen hatte. Sie habe die Mutter immer für sich alleine gewollt, und habe damals schon jede Nacht **Bauchschmerzen!!!** entwickelt, damit die Mutter kam, um sie zu trösten. Seit Jahren lebe sie allein, und habe allmählich grosse Sehnsucht danach, einmal wieder einen Partner zu haben, der sie in den Arm nehme (also wieder das alte Muster: Zuwendung gibt es nur bei Schmerz!)

Therapie und Erfolg: Ich verordnete ihr Chavita 7 und Emvita 27 in einer Dosis von 4 x 6 Tropfen für vier Monate - die Behandlung läuft noch. An diesem Fall kann man gut erkennen, dass die Seele nach dem Zwiebelschalen- Prinzip immer mehr in die Tiefe geht, um die dicksten Energieräuber an die Oberfläche zu holen. Es ist aber essentiell wichtig, dass man sich als Therapeut der Weisheit der Seele unterordnet, und nicht irgendetwas erzwingen will.

<u>Helga, 61 Jahre alt,</u>
litt seit dem 20. Lebensjahr an **Epilepsie** mit nächtlichen Grand- mal- Anfällen. Sie klagte chronische Müdigkeit, und sie sei **allergisch** gegen viele Medikamente und Nahrungsmittel.

Personenwerte beim Ersttest: 70/30/50/80

Interpretation: Körperlich recht ordentlich, seelisch sehr gedrückt, auch geisitg nicht auf der Höhe, dafür aber enormen Schutzengel - von dem sie wusste! Blockaden waren **Geopathische Zonen** im Unterbauch, sowie vom Herz bis zum Kopf. (bei einem solchen Schlafplatz wäre ich auch immer müde!)
Ihre vegetative Blockade war im Becken, mit dem Konflikt **Emvita 2** „Mangel an Zentrierung" - wieder ein gutes Beispiel für die Unten- oben- Kopplung: Die Blockade ist im Becken, der Kopf hat die epileptischen Anfälle.

Konfliktwerte: 40/100/20/80

Ein Riesenkonflikt, der vor allem gute Laune raubt, und extrem hartnäckig ist.

Therapie: Neben der Empfehlung, nach den Anweisungen eines guten Rutengängers ihr Bett umzustellen, erhielt sie von mir Chavita 1 und Emvita 2 für vier Monate.
Beim Nachtest war der Konflikt Emvita 2 auf 10/10/40/10 abgeschmolzen - hatte also kaum noch Kraft.

Personenwerte beim Nachtest: 70/100/100/80
Also eine deutliche Verbesserung der Emotional- und der Mentalwerte.
Die Geopathie testete nicht mehr, also war die Umstellung erfolgreich.

Als Blockade testete jetzt Chakra 3 (daher die Allergieneigung) mit dem Konflikt **Emvita 11 = hungrig nach guten Gefühlen.**

Konfliktwerte: 80/20/10/70

Diesmal hatte sich ein grosser vitaler Energieräuber gezeigt, während der von vorigen Mal auf der Ebene der Emotionen getobt hatte. Im Therapietest erbrachte die Behandlung einen Anstieg auf vital 100%, weshalb ich ihr Chavita 3 und Emvita 11 für weitere drei Monate verordnete - die Behandlung dauert noch an.

<u>Meike, 45 Jahre alt,</u>
klagte über Schlafstörungen, morgendliche **Kopfschmerzen,** fehlende Entspannung, trockene Schleimhäute und chronische **Verstopfung.** Sie meinte, sie könne das Leben gar nicht richtig geniessen.

Personenwerte beim Ersttest: 40/30/70/30

Interpretation: Auf allen Ebenen deutlich reduziert, so kann man das Leben nicht geniessen, denn man hat das Gefühl, gar nicht wirklich zu leben.
Blockaden waren eine **Geopathie vom Becken bis zum Kopf** - womit alle wichtigen Organe vegetativ gestört werden.
Zusätzliche vegetative Blockade im Bereich 6. Chakra durch den Konflikt Emvita 22 =unruhig.

Konfliktwerte: 40/100/30/80

Das ist ein extremer Räuber von guter Laune, was sie auch schon richtig zum Ausdruck bringt!

Therapie: Ich empfahl die Umstellung des Bettes, und verordnete Chavita 6 und Emvita 22 für drei Monate.

Personenwerte beim Nachtest: 70/70/100/60. D.h. das Energiesystem von Meike hatte sich bereits auf allen Ebenen deutlich erholt.
Die Geopathie testete nach drei Monaten nicht mehr, dafür war das **4. Chakra** blockiert mit dem **Konflikt Emvita 13 = tief verletzt.** Subjektiv ging es ihr viel besser, allerdings noch nicht optimal (das hätte ich bei den Werten auch nicht erwartet).

Konfliktwerte: 60/50/20/50

Diesmal hatte sie einen kleineren Konflikt an der Angel, allerdings einen mit grossen Auswirkungen, weil er im Zentrum des Körpers festsitzt, im Herzbereich. Daher macht er gravierende Auswirkungen, sowohl körperlich als auch seelisch.

Therapie und Erfolg: Ich verordnete ihr Chavita 4 und Emvita 13 für 10 Wochen, und danach war Meike wieder topfit und mit sich und dem Leben zufrieden.

Erfahrungen mit den vier neuen Mitteln (Anxiovita, Neurovita, Paravita, Simvita)

Seit Mitte des Jahres 2002 hat sich die Palette meiner diagnostischen und therapeutischen Möglichkeiten noch um vier Mittel erweitert. Die vier neuen Mittel dienen hauptsächlich der schnellen Erkennung und homöopathischen Therapie von vegetativen Extremzuständen wie Sympathikotonie (Simvita) oder Parasympathikotonie (Paravita), aber auch der Umstimmung bei extremer nervlicher Anspannung (Neurovita) und der Behandlung von versteckten Angsterkrankungen (Anxiovita).

Speziell letztere Krankheit hat seit den Ereignissen des 11. September 2001 noch dramatischer zugenommen. Viele Menschen kommen zu mir in die Praxis und klagen über Müdigkeit, Schwindel, Erschöpfung, Magen- oder Kreuzschmerzen oder andere, mehr körperlich empfundene Beschwerden. Sie erzählen mir aber auch, dass sie sich um ihre Kinder und Angehörigen Sorgen machen, dass sie oft lange grübeln oder über Problemen brüten - nur das Wort „Angst" wird nicht verwendet.

Beim Testen finde ich dann aber häufig, dass die Ampulle Anxiovita positiv anspricht, wie ich im folgenden Beispiel illustrieren möchte:

Carola, 37 Jahre alt,
kannte ich seit Jahren. Sie war mit einem Geschäftsmann verheiratet, und hatte zwei reizende, aber anstrengende Kinder. Ihr Vater war vor Jahren an einem Herzinfarkt gestorben, ansonsten war die Familie gesund. Sie klagte über ein **Klossgefühl** im Hals, **Übelkeit, Herzrasen,** Magenbeschwerden und das Gefühl, mit dem Haushalt und den Kindern **überfordert** zu sein. Sie mache sich häufig **Sorgen** um ihren Mann, speziell, wenn dieser mit dem Auto unterwegs sei, und wenn sie dann ein Bier trinke, werde es besser mit den Sorgen. Sie wolle aber nicht vom Alkohol abhängig werden, es sei ein Teufelskreis.

Personenwerte beim Ersttest: 100/20/70/70

Interpretation: Körperlich ist sie nicht beeinträchtigt, aber die Seele leidet erheblich - so sehr, dass sie auch nicht mehr vollkommen klar denken kann. Spirituell ist sie sehr hoch entwickelt, sensibel und feinfühlig, was man an den hohen Kausalwerten erkennen kann.

Als Blockaden fand ich einerseits Chakra 2 (Stress!!) mit dem Konflikt Emvita 7 (vermeintliche Stärke, überfordert sich, geht immer über die eigenen Grenzen hinaus), zusätzlich aber die Ampulle Anxiovita als Hinweis auf eine Angsterkrankung!

Therapie und Erfolg: Die Nennung des Angstkonfliktes alleine ermöglichte es ihr, sich mit dem unverarbeiteten Tod des Vaters auseinanderzusetzen, und zu erkennen, dass sie geglaubt hatte, auch sie werde an einer Herzerkrankung leiden. Mit der Gabe von Anxiovita, zusammen mit Chavita 2 und Emvita 7 verbesserten sich ihre emotionalen Werte innerhalb von vier Monaten von 20% auf 90% - und zugleich verlor sie alle körperlichen Symptome.

Auch mit **Simvita** gibt es bereits gute Erfahrungen zu berichten. Diese Tropfen braucht man immer dann, wenn das vegetative Nervensystem nicht mehr auf Ruhetönung schalten kann, d.h. wenn der Körper durch zu viel Daueraktivität krank oder anfällig wird.

Häufige Symptome, die für *Simvita*-Bedarf sprechen, sind Herzrhythmusstörungen, Hypertonus, innere Unruhe, Schlafstörungen u.v.a. Hierfür ebenfalls ein eindrucksvolles Beispiel aus der Praxis:

<u>Olga, 63 Jahre alt,</u>
klagte über anhaltende **Rückenschmerzen,** die jeder Therapie trotzten. Zudem leide sie an einem **hohen Blutdruck,** gegen den sie chemische Medikamente nehmen müsse. Die Knöchel seien abends geschwollen, und häufig schmerzten auch die Knie.

Personenwerte beim Ersttest: 70/30/70/70

Interpretation: Sowohl körperlich als auch mental nicht in Höchstform, jedoch erheblich reduziert auf der emotionalen Ebene.

Die Blockaden waren eine geopathische Störzone vom Knie bis zum Nabel (daher die Knieschmerzen!!), zudem eine vegetative Blockade im Becken mit dem Thema Emvita 2 „ungeordnet, nicht in der eigenen Mitte". Als drittes sprach Simvita an, als Ausdruck der ständigen Überaktivität. Das war auch nicht erstaunlich, wenn man sich ihr Leben besah: Sie war selbstständige Geschäftsfrau mit einem 18- Stundentag - und das seit 40 Jahren.

Ich fand beim Blick in den Mund aber auch noch eine Mundbatterie - durch mehrere verschiedene Metalle in den Füllungen, und im Organtest den Verdacht auf Zahnherde.

Konfliktwerte: 60/30/10/30

Therapie und Erfolg: Die Behandlung erfolgte also auf mehreren Schienen: Einerseits sollte sie ihr Bett verstellen, um aus der Störzone herauszukommen, andererseits musste der Zahnarzt aktiv werden. Ich verordnete ihr Geovita, Chavita 1, Emvita 2 und Simvita.

Personenwerte beim Zweittest: 90/90/100/70

Damit war die Behandlung erfolgreich abgeschlossen, und das nach nur zwei Monaten. Olga erzählte, dass sie seit dem ersten Tag mit Simvita keinerlei chemische Hochdruckmedikamente mehr gebraucht habe, dass durch die Tropfen drei (!!) versteckte Entzündungen in ihren Zähnen akut geworden seien - und damit behandelbar geworden waren, und dass auch ihr Rücken fast keine Schmerzen mehr mache.

Das dritte der neuen Mittel ist *Neurovita,* das ich oft bei Menschen mit chronischen Schmerzen oder aber bei langanhaltender nervlicher Anspannung benötige, wie die folgenden Beispiele belegen:

Manuel, 22 Jahre alt,
ist seit 6 Jahren von zahlreichen Substanzen abhängig. Er nimmt täglich mehrere **Drogen** ein, isst nur noch unregelmässig, hat aber dennoch kaum Appetit und ist untergewichtig. Er leidet unter **Magenschmerzen,** raucht stark, hat **extreme Ängsten** in Bezug auf andere Menschen, fühlt sich unwohl in Gesellschaft und fast verfolgt und bedroht von seinen Mitmenschen.

Personenwerte beim Ersttest: 70/30/50/30

Interpretation: Körperlich schon etwas reduziert, seelisch stark beeinträchtigt, Mühe, sich zu konzentrieren, fast völlige Blockierung des Unbewussten.

Als Blockaden fand ich einerseits das 5. Chakra mit dem Konflikt „hastig, Opfer der Umstände, Gefühl, im falschen Film zu sein", aber auch Neurovita als Ausdruck der ständigen nervlichen Anspannung.

Therapie und Erfolg: Durch die Gabe von Neurovita, Chavita 5 und Emvita 18 gingen die Magenbeschwerden innerhalb von 6 Wochen deutlich zurück, Manuel hatte zwischendurch einige Wochen die Kraft, keine Drogen mehr zu nehmen, wurde dann aber wieder rückfällig.

Personenwerte beim Zweittest: 60/70/60/80

Hier wird besonders deutlich, dass durch die Konfliktbehandlung der zuvor blockierte Kanal zum „eigenen Schutzengel" wieder frei wird - erkennbar am deutlichen Anstieg der Kausalwerte von 30% auf 80%. Damit wird auch der Hintergrund der Drogenkarriere von Manuel evident: Er ist ein hochsensibler, feinfühliger, intuitiver junger Mann, der einfach die Härte dieser Welt schlecht erträgt und sich in Drogen flüchtet.
Er brauchte Neurovita weiterhin, zusätzlich Chavita 2 und Emvita 5 (hektisch, nervös), was ihm ermöglichte, mit seiner ständigen inneren Unruhe besser fertig zu werden.

Silvia, 52 Jahre alt,
litt seit einem halben Jahr unter ständigen **Schulter- Arm- Schmerzen,** und ständigen Kreuzschmerzen mit Ausstrahlung ins Bein. Ihr Hausarzt hatte die Krankheit als Polymyalgie diagnostiziert. Alle seitherigen Therapien mit Akupunktur, Bioresonanz und konventioneller Behandlung hatten nichts gebracht.

Personenwerte beim Ersttest: 70/70/70/70

Interpretation: Leichte Erniedrigung sowohl körperlich, als auch emotional und vonseiten der Konzentration, zugleich sehr sensibel und durchlässig auf der tiefen unbewussten Ebene (dünnhäutig). Ihre Blockaden waren im 5. Chakra, wieder der Konflikt Emvita 18 - wie bei Manuel, und auch hier testete Neurovita als Ausdruck der nervlichen Anspannung durch den chronischen körperlichen Schmerz.

Therapie und Erfolg: Durch Auflage der Testampullen normalisierte sich ihre Beinlängendifferenz von 2 cm sofort, zugleich verspürte sie eine Bewegungsverbesserung ihrer „frozen shoulder". Im Verlauf von 10 Wochen verlor sie die Schmerzen am Körper völlig, und ihre Energiewerte gingen auf 100%.

Das letzte der vier neuen Mittel - das *Paravita* - möchte ich auch noch kurz anhand eines Falles vorstellen, der verdeutlicht, dass die ausgeprägte Vagotonie nicht nur zu niedrigem Blutdruck, sondern auch zu einer Verkrampfungstendenz der inneren Organe und des Bindegewebes führt, mit allen unangenehmen Folgen, vom Reizdarm über die Gallenkolik bis hin zu rheumatischen Bildern.

Helga, 50 Jahre alt,
war wegen unklarer Schwellungen zahlreicher Gelenke schon bei vielen Therapeuten gewesen. Man hatte sich nicht darauf verständigen können, wie ihre Diagnose war, von Weichteilrheuma bis hin zu Polyarthrose wurde alles mögliche diskutiert. Sie war mit Cortison, Immunstimulanzien und entzündungshemmenden Medikamenten behandelt worden, was ihr zwar Linderung, aber keine wirkliche Besserung brachte.

Personenwerte beim Ersttest: 50/100/100/80

Interpretation: Der Energieverlust betrifft ausschliesslich die körperliche Ebene.
Ihre Blockaden waren eine **Geopathie vom Bauch bis zum Kopf** (unter Einschluss aller Ausscheidungsorgane!!), eine vegetative Blockade im Herz-Kreislaufbereich (daher auch ihre immer kalten Hände und Füsse und der niedrige Blutdruck) sowie die „Paravita- Ampulle".

Therapie und Erfolg: Das Verschieben des Bettes um einen Meter Richtung Fussende und die Tropfen brachten innerhalb von 6 Wochen die Energiewerte auf 100% - und zeitgleich verschwand die Schwellungstendenz der Gelenke völlig. Helgas Schmerzen waren „wie weggeblasen", was für sie und für mich ein schöner Erfolg war.

Zum Schluß

Ich habe mich bemüht, dieses Buch möglichst praxisnah und anschaulich zu schreiben, in der Art, wie ich selbst gerne hätte, dass Fach- Bücher geschrieben würden. Ich hoffe, es ist mir gelungen, die Methode der Psychosomatischen Energetik mit ihren breiten Anwendungsmöglichkeiten einigermassen umfassend darzustellen. Ich bin mir sicher, daß diese Methode für die Energiemedizin die gleiche Bedeutung erlangen wird wie das EKG in der Inneren Medizin. Ich freue mich darauf, dass der Erfahrungsschatz mit der Methode mit jedem weiteren Therapeuten grösser werden wird.

Ich freue mich auch über jede konstruktive Kritik, über Anregungen und über Fallbeschreibungen anderer Kollegen und Kolleginnen, denn wir sind Pioniere in einem sehr interessanten Gebiet der Medizin, sind damit Praktiker und Forscher in einem. Ich wünsche allen Interessierten viel Erfolg und viel Freude mit der Methode. Mein Wunsch ist es, ein Netzwerk aus Gleichgesinnten aufzubauen, damit jeder Einzelne von vielen Erfahrungen profitieren kann. Die enorme Geschwindigkeit, in der in heutiger Zeit die Halbwertzeit von Wissen geringer wird, macht es notwendig, dass viele an einem Strang ziehen, und das gemeinsame Ziel über ihre Individualinteressen stellen. In diesem Sinne hoffe ich auf einen regen Gedankenaustausch, der uns allen hilft, unsere Patienten besser zu behandeln und ihnen ein vitaleres, fröhlicheres und bewussteres Leben zu ermöglichen.

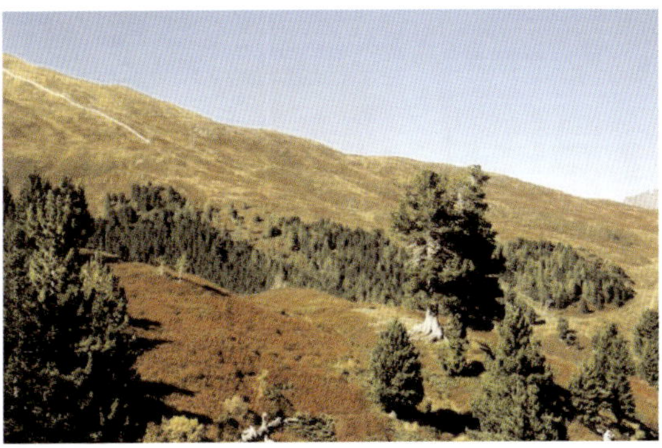

(ein einzelner, sei es Pflanze, Tier oder Mensch, kann nicht so viel bewirken, wie das Zusammenwirken vieler Einzelner - so bilden viele Pflanzen zusammen diese schöne Herbstalm, viele Bäume zusammen bilden einen Wald und viele engagierte TherapeutenBilden zusammen ein starkes Netzwerk für die Gesundheit unserer Patienten).

Anhang

Systematischer Testablauf ohne Reba-Testgerät

1) Austestung (Kinesiologie, EAV, Biotensor etc) der Geopathieampulle. Liegt eine Geopathie vor, zunächst Sanierung derselben. Geopathien verstellen die vegetative Regulation nachhaltig und können so die anderen Testergebnisse verfälschen. Sofern die sofortige Sanierung der Geopathie nicht möglich ist, kann der Patient als vorübergehende „energetische Aufbauspritze" für einen Zeitraum von 4 bis 6 Wochen 2 mal täglich 12 Tropfen „Geovita" einnehmen. Im Vordergrund der Behandlung sollte aber stets das Bemühen stehen, den Patienten an einen „guten", energetisch ungestörten Schlafplatz zu verlegen. Austesten der vier neuen Ampullen (Simvita, Paravita, Neurovita, Anxiovita).

2) Austestung der Chakraampullen. Dient der Ermittlung des gestörten vegetativen Segments. Das betroffene Segment sollte mithilfe der zugehörigen „Chavita- Tropfen" behandelt werden, um die vegetative Dysbalance im entsprechenden Segment zu beheben, also z.B. Chavita 3 bei Chakra-3- Störung.

3) Austestung der dem Segment zugeordneten emotionalen Konflikte.
Zu Chakra 1 gehören Emvita- Ampullen 1 bis 4,
zu Chakra 2 gehören Emvita- Ampullen 5 bis 7,
zu Chakra 3 gehören Emvita- Ampullen 8 bis 11,
zu Chakra 4 gehören Emvita- Ampullen 12 bis 16,
zu Chakra 5 gehören Emvita- Ampullen 17 und 18,
zu Chakra 6 gehören Emvita- Ampullen 19 bis 24,
zu Chakra 7 gehören Emvita- Ampullen 25 bis 28.

Die gefundenen Konflikte können - müssen aber nicht notwendigerweise - mit dem Patienten besprochen werden Die Behandlung der Konflikte erfolgt mit den zugehörigen „Emvita- Tropfen".(z.B. Emvita 11 bei Konfliktampulle Emvita 11) Die Dosierung bei Erwachsenen sollte 2 mal täglich 12 Tropfen sein, bei Kindern unter 6 Jahren 2 mal täglich 4 Tropfen. (Da Kinder den Alkoholgeschmack auf der Zunge oft nicht mögen, können die Tropfen auch in Wasser oder reinen Säften „versteckt" werden.)
Bei Patienten mit einer Alkoholkrankheit in der Anamnese oder einem Verbot von Alkohol aus anderen Gründen können die „Emvita" vom Apotheker

mittels Sprühflasche auf neutrale Globuli aufgesprüht werden. Beim Antrocknen verdunstet dann der Alkohol, und die somit hergestellten „Emvita- Globuli" können gefahrlos genommen werden.

Es hat sich gezeigt, dass die Gabe der Tropfen auch dann sinnvoll und notwendig ist, wenn der Konfliktinhalt durch ein psychotherapeutisches Gespräch oder „Psychokinesiologie nach Dr. Klinghardt", Körpertherapien etc bearbeitet wurde, da die Konflikte häufig sehr hartnäckige vegetative Bahnungen haben und trotz Konfliktbehandlung körperliche Symptome fortbestehen können. Diese Bahnung kann durch die Tropfen leichter durchbrochen werden.

Systematischer Testablauf n. Dr.Ulrike Banis mit dem Reba- Gerät

Person in den vier Ebenen Vital - Emotional - Mental- Kausal

Vitalebene oder Emotionalebene niedriger?

Niedrigere Ebene (bei 0%) wird Referenz zum Weitertesten

Blockadensuche:

1. Geopathie Ampulle	ja/nein
2. vier neue Ampullen	ja/nein
3. Chakren 1 - 7 einzeln	ja/nein
4. Emvitas zugeordnet	ja/nein

Therapie:
Welche Energiewerte erreicht der Patient auf den Levels vital und/oder emotional mit der Kombination von Chavita und Emvita -In 95% der Fälle ist die Kombination das Optimum ! (Falls die Kombi nicht gut testet, optional Emvita oder Chavita alleine).
Dazu die Ampullen dem Patienten auf den Bauch (Energiefeld) legen.
Dadurch wird Aussage darüber möglich, ob das Medikament dem Patienten überhaupt energetisch nutzt, und ob von daher eine Verordnung sinnvoll erscheint.

Testmittel für den gefundenen Konflikt ins Gerät:
Testen des Konflikts in den vier Ebenen
Aussage darüber, **wieviel Energie der Konflikt gespeichert hat!!**
- und wie lange therapiert werden muss. (Kausalwert des Konflikts)

Auch andere Testampullen **können mit dem Gerät getestet werden.**

Kurzbeschreibung der Symptome der 28 Emotionalmittel „Emvita®"

Chakra 1:

1. Emotionalmittel (Emvita® 1): Selbstständigkeit
2. Emotionalmittel (Emvita® 2): Konzentrationsmangel
3. Emotionalmittel (Emvita® 3): Ausgeliefert
4. Emotionalmittel (Emvita® 4): extrem selbstbeherrscht

Chakra 2:

5. Emotionalmittel (Emvita® 5): hektisch, nervös
6. Emotionalmittel (Emvita® 6): Durchhalten, somatisierte Ängste
7. Emotionalmittel (Emvita® 7): Vermeintliche Stärke, trotzig

Chakra 3:

8. Emotionalmittel (Emvita® 8): Isoliert
9. Emotionalmittel (Emvita® 9): Explodieren
10. Emotionalmittel (Emvita® 10): Mehr Habenwollen
11. Emotionalmittel (Emvita® 11): Hungrig nach guten Gefühlen

Chakra 4:

12. Emotionalmittel (Emvita® 12): Geistig überanstrengt
13. Emotionalmittel (Emvita® 13): Zurückgezogen, tief verletzt
14. Emotionalmittel (Emvita® 14): Eingeschlossen, Zwänge
15. Emotionalmittel (Emvita® 15): verängstigt
16. Emotionalmittel (Emvita® 16): Panik

Chakra 5:

17. Emotionalmittel (Emvita® 17): Gefühlsleere
18. Emotionalmittel (Emvita® 18): hastig

Chakra 6:

19. Emotionalmittel (Emvita® 19): zaghaft, mutlos
20. Emotionalmittel (Emvita® 20): Selbstgenügsamkeit
21. Emotionalmittel (Emvita® 21): körperlich überanstrengt
22. Emotionalmittel (Emvita® 22): Unruhe, mental übersteuert
23. Emotionalmittel (Emvita® 23): angespannt
24. Emotionalmittel (Emvita® 24): Unbehagen, Missempfindungen

Chakra 7:

25. Emotionalmittel (Emvita ® 25): Misstrauen
26. Emotionalmittel (Emvita ® 26): Haben über Sein stellen
27. Emotionalmittel (Emvita ® 27): Realität nicht Sehen wollen
28. Emotionalmittel (Emvita ® 28): falsch Denken

Lieferbar als 50 ml Tropffläschchen (apothekenpflichtig) als Einzelmittel (Emvita®,Chavita®und Geovita®);
Dosierung: Erwachsene und Schulkinder 2 x 12 Tropfen auf die Zunge
Kinder unter 6 Jahren 2 x 4 Tropfen auf die Zunge oder in Saft

Symptomatik der Emotionalmittel in der Patientensprache

(als Ausgangspunkt für Kurz-Psychotherapien und
Besprechung der Konfliktinhalte)
Nach Dr.med.Ulrike Banis

Emvita 1
Man fühlt sich minderwertig - meint, nicht gut genug zu sein.

Emvita 2
Man kann seine Gedanken nicht ordnen, fühlt sich wie ein Blatt im Wind, ohne feste Wurzeln.

Emvita 3
Man fühlt sich zu schwach, um sich den Herausforderungen des Lebens zu stellen.

Emvita 4
Man hat eine extreme Strenge mit sich selbst und hat Schwierigkeiten, seine eigenen Gefühle wahrzunehmen.

Emvita 5
Man fühlt sich nervös und aufgeregt, wie "Flugzeuge im Bauch".

Emvita 6
Man hat das Gefühl, keine innere Stärke mehr zu besitzen, der Körper reagiert angstvoll, der Kopf möchte stark sein.

Emvita 7
Man tut stärker, als man ist und ruht nicht in sich. Man reagiert oft trotzig und entwickelt Grössenphantasien.

Emvita 8
Man fühlt sich alleine und ohne Kontakt zu den Menschen und zum Leben, macht aber keine Schritte zur Änderung.

Emvita 9
Man ist wütend und ärgerlich, versucht jedoch, sich zu beherrschen.

Emvita 10
Man ist mit dem, was man hat, nicht zufrieden. Man hält sich für besser als andere und glaubt, deshalb Anspruch auf mehr zu haben.

Emvita 11
Man fühlt sich frustriert und um Wohlbefinden betrogen, man spürt sein eigenes Sehnen.

Emvita 12
Man fühlt sich von seinen Aufgaben erdrückt, alles wird zu anstrengend.

Emvita 13
Man meint, über Enttäuschungen nicht hinwegkommen zu können und zieht sich zurück.

Emvita 14
Man fühlt sich wie eingesperrt und sieht keinen Ausweg mehr.

Emvita 15
Man hat einen grossen Kummer, der "zu Herzen ging". Die Angst blockiert das Leben.

Emvita 16
Man meint, alte Schrecknisse nie überwinden zu können, da sie einen immer wieder einholen und ängstigen.

Emvita 17
Man fühlt sich ausgehöhlt, wie ein "Zombie", alle Gefühle sind nach einem Schock erstarrt.

Emvita 18
Man fühlt sich unverstanden und überhört, man hat Schwierigkeiten, die eigene Meinung aufrichtig zu äussern.

Emvita 19
Man bleibt unentschlossen und wagt nicht, den eigenen Weg zu gehen.

Emvita 20
Man hat Angst, sich anderen zu öffnen, hat Schwierigkeiten, sich und andere richtig einzuschätzen.

Emvita 21
Man fühlt sich getrieben, der Körper findet keine Ruhe, die Nerven stehen unter Hochspannung und machen Schmerzen.(Neuralgiemittel)

Emvita 22
Man grübelt ständig über Problemen, der Kopf kommt nicht zur Ruhe.

Emvita 23
Man ist in Anspannung gefangen und kann weder körperlich noch geistig entspannen.

Emvita 24
Man fühlt sich freudlos, empfindet den eigenen Körper als schmerzliche Last, alles tut weh.

Emvita 25
Man glaubt nicht an das Gute und schottet sich ab.

Emvita 26
Man stellt materielle Güter in den Mittelpunkt der eigenen Existenz, man meint, mit Gewalt für das eigene Überleben kämpfen zu müssen.

Emvita 27
Man möchte die Realität nicht sehen und anerkennen und träumt sich in eine andere Welt.

Emvita 28
Man meint, die eigenen Vorstellungen seien immer richtig, auch wenn sie einem offensichtlich schaden oder sich überlebt haben.

Positive Sätze zur Konfliktlösung bei den Emotionalmitteln

(als Ausgangspunkt für Kurz-Psychotherapien, als Anker für die Seele und als "Wegweisung" für mögliche Entwicklungswege)

Emvita 1: Ich habe alle Talente und Fähigkeiten, die ich zur Bewältigung meiner Lebensaufgabe brauche.

Emvita 2: Ich ordne alle meine Impulse in Richtung auf mein Lebensziel und bleibe beharrlich.

Emvita 3: Ich wurzle fest im Leben und wachse mit jeder Aufgabe.

Emvita 4: Ich gehe liebevoll und pfleglich mit mir, mit meinem Körper und mit meinen Gefühlen um.

Emvita 5: Ich kann ruhig und gelassen bleiben, im sicheren Wissen, dass alles seine Zeit hat.

Emvita 6: Ich weiß, dass mein Körper seine eigene innere Weisheit hat, in der ich sicher aufgehoben bin.

Emvita 7: Ich weiß um meine Stärken und um meine Schwächen und lerne sie akzeptieren.

Emvita 8: Ich weiß, dass ich ein Teil des Ganzen bin. Ich spüre und geniesse das Leben mit allen Sinnen.

Emvita 9: Ich lerne täglich besser, nur dann ja zu sagen, wenn ich es auch meine. Ich ärgere mich nicht, sondern setze meinen Unmut konstruktiv um.

Emvita 10: Ich bin dankbar für das, was ich habe und bin.

Emvita 11: Ich tue mir selbst Gutes und achte auf meine Bedürfnisse.

Emvita 12: Ich vertraue darauf, dass mir mit jeder neuen Aufgabe auch neue Kräfte zuwachsen.

Emvita 13: Ich gehe voll Offenheit und Vertrauen meinen Weg durch das Leben.

Emvita 14: Ich betrachte Hindernisse und Schwierigkeiten als Wachstumsimpulse und halte Augen und Herz offen für neue Wege.

Emvita 15: Ich gehe meinen Weg auch durch Ängste und Kummer. Ich weiß, dass diese zum Leben gehören, lasse mich jedoch davon nicht aufhalten.

Emvita 16: Ich höre auf mein Herz und auf die Stimme der Liebe, des Lichtes und der Klarheit.

Emvita 17: Ich spüre meine Lebendigkeit auch in schweren Zeiten.

Emvita 18: Ich gebe meiner inneren Stimme Raum, um sich zu äussern.

Emvita 19: Ich entwickle mein Gespür für das, was mir guttut und verwirkliche es auch.

Emvita 20: Ich gehe gerne auf andere Menschen zu, weil sie meine Entwicklung ergänzen und bereichern.

Emvita 21: Ich weiß um meine Kraft und haushalte weise mit ihr, damit mein Körper und meine Seele in Harmonie bleiben.

Emvita 22: Ich bleibe ruhig in meiner Mitte und Balance, weil ich weiß, dass ich von dort meine Kraft am besten entwickeln kann.

Emvita 23: Ich kann loslassen und entspannen, ich schöpfe dadurch neue Kraft.

Emvita 24: Ich achte meinen Körper und freue mich über seine Signale, die meiner Seele den richtigen Weg weisen.

Emvita 25: Ich kenne mein Ziel und vertraue darauf, dass ich gut dahin geführt werde.

Emvita 26: Ich bin dankbar für die materiellen Güter meines Lebens und nutze sie klug als Hilfsmittel auf meinem Weg.

Emvita 27: Ich sehe die Wirklichkeit mit offenen Augen und bleibe wach und zielgerichtet.

Emvita 28: Ich orientiere mein Denken und Handeln an einer höheren Weisheit und stelle mein Ego in dessen Dienst.

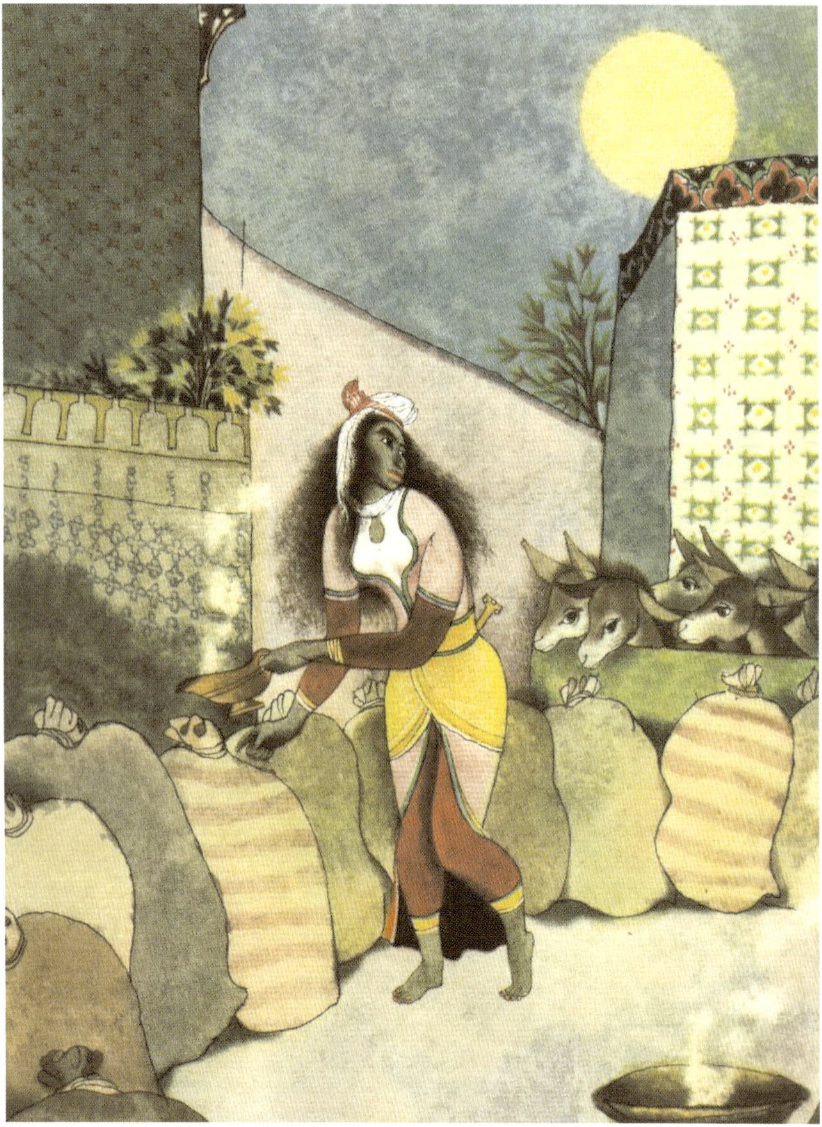

(so wie die kluge Dienerin im Märchen Ali Baba von den 40 Räubern befreit, indem sie diese mit heissem Öl verbrüht, können wir mit den Emotionalmitteln dazu beitragen, unsere Patienten von „energieräuberischen Konflikten" zu befreien)

Ausführliche Beschreibungen der einzelnen Emotionalmittel und ihrer Rezepturen

Chakra 1:

1. Emotionalmittel (Emvita© 1): Selbstständigkeit

Hauptsymptome: Selbstständigkeit, Pubertätskonflikte, selbst gut genug sein, Minderwertigkeitsgefühle

Rezeptur:
1. Kalium carbonicum C 800
2. Calcium carbonicum LM 16
3. Lachesis LM 18
4. Naja D21
5. Pulsatilla D21
6. Ovar/Testis D 21

Testmittel: Cola Vera - Colanuss

---

2. Emotionalmittel (Emvita© 2): Konzentrationsmangel

Hauptsymptome: Konzentrationsmangel, zerstreut, gedankenverloren, sehnsüchtig, ungeerdet.

Rezeptur:
1. Calcium phosphoricum C 800
2. Veratrum album LM 16
3. Cuprum metallicum LM 18
4. Vipera berus D21
5. Ovar/Testis D 21

Testmittel: Ginseng panax

---

3. Emotionalmittel (Emvita© 3): ausgeliefert, hilflos

Hauptsymptome: ausgeliefert, willensschwach, hilflos wie ein Baby, Bettnässen, Einkoten, Inkontinenz

Rezeptur:
1. Apis C 800
2. Hepar sulfuricum LM 16
3. Conium LM 18
4. Bovista D 21
5. Ovar/ Testis D 21

Testmittel: Capsella bursa pastoris (Hirtentäschelkraut)

---

4. Emotionalmittel (Emvita© 4): extrem selbstbeherrscht

Hauptsymptome: extrem selbstbeherrscht, Sadomasochismus, destruktive Aggressivität, Gefühle nicht zulassen durch Vernichten von Gefühlen, Perversionen, psychopathisch (Extremform), Gefühllosigkeit, Alexithymie

Rezeptur:
1. Platinum C 800
2. Petroleum LM 16
3. Stramonium LM 18
4. Apis D 21
5. Ovar/ Testis D 21

Testmittel: Yohimbin (Yohimbé)

Chakra 2:

5. Emotionalmittel (Emvita© 5): hektisch, nervös

Hauptsymptome: hektisch, hyperkinetische Symptome, aufgeregt, nervös

Rezeptur:
1. Bufo C 800
2. Pulsatilla LM 16
3. Cuprum metallicum LM 18
4. Zincum metallicum D 21
5. Phosphorus D 21
6. Glandula suprarenalis D 21

Testmittel: Papaver somniferum (Schlaf-Mohn), Opium, alternativ Codein

6. Emotionalmittel (Emvita© 6): durchhalten, somatisierte Ängste

Hauptsymptome: Durchhalten, selbstbeherrscht sein wollen trotz Gefühl der Hilflosigkeit, somatisierte Ängste

Rezeptur:
1. Phosphorus C 800
2. Secale cornutum LM 16
3. Arsenicum album LM 18
4. Lachesis D 21
5. Glandula suprarenalis D 21

Testmittel: Kava-Kava

7. Emotionalmittel (Emvita© 7): vermeintliche Stärke

Hauptsymptome: Vermeintliche Stärke, Arroganz, trotzig , schnippisch, heimlich unterlegen

Rezeptur:
1. Lachesis C 800
2. Lycopodium LM 16
3. Anacardium LM 18
4. Phosphorus D 21
5. Glandula suprarenalis D 21

Testmittel: Lorbeer (Laurus nobilis)

Chakra 3:

8. Emotionalmittel (Emvita© 8): isoliert

Hauptsymptome: isoliert, interesselos, stumpf, versteckt etwas unglücklich,antriebslos, Faulheit, lethargisch

Rezeptur:
1. Ammonium carbonicum C 800
2. Graphites LM 16
3. Chininum arsenicosum LM 18
4. Opium D 21
5. Calcium carbonicum D 21
6. Pancreas D 21

Testmittel: Wermut (Absinthium artemisia)

9. Emotionalmittel (Emvita© 9): explodieren

Hauptsymptome: Explodieren, extrem gestaut, Zerstörungswut, absichtlich böse sein wollen, Jähzorn, Tobsuchtsanfälle

Rezeptur:
1. Lycopodium C 800
2. Tarantula LM 16
3. Sulfur LM 18
4. Hepar sulfuris D 21
5. Pancreas D 21

Testmittel: Tollkirsche, Belladonna atropa

10. Emotionalmittel (Emvita© 10): mehr haben wollen
Hauptsymptome: gierig unersättlich, ständig unzufrieden, vereinnahmend, machtbesessen, diktatorisch, rücksichtslos, Triebhaftigkeit, aggressiv, Mehr Habenwollen

Rezeptur:
1. Hepar sulfuricum C 800
2. Lachesis LM 16
3. Arum triphyllum LM 18
4. Petroleum D 21
5. Agnus castus D 21
6. Pancreas D 21

Testmittel: Tabak (Nicotinea tabacum Ø)

---

11. Emotionalmittel (Emvita© 11): hungrig nach guten Gefühlen
Hauptsymptome: im Innersten unzufrieden, hungrig nach guten Gefühlen, Süchte, Anorexie, Bulimie

Rezeptur:
1. Ferrum metallicum C 800
2. Ignatia LM 18
3. Secale cornutum D 21
4. Cuprum metallicum D 21
5. Pancreas D 21

Testmittel: Granatapfel, Punica granatum

Chakra 4:

12. Emotionalmittel (Emvita© 12): geistig überanstrengt
Hauptsymptome: geistig zu angestrengt, Mühe der ständigen Gedankensammlung, Denkschwäche, Legasthenie

Rezeptur:
1. Apis C 800
2. Naja C 800
3. Ignatia LM 16
4. Barium carbonicum LM 18
5. Graphites D 21
6. Opium D 21
7. Glandula Thymus D 21

Testmittel: Muskatnuss, Nux moschata

---

13. Emotionalmittel (Emvita© 13): zurückgezogen
Hauptsymptome: waidwund, tief verletzt und zurückgezogen, desinteressiert, um sich selbst kreisend, autistisch selbstbezogen-selbstbezogen, ungute Regression, zurückgezogen

Rezeptur:
1. Bothrops C 800
2. Calcium carbonicum LM 16
3. Graphites LM 18
4. Anacardium D 21
5. Glandula Thymus D 21

Testmittel: Passionsblume, Passiflora incarnata

---

14. Emotionalmittel (Emvita© 14): eingeschlossen
Hauptsymptome: eng und angespannt, Furcht verrückt zu werden, nicht aufatmen und durchatmen können, Zwänge, Eingeschlossen

Rezeptur:
1. Stramonium C 800
2. Moschus LM 16
3. Sulfur LM 18
4. Hyposcyamus D 21
5. Plumbum D 21
6. Calcium carbonicum D 21
7. Glandula Thymus D 21

Testmittel: Strophantus

15. Emotionalmittel (Emvita© 15): verängstigt
Hauptsymptome: unheimlich-schrecklich, alleingelassen, stark verängstigt, Phobien
Rezeptur:
1. Apis C 800
2. Zincum metallicum LM 16
3. Lachesis LM 18
4. Phosphor D 21
5. Glandula Thymus D 21

Testmittel: Wilde Jasmijn, Gelsemium sempervivens

---

16. Emotionalmittel (Emvita© 16): Panik
Hauptsymptome: es bricht mir das Herz, wie von einer schrecklichen Welle überrollt, Panikattacken, Todesangst
Rezeptur:
1. Aconitum C 800
2. Opium LM 16
3. Ambra LM 18
4. Secale cornutum D 21
5. Zincum metallicum D 21
6. Glandula Thymus D 21

Testmittel: Gartenbohne, Phaseolus vulgaris

Chakra 5:

17. Emotionalmittel (Emvita© 17): Gefühlsleere, Schock
Hauptsymptome: gedanken- und gefühllos, Wurstigkeit, gleichgültig, Gefühlsleere, Lieblos, Schock, Gefühle wie eingefroren
Rezeptur:
1. Chininum arsenicosum C 800
2. Graphites LM 18
3. Pulsatilla D 21
4. Barium carbonicum D 21
5. Glandula Thyreoidea D 21

Testmittel: Echte Kamille, Chamomilla matricaria

---

18. Emotionalmittel (Emvita© 18): hastig
Hauptsymptome: hastig-impulsiv, überlegen, schneller denken als handeln, Stottern
Rezeptur:
1. Agaricus muscarius C 800
2. Cuprum metallicum LM 18
3. Jodum D 21
4. Bufo D 21
5. Glandula Thyreoidea D 21

Testmittel: Hopfen, Lupulus humulus

Chakra 6:

19. Emotionalmittel (Emvita© 19): zaghaft
Hauptsymptome: Dinge nicht klar sehen wollen, mutlos, diplomatisch, zaghaft, Entscheidungsschwäche
Rezeptur:
1. Magnesium carbonicum C 800
2. Zincum metallicum LM 18
3. Calcium carbonicum D 21
4. Hypophysis D 21

Testmittel: Ilex paraguyaensis

20. Emotionalmittel (Emvita© 20): selbstgenügsam

Hauptsymptome: hochnäsig, eingebildet, nur um sich selbst kreisend, stolz, eitel, Narzissmus, Selbstgenügsamkeit, bescheiden, unterwürfig

Rezeptur:
1. Belladonna C 800
2. Ignatia LM 16
3. Apis LM 18
4. Magnesium carbonicum D 21
5. Phosphorus D 21
6. Pulsatilla D 21
7. Cantharis D 21
8. Hypophysis D 21

Testmittel: Tigerlilie, Lilium tigrinum

---

21. Emotionalmittel (Emvita© 21): körperlich überanstrengt

Hauptsymptome: unruhig-angespannt, Fingernägelkauen, körperlich überanstrengt, sympathikoton übersteuert, gereizt, nicht entspannen können, motorisch ruhelos

Rezeptur:
1. Lachesis C 800
2. Chamomilla LM 18
3. Magnesium carbonicum D 21
4. Arsenicum album D 21
5. Hypophysis D 21

Testmittel: Baldrian (Valeriana officinalis)

---

22. Emotionalmittel (Emvita© 22): unruhig

Hauptsymptome: Unruhe, mental übersteuert, Dauersorgen, ohne Entspannung, Nervosität geistig

Rezeptur:
1. Chamomilla C 800
2. Jodum LM 16
3. Anacardium LM 18
4. Crotalus D 21
5. Phosphorus D 21
6. Ambra D 21
7. Hypophysis D 21

Testmittel: Melisse, Melissa officinalis

---

23. Emotionalmittel (Emvita© 23): angespannt

Hauptsymptome: angespannt, verkrampft, hilflos, impulsiv, schneller Denken als Handeln, Tics

Rezeptur:
1. Cuprum metallicum C 800
2. Rhus toxicodendron LM 18
3. Agaricus muscarius D 21
4. Hypophysis D 21

Testmittel: Moschuswurzel, Sumbulus moschatus

---

24. Emotionalmittel (Emvita© 24): Unbehagen

Hauptsymptome: dauerndes Unbehagen, anhaltende Schmerzen, Dysästhesien, Körpermissempfindungen, Depressionen, hoffnungslos

Rezeptur:
1. Crotalus C 800
2. Phosphorus LM 16
3. Chamomilla LM 18
4. Ignatia D 21
5. Hypophysis D 21

Testmittel: Johanniskraut, Hypericum perforatum

Chakra 7:

25. Emotionalmittel (Emvita© 25): Misstrauen

Hauptsymptome: Misstrauen, verschlossen, verbissen, nichts geben wollen

Rezeptur:
1. Conium C 800
2. Magnesium carbonicum LM 16
3. Apomorphinum hydrochlor. LM 18
4. Plumbum D 21
5. Lycopodium D 21
6. Cerebellum D 21

Testmittel: Isländisch Moos, Cetraria islandica

26. Emotionalmittel (Emvita© 26): haben über Sein stellen

Hauptsymptome: alles für sich haben wollen, Ellenbogenmentalität, Habgier, Geiz, Hypochondrie, Verarmungsideen, Besitzdenken, Haben über Sein stellen, Egoismus

Rezeptur:
1. Arsenicum album C 800
2. Lycopodium LM 16
3. Plumbum LM 18
4. Millefolium D 21
5. Cerebellum D 21

Testmittel: Wilder Wein, Ampelopsis quinquefolia

27. Emotionalmittel (Emvita© 27): Realität nicht sehen wollen

Hauptsymptome: Einbildungen visueller, akustischer, olfaktorischer Art, nicht klar sinnlich wahrnehmen können, Drogen, Halluzinationen, Realität nicht Sehen wollen

Rezeptur:
1. Helleborus C 800
2. Mandragora LM 16
3. Anacardium LM 18
4. Anhalonium (Peyotl) D 21
5. Cerebellum D 21

Testmittel: Bilsenkraut, Hyoscyamus niger

28. Emotionalmittel (Emvita© 28): falsch denken

Hauptsymptome: überwertige übersteigerte Einbildungen mentaler Art, Psychosen, falsch Denken

Rezeptur:
1. Mandragora C 800
2. Helleborus LM 18
3. Hyoscyamus D 21
4. Cerebellum D 21

Testmittel: Stechapfel, Stramonium

Zusammensetzung der Chakramittel (Chavita®) und Geovita

Chavita® 1
Silicea D 21
Carbo veg. C 50
Urtica urens D 21
Ovar/ Testis D 21

Chavita® 2
Platinum C 50
Causticum C 200
Arg. met. D 21
Thuja occ. D 21
Juniperus D 21
Lavandula off. D 21
Glandula suprarenalis D 21

Chavita® 3
Arg. met. D 21
Nux vomica C 50
Lycopodium C 200
Chelidonium D 21
Zingiber D 21
Chamomilla D 21
Pancreas D 21

Chavita® 4
Crataegus D 21
Thymus glandula D 21
Ferrum met. C 50
Zincum valerianum C 200
Aurum D 21
Eucalyptus D 21
Cetraria D 21

Chavita® 5
Thuja C 50
Phosphorus D 21
Viola tric. D 21
Glandula Thyreoidea D 21

Chavita® 6
Staphisagria C 50
Plumbum met. D 21
Viscum album D 21
Cerebellum D 21

Chavita® 7
Calc. sulf. C 200
Aurum met. C 200
Lachesis D 21
Valeriana off. D 21
Hypericum perforatum D 21
Millefolium achillea D 21
Cerebrum totalis D 21

Geovita
Ferrum met. D 6
Silicea D12
Cuprum D 21
Acid.form.D 21
Cerebrum totalis D 21

Zusammensetzung der vier neuen Mittel

Rp. Simvita
Secale corn.(Ergotinum) D12
Cerebellum suis D21
Adrenalinum hydrocloricum D30
Tuberkulinum GT C200 aa ad 50.0
Indikation im homöopathischen Sinn:
Sympathikotone Zustände, akute Entzündungen

Rp. Paravita
Formica rufa D12
Cerebellum suis D21
Acetylcholinum hydrochloricum D30
Psorinum C200 aa ad 50.0
Indikation im homöopathiscvhen Sinn:
Parasympatikotone Zustände, chronische Entzündungen

Rp. Anxiovita
Kava-Kava D12
Hypericum perf. D21
Cerebellum suis C 200
Aconitum LM 18 aa ad 50.0
Indikation im homöopathischen Sinn: Zur Anxiolyse und Spannungslösung

Rp. Neurovita
Melissa off. D4
Cerebellum suis D21
Ambra D21
China C50
Cuprum acet. C200
Phosphor LM 12 aa ad 50.0
Indikation im homöopathischen Sinn: zur Sedierung und Spannungslösung

Literaturverzeichnis

Von Büchern, die ich gerne gelesen habe und die ich guten Gewissens weiterempfehlen kann, weil ich sie jederzeit wieder lesen würde

Ernesto Adler: Allgemeinerkrankungen durch Störfelder, VFM, ISBN 3-88463-027-X

Käthe Bachler: Erfahrungen einer Rutengängerin, Veritas Verlag, ISBN 3-85329-192-9

Dr. med. Reimar Banis: Psychosomatische Energetik, CoMed Verlag,ISBN 3-9805739-4-X

Dr. med. Eric Berne: Spiele der Erwachsenen, rororo TB 6735

Gerda Boyesen: Von der Lust am Heilen, Kösel Verlag, ISBN 3-466-34323-2

Barbara Ann Brennan: Licht-Arbeit, Goldmann, ISBN 3-442-12054-3

Kiana Davenport: Haifischfrauen, Knaur TB 60568

Dr. John Diamond: Der Körper lügt nicht, Verlag f. angew. Kinesiologie, Freiburg

Hans Dieckmann: Gelebte Märchen, Kreuz Verlag, ISBN 3-268-00114-9

Chitra Banerjee Divakaruni: Die Hüterin der Gewürze, Diana TB, ISBN 3-453-15014-7

Jochen M. Gleditsch: Reflexzonen und Somatotopien, WBV, ISBN 3-921988-37-3

Noah Gordon: Die Erben des Medicus, Droemer Knaur, ISBN 3-426-19331-0

Dr. med. Michael Graulich: Wunder dauern etwas länger, Margarethen Verlag, Ottobeuren

Caryle Hirshberg: Unerwartete Genesung, Droemer Knaur, ISBN 3-426-26869-8

Bob Hoffman: Entfaltung der Liebe, Sphinx Verlag, ISBN 3-85914-237-2

Erica Jong: Seliges Angedenken, Hoffmann und Campe, ISBN 3-455-03686-4

Jon Kabat-Zinn: Gesund durch Meditation, O.W.Barth Verlag, ISBN 3-502-62332-5

Arnold Lazarus: Fallstricke der Liebe, Klett-Cotta, ISBN 3-608-95501-1

Konrad Lorenz: Hier bin ich - wo bist du?, Piper Verlag, ISBN 3-492-03246-X

James J.Lynch: Das gebrochene Herz, Rowohlt, ISBN 3-498-03821-4

Lisa Malin: Die schönen Kräfte, Zweitausendeins,

Samy Molcho: Körpersprache, Mosaik Verlag, ISBN 3-570-04973-6

Otfried Preussler: Die kleine Hexe, Thienemanns Verlag, Stuttgart

Fritz Riemann: Grundformen der Angst, Reinhardt Verlag, ISBN 3-497-00749-8

Prof. Dr. med. Franz Schmid: Zelltherapie, Jungjohann Verlag, ISBN 3-88454-855-7

Sidney Sheldon: Die Pflicht zu schweigen, Blanvalet Verlag, München

Kurt Singer: Kränkung und Kranksein, Piper Verlag, ISBN 3-492-03286-9

Jürgen Thorwald: Das Jahrhundert der Chirurgen, Steingrüben Verlag Stuttgart

Paul Watzlawick: Anleitung zum Unglücklichsein, Piper Verlag, ISBN 3-492-02835-7

Barbara Wood: Das Haus der Harmonie, Krüger Verlag, ISBN 3-8105-2321-6

Roger J. Woolger: Die vielen Leben der Seele, Hugendubel Verlag, ISBN 3-88034-559-7

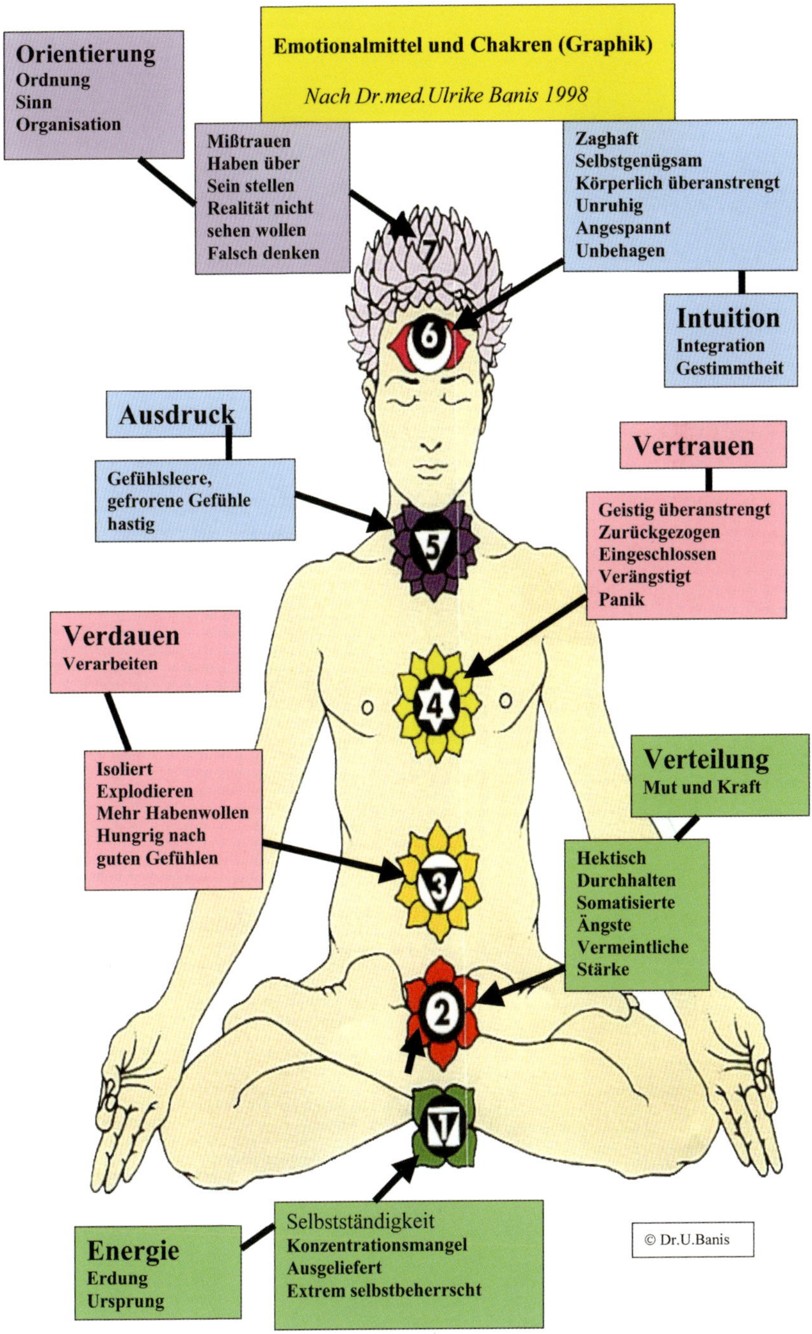
Emotionalmittel und Chakren (Graphik)
Nach Dr.med.Ulrike Banis 1998
Orientierung
Ordnung
Sinn
Organisation
Mißtrauen
Haben über
Sein stellen
Realität nicht
sehen wollen
Falsch denken
Zaghaft
Selbstgenügsam
Körperlich überanstrengt
Unruhig
Angespannt
Unbehagen
Intuition
Integration
Gestimmtheit
Ausdruck
Gefühlsleere,
gefrorene Gefühle
hastig
Vertrauen
Geistig überanstrengt
Zurückgezogen
Eingeschlossen
Verängstigt
Panik
Verdauen
Verarbeiten
Isoliert
Explodieren
Mehr Habenwollen
Hungrig nach
guten Gefühlen
Verteilung
Mut und Kraft
Hektisch
Durchhalten
Somatisierte
Ängste
Vermeintliche
Stärke
Energie
Erdung
Ursprung
Selbstständigkeit
Konzentrationsmangel
Ausgeliefert
Extrem selbstbeherrscht
© Dr.U.Banis
7
6
5
4
3
2
1

Bengt Stern

Begegne Dir selbst!

Die aufregendste Erfahrung deines Lebens

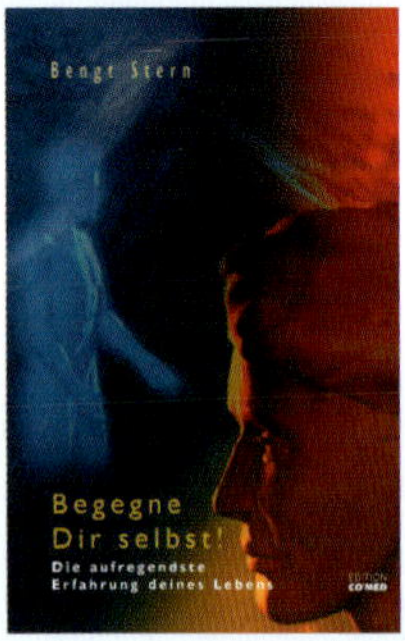

Ist es möglich, dass der Schlüssel zu der persönlichen (Leidens-) Geschichte eines jeden Menschen schon in der Zeit um die eigene Geburt zu finden ist? Was bestimmt meine Wahrnehmung der Welt? Warum empfinde ich so - und nicht anders? Wer bin ich, was will ich, und wo, wie und mit wem will ich leben?

Diese Fragen sind immer dann von besonderer Bedeutung, wenn man merkt, dass mit dem eigenen Leben etwas nicht stimmt, dass man sich in seinem Leben nicht wohl fühlt, in seinem eigenen Leben nicht zu Hause ist.

Dr. Bengt Stern beschreibt in seinem Buch den von ihm entwickelten „Begegne-Dir-Selbst-Prozess“, der es jedem Menschen ermöglicht, Antworten auf diese drängenden Fragen zu erhalten, Antworten, die entscheidend sind, um gesund zu bleiben oder überhaupt erst wieder gesund zu werden.

Stern gelingt es mit seiner Methode, die aus der Zell-Erinnerung resultierenden körperlichen und seelisch-geistigen Blockaden bewusst zu machen und zu lösen. Er zeigt Ihnen, wie Sie dadurch ein Maß an Regulationsfähigkeit und damit an Gesundheit erlangen können, das Sie bisher nicht für möglich gehalten haben.

Bengt Stern ist seit 1956 Doktor der Medizin. 1983 gab er seine medizinische Praxis auf, um fortan als Dozent und Kursleiter in den Bereichen Selbsterfahrung/ Selbsterkenntnis sowie Existentielle Sichtweisen und Verstehensgrundlagen in der Psychosomatik tätig zu sein.

Dr. Stern studierte Körperpsychotherapie sowie humanistische und transpersonelle Psychologie in Europa, den USA und Indien. Er entwickelte den „Begegne-Dir-Selbst-Prozess“ als Instrument zum persönlichen Wachstum eines jeden Menschen und leitet heute noch „Begegne-Dir-Selbst“-Kurse der Stufe I in seinem Kurszentrum in Mullingstorp, ca. 200 km südlich von Stockholm. Als Autor von bislang drei Büchern hat sich Bengt Stern auch international einen Namen gemacht.

264 Seiten; Hardcover, EUR 20,-; ISBN 3-934672-00-0

EDITION
CO'MED

CO'MED Verlagsgesellschaft mbH
Schlossgasse 4 • 65239 Hochheim
Tel.: 06145/93380 • Fax: 06145/933833

Dr. med. dent. Dietrich Volkmer

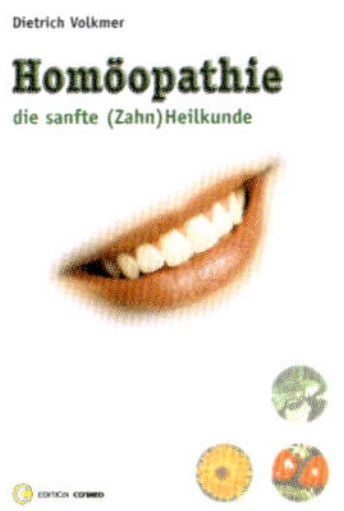

Homöopathie

Die sanfte (Zahn) Heilkunde

unterscheidet sich von der großen Anzahl gängiger Werke dadurch, dass Themen abgehandelt werden, die anderswo fehlen. So versucht Dr. Volkmer die schwierige Frage des Wirkungsprinzips der Homöopathie sowohl dem Anfänger als auch dem Fortgeschrittenen nahezubringen. Er hat den Mut, auch so heikle Betrachtungen wie Einzelmitel- oder Komplexmittelhomöopathie oder die Grenzen der Homöopathie unter die Lupe zu nehmen. Der zweite Teil des Buches befasst sich in erster Linie mit der Verknüpfung von Zahnheilkunde und Homöopathie - ein bisher unterrepräsentiertes Thema, das jedoch im Interesse einer sanften Heilkunde immer wichtiger wird. Schwerpunkt ist die Einbeziehung homöopathischen Denkens und Behandelns in die Alltags-Praxis. In einer Zeit, in der so viel über Nebenwirkungen allopathischer Medikamente geschrieben wird und auch Schäden durch zahnärztliche Behandlungsmethoden eintreten können, ist es wichtig, neben der Schulmedizin einige andere Therapieansätze zur Verfügung zu haben.

Ca. 226 Seiten, EUR 24,80, ISBN 3-934 672-02-7

Dr. med. dent. Dietrich Volkmer

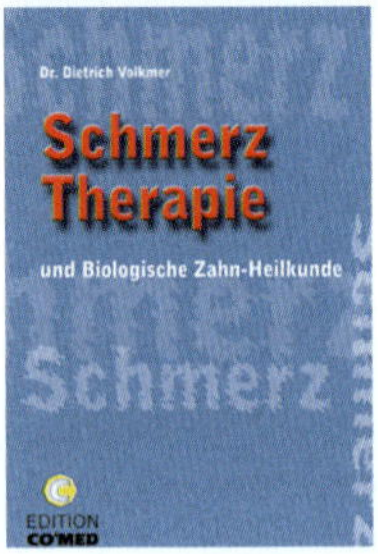

Schmerztherapie

Biologische Zahnheilkunde

Schmerz ist ein unglaublich umfangreiches und schier unerschöpfliches Thema. Der Autor zeigt mit diesem Buch Möglichkeiten der Schmerzbehandlung in der zahnärztlichen Praxis auf. Er plädiert dafür, nicht - wie häufig üblich - invasiv auf den Patienten "loszugehen", sondern nach differenzierter anamnestischer Erhebung und Testung sanfte und dennoch äußerst effektive therapeutische Maßnahmen zu ergreifen. Dr. Volkmer gibt eine klar gegliederte Übersicht über die möglichen Schmerzursachen und -lokalisationen und die indizierten Therapeutika, die von Homöopathika über Farbtherapie bis hin zur Bioresonanztherapie reichen. Ein wertvoller Ratgeber für jede Zahnärztin und jeden Zahnarzt.

Format 14x21 cm, Softcover, Fadenheftung 128 Seiten, EUR 16,50; viele Abbildungen, ISBN: 3-9805739-6-6

EDITION
CO'MED

CO'MED Verlagsgesellschaft mbH
Schlossgasse 4 • 65239 Hochheim
Tel.: 06145/93380 • Fax: 06145/933833